老年照护技术

主　编　孙红梅　朱晓菊

副主编　武　薇　贺春荣　潘　慧

参　编　李书真　田　静　冯子倩　孟　婷

北京理工大学出版社
BEIJING INSTITUTE OF TECHNOLOGY PRESS

内容简介

本教材为满足"十四五"规划纲要提出的一系列满足老年人更加多元、更高品质服务需求的发展目标和措施，实施积极应对人口老龄化国家战略，提高老年期的生命质量和健康水平，从老年人生活照护到心理照护和安宁照护全方位工作情境的职业能力体系进行教学设计和资源开发，包括绪论、老年人生活照护（居住环境、饮食、排便、清洁、睡眠）、老年人基础照护（冷热疗法、用药照护、生命体征评估与照护）、老年人转运与陪同服务、老年人心理照护、失智老年人照护、老年人的安宁疗护等七个模块，十五个工作项目。具体任务采用任务驱动法的行动导向式编写方式，从任务描述（情景导入）、任务分析、相关知识、任务实施到任务评价，旨在培养具有高素质高技能的老年照护紧缺人才。

图书在版编目（CIP）数据

老年照护技术／孙红梅，朱晓菊主编. --北京：
北京理工大学出版社，2021.11（2021.12重印）
ISBN 978-7-5763-0606-4

Ⅰ. ①老…　Ⅱ. ①孙…　②朱…　Ⅲ. ①老年人-护理学　Ⅳ. ①R473.59

中国版本图书馆 CIP 数据核字（2021）第 220404 号

出版发行／北京理工大学出版社有限责任公司

社　　址／北京市海淀区中关村南大街 5 号

邮　　编／100081

电　　话／（010）68914775（总编室）
　　　　　　（010）82562903（教材售后服务热线）
　　　　　　（010）68944723（其他图书服务热线）

网　　址／http://www.bitpress.com.cn

经　　销／全国各地新华书店

印　　刷／涿州市新华印刷有限公司

开　　本／787 毫米×1092 毫米　1/16

印　　张／16　　　　　　　　　　　　　　　　　　责任编辑／武君丽

字　　数／425 千字　　　　　　　　　　　　　　　　文案编辑／徐春英

版　　次／2021 年 11 月第 1 版　2021 年 12 月第 2 次印刷　　责任校对／周瑞红

定　　价／68.00 元　　　　　　　　　　　　　　　　责任印制／施胜娟

现代家政服务与管理专业创新型系列教材
建设委员会名单

顾问：

宁波卫生职业技术学院　朱晓卓教授

中国家庭服务业协会理事

中国劳动学会理事

中国老教授协会家政学与家政产业专委会副主任委员

全国电子商务职业教育教学指导委员会委员

宁波卫生职业技术学院健康服务与管理学院院长、高职研究所所长

主任：

菏泽家政职业学院　董会龙教授

中国职业技术教育学会家政专业教学工作委员会理事

山东省职业技术教育学会教学工作委员会委员

山东省家庭服务业协会副会长

副主任：

菏泽家政职业学院教务处长　刘加启

菏泽家政职业学院家政管理系主任　王颖

菏泽家政职业学院家政管理系副主任　孙红梅

院校主要编写成员（排名不分先后）：

菏泽家政职业学院　张永清

长沙民政职业技术学院　钱红

菏泽家政职业学院　鲁彬

遵义医药高等专科学校　钟正伟

菏泽家政职业学院　郭丽

徐州技师学院　辛研

山东医学高等专科学校　乜红臻

淄博电子工程学校　苗祥凤

菏泽家政职业学院　刘德芬

遵义医药高等专科学校　冯子倩

菏泽家政职业学院　郑胜利

山东药品食品职业学院　孟令霞

菏泽家政职业学院　刘香娥

济南护理职业学院　潘慧

菏泽家政职业学院　朱晓菊

山东交通学院　陈明明

菏泽家政职业学院　常莉

菏泽家政职业学院　武薇

德州职业技术学院　冯延红

菏泽家政职业学院　赵炳富

医院、企业主要编写成员（排名不分先后）

单县中心医院　贺春荣

菏泽市天使护政公司　李宏

河南雪绒花职业培训学校　刘丽霞

单县精神康复医院　田静

淄博柒鲁宝宝教育咨询有限公司　齐晓萌

单县中心医院营养科　时明明

河南雪绒花职业培训学校　焦婷

菏泽颐养院医养股份有限公司单县老年养护服务中心　闫志霖

序　言

2019年6月，国务院办公厅印发《关于促进家政服务业提质扩容的意见》（国发办〔2019〕30号，以下简称《意见》），从完善培训体系、推进服务标准化、强化税收金融支持等10方面提出了36条政策措施，简称"家政36条"。《意见》围绕"提质"和"扩容"两个关键词，紧扣"一个目标""两个着力""三个行动""四个聚焦"，着力发展员工制企业，推进家政行业进入社区，提升家政人员培训质量，保障家政行业平稳健康发展。

中国社会正在步入家庭的小型化、人口的老龄化、生活的现代化和劳动的社会化，人们对于家政服务的需求越来越广泛。未来，家政服务从简单劳务型向专业技能型转变，专业化发展是关键节点。对于家政服务企业来说，在初级服务业务领域，发展核心是提高服务人员的不可替代性，必须提高家政服务人员服务质量和水平；在专业技术型业务中，需要不断建立完善的标准化服务体系，实现专业化发展。对于高等教育来说，亟须为家政行业培养懂知识重技能的高素质家政人才。

为进一步深化高等职业教育教学水平，促进家政行业高素质人才的培养工作，提升学生的理论知识和实践能力，由菏泽家政职业学院牵头，联合其他高校、企业，在深入调研和探讨的基础上，编写"现代家政服务与管理专业高职系列规划教材"，包括家政服务公司经营与管理、家庭膳食与营养、家庭急救技术、母婴照护技术、老年照护技术、家电使用与维护、家政实用英语、家庭康复保健10余本。

此系列教材以学习者为中心，基于家庭不同工作情境的职业能力体系进行教学设计、教材编写与资源开发；站在学习者的角度设计任务情境案例，按照不同层面设计教学模块，并制定相对应的工作任务及实施流程。对于技能型知识点，采用任务驱动模式编写，从任务描述（情景导入）、任务分析、相关知识、任务实施到任务评价，明确技能标准及要求，利于教师授教和学生学习。同时，增加知识拓展模块，将课程思政理念融入教材内容全过程，更加注重能力培养和工作思维的锻炼。

本系列教材的出版，能够填补现代家政服务与管理高职教育专业教材的空白，更好地服务于高职现代家政服务与管理专业师生，为家政专业人才培养提供了参考依据，符合家政专业人才培养教学标准，具有前瞻性和较强应用性。

李明军

2021.10.22

前　言

随着老龄化社会的快速到来，我国已经成为世界上老年人口最多的国家，根据2021年5月11日发布的第七次全国人口普查数据，全国60周岁及以上人口26 401.88万人，占总人口的18.7%，其中65周岁及以上人口19 063.5万人，占总人口的13.5%，意味着人口老龄化程度进一步加深，社会急需一大批养老服务及专业化服务人才。老年人值得全社会的尊敬和爱戴，老年人更需要关心和帮助，积极应对人口老龄化、为老年人提供老年照护技术服务，从而提升老年人的生活水平和生命质量，是全社会人民的共同愿望。

《老年照护技术》是现代家政服务与管理专业和智慧健康养老服务与管理专业的核心教材之一，本教材为满足"十四五"规划纲要提出的一系列满足老年人更加多元、更高品质服务需求的发展目标和措施，实施积极应对人口老龄化国家战略，提高老年期的生命质量和健康水平，从老年人生活照护到心理照护和安宁照护全方位工作情境的职业能力体系进行教学设计和资源开发，包括绪论、老年人生活照护（居住环境、饮食、排便、清洁、睡眠）、老年人基础照护（冷热疗法、用药照护、生命体征评估与照护）、老年人转运与陪同服务、老年人心理照护、失智老年人照护、老年人的安宁疗护等共七个模块。

具体任务采用任务驱动法的行动导向式编写方式，从任务描述（情景导入）、任务分析、相关知识、任务实施到任务评价，把知识传授、培养操作能力、提高操作技能、提升素质为一体；每一模块都以临床案例导入情景，来激发学生的学习兴趣，并培养学生分析问题和解决问题的能力；增设了"知识拓展"，提升学生的学习兴趣，开阔学生的视野，了解前沿内容，同时将课程思政理念融入到教材中，以期达到润物细无声的效果。为便于学生自主学习，编写了网络增值服务内容。同学们通过本课程系统的学习，能够掌握老年照护技术的基本理论、基本知识和基本技能，针对老年人需求提供全方位的服务，旨在培养具有高素质高技能的老年照护紧缺人才。

本教材编写成员以教学经验丰富、专业实践经验丰富的专家教授及"双师型"教师为主，同时由临床一线的业务骨干加与。在编写过程中，得到了各级领导以及菏泽颐养院医养股份有限公司、单县老年养护服务中心闫志霖院长的大力支持和帮助。在此，致以诚挚的感谢！

因教材编写时间紧张，教材中难免有不足之处，还需在教学、培训工作实践中不断充实完善，不足之处敬请各位专家、同人和广大读者批评指正，以便再版时修订完善。

编　者

目　　录

模块一　　　绪　　论

【项目介绍】

中国老龄化社会发展进程日益加速，中国老年人口比例严重超标，伴随着人口老龄化进程，生活不能自理、残疾、慢性病、失智的老年人比例日益增加，急需大量适老应用型高素质、高技能人才，提供更为优质的服务。第十三届全国人民代表大会第四次会议《政府工作报告》提出"十四五"时期主要目标任务和 2021 年重点工作，对职业教育强调了增强职业教育适应性，随着"互联网+"智慧养老、旅居养老、健康养老、养老综合体等各种新业态、新模式的出现，都需要更加专业化的高素质、高技能的养老照护人员。

【知识目标】

掌握老龄化社会的划分和老年人年龄的划分标准；掌握老年健康照护的内涵及养老护理员、失智老年照护员等涉老职业素质要求。熟悉我国目前主要的养老模式。了解人口老龄化的特点等。

【技能目标】

能够积极应对老龄化发展；熟练运用各种照护技能，无论是机构养老还是家庭养老都能有效解决老年人遇到的各种困境，及时发现身体或心理的异常情况并进行有效处置，做好身体照护和心理疏导。

【素质目标】

具有良好的职业道德与职业责任感，服务意识强、服务态度好、服务能力高，积极促进健康教育，教会老年人养成健康生活方式，做好自我保健。

具有质量意识、环保意识、安全意识、信息技术素养、创新思维及"尊老、敬老、孝老"的职业意识，具备"爱心、耐心、细心、恒心、责任心"的奉献精神，永远保持积极向上的心态。

绪论

1

任务描述

　　小李从小由奶奶带大。后来奶奶因脑梗瘫痪长期卧床，由于在家没有得到专业护理，后因压疮感染、坠积性肺炎、各器官系统功能衰竭去世。小李很伤心。为了让更多的奶奶爷爷能得到更好的照顾，小李看好家政服务行业，读高职时选择了现代家政服务专业，并考取了养老护理员中级资格证。现在某老年家庭服务，是能让客户放心、省心、舒心的优秀工作者，多次受到公司表彰。

　　工作任务：养老护理员应具备的岗位职责和职业守则有哪些？在家庭中应注意哪些礼仪规范？

 任务分析

　　做一名优秀的养老护理员，首先要了解我国老龄化社会的发生、发展及国家政策，提高老年人生存质量，营造和谐社会；知晓健康教育内容，老年人身体和心理的变化特点，掌握养老护理员所要遵守的职业操守和道德规范，家庭服务中所要遵守的礼仪规范；具备人文关怀和爱心、耐心、细心，要有尊老敬老的优秀传统美德和吃苦耐劳、不怕脏、不怕累的奉献精神。

　　任务重点：掌握养老护理员应遵守的职业操守和道德规范，家庭服务中所要遵守的礼仪规范。

　　任务难点：对职业的正确认知，树立职业的神圣感，自觉履行岗位职责。

相关知识

　　目前，中国已经成为世界上老年人口最多的国家。2021年5月11日发布的第七次全国人口普查数据，全国60周岁及以上人口26 401.88万人，占总人口的18.7%，其中65周岁及以上人口19 063.5万人，占总人口的13.5%。人口老龄化程度进一步加深。

　　据《世界人口老龄化报告》等，在2015年，年龄在60周岁及以上的人口已经占到了全世界的1/8；预计到2030年，60周岁及以上的人将占世界人口的1/6；到21世纪中叶，60周岁及以上的人口将占到全世界总人口的20%。老龄化的现象是世界性的问题。日本是世界老龄化最严重的国家，2015年，60周岁及以上的老年人已经占到日本总人口的33%，其次是意大利和德国占其总人口的28%、芬兰占其总人口的27%。全球2/3的老年人处在发展中的国家和地区，并且增长速度越来越快。

　　人口老龄化问题是全世界关注的焦点问题，随着人口老龄化的加剧和中国家庭结构的改变，家庭对老年成员提供养老照料的功能逐步弱化，急需大力发展社会化和专业化养老服务。另外，人口老龄化导致老年慢性病、失智失能的老年人比例日益增加。2019年7月，健康中国行动推进委员会提到2015年中国老年人失能发生率为18.3%；至2018年年底，我国60周岁及以上老年人口约2.49亿，占总人口的17.9%；65周岁及以上人口约1.67亿，占总人口的11.9%。超过1.8亿老年人患有慢性病，患有一种及以上慢性病的比例高达75%，失能、部分失能老年人约4 000万，这显示中国老年人口的卫生服务需求迅速增加。"十四五"规划纲要提出了一系列满足老年人更加多元、更高品质服务需求的发展目标和措施，实施积极应对人口老龄化国家战略，加快培养照护人才队伍，健全多层次养老保障，提高老年期的生命质量和健康水平。现代家政服务专业和智慧健康养老专业为社会培养了大量养老紧缺人才。本教材《老年照护技术》是现代家政服务与管理专业和智慧健康养老服务与管理专业核心教材之一，针对老年人需求提供全方面的服务。

一、老年人和老龄化

（一）老年人

由于世界各国的人口平均寿命不同，政治、经济、文化差异较大，对于老年人的年龄划分没有统一标准。从医学、生物学的角度划分，60周岁或65周岁以后为老年期，80周岁以后属高龄期，90周岁以后为长寿期。世界卫生组织（WHO）将老年人的年龄标准规定为欧美国家≥65周岁；亚太地区≥60周岁。最近，WHO将老年人年龄进一步细化，60~74周岁称为年轻老年期，75~89周岁称为老年期，90周岁以上称为长寿老年期。

（二）老龄化和老化

当一个国家或地区60周岁以上老年人占人口总数的10%，或65周岁以上老年人占人口总数的7%，即意味着这个国家或地区的人口处于老龄化社会。第七次全国人口普查数据，全国60周岁及以上老年人占总人口的18.7%，其中65周岁及以上老年人占总人口的13.5%。中国人口老龄化进程正在加速发展，甚至要远远快于很多中低收入和高收入国家，出生率下降，老年人寿命不断延长，女性比男性寿命更长等，是我国老龄化的特点。

1. 中国人口老龄化进程加快

我国是人口老龄化发展速度最快的国家之一，老年人口基数大、失能比例高。截至2017年年底，我国60周岁以上的老年人达2.4亿，占总人口的17.3%。第七次人口普查显示，少儿人口和老年人口比例同步上升，凸显了十四五规划中提出的"一老一小"问题的重要性。老年人口比例快速上升，人口老龄化将成为我国今后很长一段时期的基本国情。普查数据显示，老年人口规模庞大，我国60周岁及以上人口达到2.6亿人，其中65周岁及以上人口1.9亿人，全国31个省份中有16个省份65周岁及以上人口超过了500万人，有6个省份的老年人口超过了1 000万人。老龄化进程明显加快。

2010—2020年，60周岁及以上人口比例上升了5.44%，65周岁及以上人口上升了4.63%。与上个十年相比，上升幅度分别提高了2.51%和2.72%。

2. 中国老年人口寿命不断延长

2020年，国家卫生健康委发布《2019年我国卫生健康事业发展统计公报》显示，居民人均预期寿命由2018年的77.0岁提高到2019年的77.3岁，孕产妇病死率从18.3/10万下降到17.8/10万，婴儿病死率从6.1‰下降到5.6‰。

我国老年人的平均期望寿命已经从1950年的44.6岁上升到2019年的77.3岁，在2050年有望达到80岁，见表1-1。

表1-1　人均预期寿命变化

时间	平均预期寿命/年
1950	44.6
1978	68.2
2010	73.5
2015	75.3
2018	77.0
2019	77.3

3. 农村老年人口高于城镇

生活在农村的老年人口一直高于生活在城镇的老年人口，第七次人口普查显示同样的结果，乡村 60 岁、65 岁及以上老人的比例分别为 23.81%、17.72%，比城镇分别高出 7.99%、6.61%。老龄化水平的城乡差异，除了经济社会原因外，与人口流动也有密切关系。

4. 中国女性寿命普遍高于男性

2010 年，中国 80 岁以上的老年人中，男性比例不足 40%，女性占到 60% 以上。到 2030 年，中国女性的期望寿命即将达到 79 岁，而男性为 76 岁。据 WHO 的《2019 年世界卫生统计》报告显示，全球范围内女性预期寿命均超过男性，在发达国家尤其如此。除了生理因素和社会因素外，生活方式也是非常重要的因素。

5. 疾病谱转变，慢性疾病负担逐渐增加

随着老龄化进程的加剧，我国慢性病患者基数仍将不断扩大。心脑血管疾病、癌症、慢性呼吸系统疾病、糖尿病和口腔疾病以及内分泌、肾脏、骨骼、神经等疾病的发生和流行与经济、社会、人口、行为、环境等因素密切相关。随着我国工业化、城镇化、人口老龄化进程不断加快，居民生活方式、生态环境、食品安全状况等对健康的影响逐步显现，慢性病发病、患病和死亡人数不断增多。2019 年我国因慢性病导致的死亡人数占总死亡人数的 88.5%，其中心脑血管病、癌症、慢性呼吸系统疾病等所谓老年病的发病年龄不断年轻化。这些疾病所累及的人口将会持续增加。到 2030 年，中国人口快速老龄化将导致非传染性的慢性疾病负担至少增加 40%，见表 1-2。

表 1-2　中国慢性病防治中长期规划（2017—2025 年）主要指标

主要指标	基线	2020 年	2025 年	属性
心脑血管疾病病死率（1/10 万）	241.3/10 万	下降 10%	下降 15%	预期性
总体癌症 5 年生存率（%）	30.9%	提高 5%	提高 10%	预期性
高发地区重点癌种早诊率（%）	48%	55%	60%	预期性
70 岁以下人群慢性呼吸系统疾病病死率（1/10 万）	11.96/10 万	下降 10%	下降 15%	预期性
40 岁以上居民肺功能检测率（%）	7.1%	15%	25%	预期性
高血压患者管理人数（万人）	8 835	10 000	11 000	预期性
糖尿病患者管理人数（万人）	2 614	3 500	4 000	预期性
高血压、糖尿病患者规范管理率（%）	50%	60%	70%	预期性
35 岁以上居民年度血脂检测率（%）	19.4%	25%	30%	预期性
65 岁以上老年人中医药健康管理率（%）	45%	65%	80%	预期性
居民健康素养水平（%）	10%	>20%	25%	预期性

数据来源《中国居民营养与慢性病状况报告（2020 年）》

人口年龄结构的老龄化，是因为生育率的降低，人均寿命的延长，导致总人口数中的年轻人口数量相对减少、年长人口数量不断增加，最终结果使老年人口比例相应增长。这是社会发展的结果，是一种不良社会现象。

老化是指一个人从出生、发育、成长、衰老直至死亡的过程；个体的老化是从人类开始出现就存在的现象，是一个自然的过程，是一种生物现象，是不可逆转的。多数人的衰老变化在 40 岁左右开始，60 岁左右开始显著，个体老化的速度因人而异，但老化的表现是大体相同的。一般地，一个个体的生长周期划分为：0~19 岁为发育期，身体器官逐渐发育并趋于完善；20~39 岁为成熟期，生长减慢或停止，机体维持在恒定水平；40~59 岁为渐衰期（衰老前期），器官系统逐渐呈退行性改变；60 岁以上为衰老期，器官功能衰退变化更明显。

二、中国养老服务体系和养老模式

"家家都有小，人人都会老。"我国积极应对人口老龄化，为满足老年家庭的不同需求，各种养老模式应运而生。目前我国养老服务体系的特点是以家庭养老为基础、社区养老为依托、机构养老为补充。

（一）养老服务体系

老龄化程度的加速，加快推进了中国特色养老服务体系的建设。养老服务体系主要是指与经济和社会发展水平相适应，以满足老年人基本生活需求、提升老年人生活质量为目标，面向所有老年群体，提供基本生活照料、护理康复、精神关爱、紧急救援和社会参与的设施、组织、人才和技术要素形成的网络，以及配套的服务标准、运行机制和监督制度。简单地说就是老年人在生活中获得全方位服务支持的系统，包括家庭、社会和政府提供相应支持。

养老服务体系具有以下特点：完整性（能覆盖所有老年人群，并能为他们提供全方位的服务）、多样性（同一种养老需求，不同老人根据自己意愿条件可以选择不同的服务方式）、持续性（为不同年龄、不同健康状况、不同经济状况和不同意愿的老年人提供持续照料服务）、实效性（减轻家庭、社会和政府的压力，为老年人提供高品质生活）、经济性（构建既经济又有高效的养老服务体系，需要政府统筹规划）。

随着我国养老服务体系不断发展完善，养老准入门槛不断破除，全面放开养老服务业市场，养老法治体系基本成型，养老发展方式持续优化。

目前我国的养老服务体系由传统的家庭养老为主转变为以家庭养老、社区养老和机构养老等多种养老模式并存的养老服务体系。

知识拓展

嵌入式养老

以社区养老机构为依托整合社区卫生服务的资源和职能，把养老机构的专业化服务延伸到家庭，对有老年人的家庭进行适老化改造并提供专业照护、远程监测等养老服务，真正把养老院床位"搬"回家，让老年人既能享受到家庭的温馨舒适，又能享受到专业精准的服务，为居家老人提供连续性的医疗和养老服务。比照养老机构扶持政策，支持家庭养老床位建设，保障养老服务质量互联网应用的适老化改造，推动互联网产业在进入老龄化环境下的发展转型，助力养老事业和养老社区嵌入式小型养老机构发展；鼓励发展护理型养老机构，满足失能、半失能老人专业化照护的刚性需求，支持养老机构专业化服务向社区和居家老人延伸。制定出台家庭养老床位的规范标准，将其纳入养老服务监管范围。

通过培育扶持和引入专业化机构，为社区和居家老人提供多样化、多层次的养老服务；通过无偿提供场所、财政补贴、减税降费等措施降低经营成本，提高养老服务机构运营的可持续性。

（二）养老模式

我国养老模式主要有居家养老、社区养老和机构养老。最常见的是"9073"模式，90%身体状况比较好的，愿意和子女住在一起的老年人，采取以家庭为基础的居家养老；7%的老年人依托社区的养老服务中心，提供日间照料；3%的老年人通过机构养老予以保障。

1. 居家养老

是以血缘关系为纽带，由家庭或家族成员赡养老人的养老方式，优点是能够促进代际交流，使老年人有精神上的归属感；另外，能够降低社会成本，使老年人得到家庭成员的悉心照料。但由于目前子女数量减少、老年人寿命延长导致养老负担过重、空巢老人增加等社会问题。

2. 机构养老

一般是指以社会机构为养老地，依靠国家资助、亲人资助或老年人自备的形式获得经济来源，由养老机构统一为老年人提供有偿或无偿的生活照料与精神慰藉，以保障老年人安度晚年的养老方式。

机构养老根据投资主体和经营主体的不同，可分为公益养老机构、公办民营的养老机构、民办公助的养老机构、民办民营类养老机构四种基本类型。

根据国家《老年人居住建筑设计标准》，养老机构可分为五类：托老所，养老院，老年公寓，护理院，临终关怀机构。

由于家庭结构的缩小，老年人寿命的延长，慢性病和失能、失智老年人比例增加，家庭养老已成为沉重的经济和精神负担，机构养老成为越来越多老年人的主动选择；机构养老能够满足庞大的失能失智老年人的服务需求。但各养老机构的服务质量参差不齐，服务项目还不能满足老年人多层次的要求，专业养老人员的严重短缺制约着机构养老的内涵建设和发展。

3. 社区养老

是以社区为平台，整合社区内各种服务资源，为社区居家老人提供助餐、助洁、助浴、助医等服务。既能得到家人照顾，享受天伦之乐，又能由社区的养老机构或相关组织提供服务，不给孩子造成大的负担。是介于居家养老和机构养老之间，利用社区资源开展养老照顾，由社会、机构、家庭共同支撑。这种方式符合我国传统，是目前比较理想的一种方式，但目前居家养老体系还不完善，有服务单调、服务人员缺乏、体制不健全等系列问题。

三、老年照护技术概论

健全完善养老服务体系，满足不同类型的养老服务需求，根据中国国情加强各种养老体系的内涵建设。服务是内涵建设的基础，高素质、高质量的服务需要高素质、高质量的人才。养老一线实操型高技能人才严重缺乏，目前我国持证养老护理人才仅仅 30 万人，按照 1∶5 的平均护理配比，保守估计当前合格专业的养老照护人才需求缺口达 840 万人，预计 2030 年需求缺口1 040 万人，2050 年需求缺口 2 040 万人。

"十四五"规划纲要提出，大力发展普惠型养老服务，支持家庭承担养老功能，构建居家社区机构相协调、医养康养相结合的养老服务体系。目前少数智慧养老平台处于试点推行阶段，普及居家社区智慧养老服务平台。高技能养老健康产业人才需求量更大。随着老龄化的发展，失能老年人大多数是由代谢性疾病、心脑血管病、恶性肿瘤、呼吸系统疾病等慢性病引起的。做好疾病的防控，按照《国务院关于实施健康中国行动的意见》要求，未来 10 年，要降低 65~74 岁老年人失能发生率，将失能的发生尽可能延迟到生命的终末期。要实现这一目标，最重要的是早发现、早干预，让老年人尽可能地享有一个高质量的晚年。这一切都需要有高素质、高技能的专业型人才。

（一）本教材主要内容及特色

本教材采用模块—项目引领—任务驱动的结构体系，共设置职业道德与修养、生活照护、基础照护、老年人活动与陪同服务、心理照护、失智老年人照护、老年人的安宁疗护等七大模块。

（1）模块一是对将来相关职业的认知和理解，具有质量意识、环保意识、安全意识、信息技术素养、创新思维及"尊老、敬老、孝老"的职业意识，具备"爱心、耐心、细心、恒心、责任心"的职业道德。

（2）模块二是老年人日常生活照护技能，着重训练学生从居住环境、饮食、排泄、睡眠、清洁等全方位的照护技能，掌握老年人基本照护技能及健康照护知识。

（3）模块三是基础照护包括用药、生命体征测量及评估、老年人应急救护等相关医学照护知识和技能。

（4）模块四是老年人转运陪同服务。

（5）模块五主要是掌握老年人的心理特点及心理照护知识，关爱老年人心理健康，能为老年人进行心理抚慰和疏导。

（6）模块六主要是失智老年人照护技术。

（7）模块七是老年人安宁疗护。

思政内容为目标，穿插在案例、任务实施等过程中，根据未来发展需要培养学生具备养老服务信息技术和智慧养老设施的操作能力。每个任务结合行业或专业体现本专业素质、职业道德、工匠精神、爱国情怀、文化自信等内容。在内容上，融入养老护理员和1+X老年照护职业技能等级证书、失智老年人照护考试内容以及家政服务员职业资格标准，始终以行业需要为导向，以校企合作为抓手，融入行业新技术、新产业、新模式，紧跟时代发展方向，强化应对人口老龄化的科技创新能力，紧密契合行业企业紧缺人才，培养双证合一、多证合一的高素质、高技能型人才，并紧跟世界养老服务产业的步伐，以全国职业院校技能大赛养老服务技能赛项和健康照护技能赛项为依据，融入现代职业技能大赛理念和标准，做到产、教、赛的有机融合，强化应对人口老龄化的职业需要。在接受知识的同时提高人文素养，为老年人提供生活照料、疾病护理及心理和社会支持，并指导老年人进行身心健康的活动，提高生存质量，养成良好的生活习惯，提高老年人及家庭健康素养水平，促进健康中国行动计划的实现。

（二）如何学习好本教材

掌握老年人照护技术，要想更好地服务老年人必须了解老年人生理和心理特点，随着年龄增长，身体功能逐渐衰退，人体各器官功能老化加速，日常生活自理能力减弱，需要外界提供经济、生活和心理情感等全方位的支持。人体老化表现有以下几个方面。

1. 外形和五官老化

头发由黑变白；肌肉萎缩，皮肤失去光泽或出现老年斑；关节开始磨损，步履逐渐蹒跚；40岁左右眼睛晶体老化，有的出现老花眼；耳蜗神经退化开始出现耳鸣和听力减退；牙齿松动；味觉迟钝，老年人口味越来越重等。

2. 各器官功能退化

老年人胃黏膜萎缩，各种消化液的分泌减少、消化酶的活性下降、胃肠道消化吸收功能下降，导致食欲减退，进食量减少，对食物的嗜好发生变化，多喜好清淡食物；肺组织的弹性降低、体积萎缩、肺泡数量减少。肺活量减少；肾脏体积缩小，肾血管逐渐硬化，肾功能逐渐降低，老年人易发生尿频、尿潴留、排尿障碍等；大脑功能逐渐衰退，老年人记忆力开始减退，知觉迟钝，严重的出现老年痴呆。

3. 心脑血管系统的老化

动脉硬化导致心肌收缩和舒张的功能降低，心输出量减少，使重要脏器因缺氧和缺少血液供给受损。血管老化、血黏稠度增高，易引起心脑血管疾病。

4. 心理变化

老年后，怀旧心理加强；心理承受能力下降；由于体力和身体逐渐衰退，生活自理能力下降，期盼尊重、需求关心的心理加强；老年后社会地位和家庭地位均产生较强烈的落差。老年人退休后，与社会联系少，经济收入减少，社会地位改变，家庭中由于孩子们长大工作，有自己的独立空间，不再是听话的小毛孩，便产生一种失落感；老年人活动减少，信息减少，感知觉功能减退，有些人会自闭冷漠。

掌握了老年人生理、心理变化特点，在日常生活照护和基础照护等方面会根据不同老年人心理特点，对其进行全方位的、更贴合老年人情感的照护，提高生活质量；对因高龄或疾病造成的身心功能产生的障碍提供医疗、保健、护理、康复、心理、营养及生活服务等全面的照顾。

四、老年照护者的岗位职责

（一）职业道德

职业道德是人们在从事职业活动范围内所遵守的行为规范的总和，涵盖了从业人员与服务对象、职业与员工、职业与职业之间的关系。具有普遍性、社会性、实践性、可操作性、示范性、时代特征、非强制性、传统继承性的特点。职业道德遵从国家利益、集体利益、个人利益一致的原则，是正确处理国家、集体、个人关系的根本准则，也是衡量个人行为和品质的基本标准。

《公民道德建设实施纲要》倡导："爱国守法、明礼诚信、团结友爱、勤俭自强、敬业奉献"，这也是养老护理员所要具备的基本道德规范。养老护理员还应该严格恪守"慎独"两个字，慎独指的是独处的时候也要做到认真负责、一丝不苟。当照护人员独自面对昏迷或意识障碍的老年患者时，一定要忠于老年人的健康利益，不做任何有损老年人健康的事情。

我国老年人患病比例高，进入老年后患病时间早，带病时间长，生活质量不高；需要提高老年照护者的数量和质量，提高养老护理员、家政服务员等的技能和素质，规范养老机构和家庭服务人员的监管及职责范围，养老护理员要严格遵守老年服务的职业道德。

（二）老年照护岗位职责

老年照护服务，是经过各级岗位技能培训，获得相关专业能力证书的专业照护人员为养老机构、社区服务机构和居家失能、半失能老人提供的进食、排泄、清洁、睡眠、助行等生活照料服务和专业照护服务。养老护理员必须具备过硬的专业知识和业务能力，既要照护老年人的日常起居，又要了解老年人的心理，为老年人创造一个良好舒适的生活环境。需要履行以下岗位职责。

（1）为老年人提供生活照护，满足老年人的基本生活需求。吃喝拉撒是最基本的生理需求，特别是失能、半失能老人，更需要细心和科学的安全舒适照护。例如合理进食饮水，为进食困难的老年人进行鼻饲特殊饮食服务；为老年人更换床单、清洁口腔、清洁梳理头发、清洁身体、更衣等；为卧床老年人预防压疮，对房间进行消毒等。

（2）为老年人提供基础照护，减轻老年人身体痛苦。疾病常与衰老相伴，老年人慢性病发生率高，并发症多。很多老年人长期带病生活，糖尿病、心血管疾病、肺心病等，服药、吸氧、吸痰、口腔、皮肤清洁照护等，老年人疾病及营养支持；意外发生时的紧急救护以及老年人照护工作记录方法等。

（3）为老年人提供康复照护，提高生命质量。需要照护的老年人，多是衰老与疾病并存，并出现多种并发症，通过语言、肢体、身体康复，使生活质量得到提高。

（4）了解老年人生理、心理特点，提供心理护理，给予老年人和家属以心理支持。

（5）为老年人提供安宁疗护，维持老年人生命尊严。

（6）熟知安全卫生、环境保护知识。向老年人介绍安全防范及相关知识；介绍卫生防护，食品安全，自然灾害的应对处理；宣传老年人环境保护知识；宣传消防安全基础知识和相关法律、法规知识。

（三）养老护理员职业守则

1. 尊老敬老，以人为本

尊敬老人，是中华民族的传统美德；"老吾老以及人之老"，不仅要尊敬自己的长辈，还要尊敬社会上所有老人。每个人的成长都离不开父辈的爱心和精心呵护。如今他们年纪大了，理应得到全社会的关心照顾，幸福地度过晚年。

2. 服务第一，爱岗敬业

养老护理员是为老年人服务的，所以要有全心全意为老年人服务的意识；对自己的工作有正确的认知，才能热爱这份工作。敬业是一种美德，乐业是一种境界。

3. 遵纪守法，自律奉献

养老护理员提高法制意识，增强法治观念，了解规章制度，要知法、懂法、守法、护法，在为老年人服务时应遵纪守法。

养老护理员要做到主动地遵从职业道德，将职业道德升华为人生境界，一种灵魂深处的"刚性"约束，将奉献精神作为职业道德行为的"自觉"。奉献是职业道德的高级体现，奉献精神是社会责任感的集中表现。奉献是一种态度，是一种行动，也是一种信念。赠人玫瑰，手有余香。工作中常怀奉献之心，照顾老人时会享受工作的快乐。拥有奉献之念的人真正懂得人生的真谛。

4. 孝老爱亲，弘扬美德

"夫孝，德之本也"，孝是一切德行的根本，是社会人伦道德的基石、是家庭和睦的根本、社会文明的支柱。孝老爱亲是中华民族的传统美德。"孝为德之本，百善孝为先"，孝与和谐相伴，与爱心同行。在照护老年人的过程中，养老护理员用孝来约束自己，把老人看成自己的亲人，才能让老年人获得良好的心情。

（四）养老护理员的礼仪规范

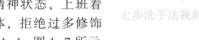

七步洗手法视频

1. 日常卫生与着装

良好的日常生活习惯：除了日常洗漱，保持良好的精神状态，上班着淡妆，不留长指甲。衣服干净整洁，色彩淡雅，舒适得体，拒绝过多修饰物，在养老机构上班着工作装。洗手按七步洗手法，如图1-1~图1-7所示。

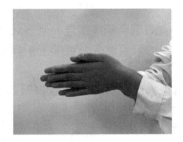

图1-1　掌心相对，手指并拢，
　　　　相互揉搓（内）

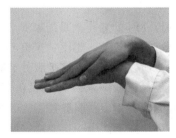

图1-2　手心对手背沿指缝相互揉搓，
　　　　双手交换进行（外）

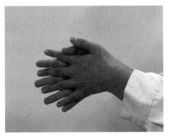

图1-3　掌心相对，双手交叉沿指缝
　　　　相互揉搓（夹）

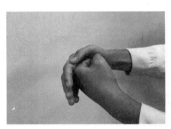

图1-4　弯曲各手指关节，双手相互
　　　　进行揉搓，交换进行（躬）

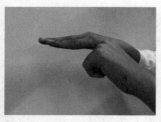
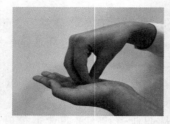
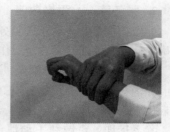

图1-5　一手握另一手大拇指　　图1-6　一手指尖在另一手掌心　　图1-7　一手握住另一手腕，
旋转揉搓，双手交换进行（大）　　旋转揉搓，双手交换进行（立）　　揉搓手腕，双手交换进行（腕）

2. 语言举止和服务态度

养老护理员应具备良好的身体素质和积极向上的工作态度。养老护理员的工作压力大，应不断增强心理素质，积极乐观地为老年人提供服务。对待老人和蔼可亲，语言温柔得体，语速不紧不慢，语调根据老人情况高低有度，主动热情，耐心周到，让老人产生温馨的感觉。养老护理员的工作较繁重，需要工作人员有良好的身体素质。

（五）工作须知

（1）养老护理员服务礼仪规范。

（2）养老护理员职业安全和个人防护知识。

（3）养老护理员自我心理调适相关知识。

（4）养老护理员在机构、社区和家庭提供服务的基本规范常识。

五、家政服务员职业道德

目前中国近90%的老年人是居家养老，"十四五"规划纲要积极推进养老多元化发展，支持居家养老，推进智慧养老，建设"家庭养老床位"，更多的家政服务员或养老护理员会进入家庭为老年人服务，所以必须遵守家政服务员职业道德。

家政服务员是根据国家制定的职业资格标准，结合家政公司服务标准以及客户家庭需要，以规范、专业的服务知识、服务技能，为客户家庭操持家务，照顾儿童、老人、病人，管理家庭相关事务的人员，在工作中一定要遵守职业纪律，要有强烈的职业意识、服务意识、安全意识、尊重个人隐私意识等。

（一）家政服务员职业道德

（1）遵纪守法，文明礼貌，真诚友好。

（2）自尊自爱，自信自立，自强不息。

（3）诚实守信，尊老爱幼，勤奋好学。

（4）尊重客户，热情和蔼，忠诚本分。

（二）家政服务员职业守则

（1）处理好与职业的关系，要爱岗敬业、尽职尽责。

（2）处理好与客户的关系，要诚实守信、办事公道。

（3）处理好与社会的关系，要服务群众、奉献社会。

（三）家政服务员家庭礼仪规范

礼仪礼节是一种用来确定人与人或者人与事物关系的一种行为方式，是在风俗习惯基础上，长期生活在同一区域的人们基于共同的文明追求形成的社会共同遵守的行为规范。家政礼仪是为了使社会生活和家庭生活正常进行，在交往中大家所共同遵守的法则、规范。

家政服务员得体的礼仪礼节能给雇主留下良好的印象，是家政从业人员的外在良好形象。

1. 仪容仪表整洁大方

着装干净整洁，服饰搭配协调得体，工作时以休闲宽松类为好；面部着淡妆，不可浓妆艳抹；长发盘起，干净利落；指（趾）甲短而洁，不要染指甲，餐前饭后及工作后要洗手；保持口腔清洁无异味；工作时面带微笑，表情自然，目光不要躲闪或游离不定。

2. 言谈举止要端庄

人们沟通的主要方式是交谈，语言要简洁明了，亲切和善，恰当地使用礼貌用语，语气语调平和温馨，柔和自然，做到声声入耳，娓娓动听；与人交流要学会倾听，这是家政服务员必备素质；与人谈话时不询问对方隐私，不评判是非。

"站如松，坐如钟"。优雅的举止，是一个人修养的呈现，举止端庄的人比较容易得到别人的尊重。走路要挺拔有精神。无论服务老年人还是幼儿，蹲姿是日常生活经常会用到的一种姿态，好的蹲姿方便行动，同时优雅而不失礼节。

3. 待人接物礼仪

要正面对视，面带微笑，不能东张西望、上下打量。

4. 用餐礼仪

家政服务员和客户一起用餐时要注意座次上听从客户安排，客户入座后自己再坐，如果有老人或孩子同时进餐，家政服务员应照顾老人和小孩进餐，文明进餐，不可大声喧哗。

任务实施

小组活动

学生分组，每组学生各推一个同学扮演养老护理员，一个同学扮演老人，其他人作为家庭成员。演示服务礼仪和规范。

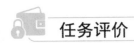 任务评价

见表1-3。

表1-3 任务评价表

项目	评价标准
知识掌握 （60分）	说出老化和老龄化的不同（10分） 说出中国老龄化的特点（10分） 说出养老护理员应具备的岗位职责和职业守则（10分） 说出养老服务体系的特点（10分） 说出家庭中应注意的礼仪规范（10分） 说出家政服务员的职业道德（10分） 回答熟练、全面、正确

续表

项目	评价标准
人文素养 （40分）	能自觉遵守养老护理员和家政服务员的职业道德（10分） 把职业准则变成自己的日常行为规范（10分） 具有质量意识、环保意识、安全意识、信息技术素养、创新思维及"尊老、敬老、孝老"的职业意识（10分） 具备"爱心、耐心、细心、恒心、责任心"奉献精神（10分）
总分（100分）	

 同步测试

一、单选题

1. 世界卫生组织提出老年人划分标准，发展中国家为（　　）。

A. ≥55 岁　　　　　B. ≥60 岁　　　　　C. ≥65 岁　　　　　D. ≥70 岁

2. "老龄化"是（　　）。

A. 是一种社会现象　　　　　　　　　B. 是一种自然现象

C. 是一种不可逆转的现象　　　　　　D. 是个体生理现象，六十岁老化开始显著

3. 中国老龄化的特点是（　　）。

A. 老年人口寿命不断延长　　　　　　B. 城镇人口高于农村

C. 男性寿命高于女性　　　　　　　　D. 慢性疾病负担逐渐减少

4. "9073"模式中 90 的含义是（　　）。

A. 90%的老年人在社区养老　　　　　B. 73%的老年人居家养老

C. 90%的老年人居家养老　　　　　　D. 7%的老年人住在养老院

二、多选题

1. 养老服务体系具有特点包括（　　）。

A. 完整性　　　　　B. 多样性　　　　　C. 持续性　　　　　D. 实效性

2. 养老护理员的职业守则包括（　　）。

A. 尊老敬老，以人为本　　　　　　　B. 服务第一，爱岗敬业

C. 遵纪守法，自律奉献　　　　　　　D. 尊老爱幼，勤奋好学

模块二　老年人生活照护

项目一　老年人居住环境照护

【项目介绍】

人一生中在家的时间约占 2/3，老年人更多的时间是生活在家里，目前老龄化已成为一个无法逆转的问题。老年人各器官功能衰退，活动能力降低，不再是社会与家庭的主角，会产生寂寞感与空虚感，对居住环境的要求更高。干净、卫生、整洁的居住环境，可以使老年人心情舒畅，延年益寿，增强机体免疫力，预防疾病传播；安全无障碍的设置，可以预防老年人跌倒等意外发生。故老年人居住环境是影响老年人健康生活的一个重要因素。

【知识目标】

掌握老年人居室环境布局及要求，常用的居室消毒灭菌的方法，掌握紫外线消毒法和化学消毒试剂的配制方法。熟悉消毒灭菌方法选择的原则。了解清洁、消毒、灭菌的概念；了解化学消毒试剂的种类。

【技能目标】

学会用紫外线消毒老年人房间；学会配制化学消毒试剂；学会选择合适的方法消毒老年人的衣物和物品。

【素质目标】

具有良好的职业道德与职业责任感，服务意识强、服务态度好、服务能力高，积极促进健康教育，教会老年人养成健康生活方式，做好自我保健；具有质量意识、环保意识、安全意识、信息技术素养、创新思维及"尊老、敬老、孝老"的职业意识，具备"爱心、耐心、细心、恒心、责任心"的奉献精神，保持积极向上的心态。

任务一
老年人居住环境布局与调控

任务描述

　　王先生一家三口，儿子在外地工作，王先生和妻子商量准备改造一下房子，把86岁的母亲接来一起居住。

　　工作任务：请给王先生就房子改造提出建议。

 任务分析

　　完成该任务需要照护员了解老年人居室环境的具体要求，比如空间、家具、布局、色调、相关设施、光线、湿度、温度等。居室是老年人的主要活动场所，因此，居室环境非常重要。居室设计分硬件、软件两部分，分别进行设计。老人在舒适、安全、无障碍环境中居住，体现了中国"孝道"传统美德。

　　任务重点：适合老年人居住的无障碍空间环境设计和实施。

　　任务难点：节约成本，合理布局。

 相关知识

　　环境是一个相对的概念，人的居住环境主要指室内条件或者居住区周围的景观条件。老年人的居住环境主要是指其居住区域的环境设施及相应的配套设施，如老年人使用的家用设施，或者室外活动的公共设施等。

　　目前我国老年适老化小区建设刚刚起步，普通社区周围设施能够满足老年人活动需求的仅占5%，家庭布局、家具等硬件设施不符合老年人特点的占90%以上。"十四五"规划纲要提到推进智慧养老"家庭养老床位"的建设。根据我国国情，在很长一段时间内，居家养老仍然占主导地位。根据老年人个体发展的特点，在对老年人居住环境进行设计时要考虑到老年人心理、生理、生活能力的需要，以延长老年人自主能力、提高老年人生活质量为目标，老年人晚年幸福生活才能更加充实、更有保障、更可持续。

一、设计原则

1. 安全性

安全是第一要素，老年人居住环境和社区公共建筑、配套商业、文化娱乐、医疗健康等的设计，应确保老年人使用安全，有条件的还应设置老年人专用空间、设备和设施。

2. 自立性

老年照护的基本目标是尽可能锻炼老年人的自理能力，延长健康期，在居住环境设计时也应使老年人更长久保持独立生活的能力为目标。根据老年人心理、生理特点，服务方式以便于老年人自己使用为原则；空间布局以有利于增强老年人自信心，增进老年人机体活动愿望为原则。

3. 适用性和健康性

充分考虑老年人不同年龄段、不同能力、不同心理等特点进行适老化设计，为老年人提供更为实用的服务。

4. 可变性

为满足居民进入老年期后各年龄段的基本生活需求，设计时应考虑潜伏设计，使一些设施可以随着老年人年龄增长和需求进行改造或增加相应设施。

二、居室固定设施

老年人的居住环境要求人性化、实用化和智能化，总体要求安全舒适、整洁干净、房间光线充足，生活物品必备齐全；地面要平整无台阶，不设门槛；地板要有防滑地板；老人卧室要靠近卫生间；家具要固定，不靠墙的家具要注意棱角处理，以免老人磕碰；室内不放杂物，防止绊倒老人；窗帘色彩不宜太艳；走廊、卫生间、楼梯边缘安装固定扶手等。

1. 客厅

客厅是生活能自理的老人休息、聊天、看电视、喝茶的主要生活空间，其室内设计，要保证采光充足，室内外通风，户外环境优美等。日常生活所需的家具及用品可以根据老年人的习惯进行摆放，尽量保持安逸舒适。

2. 卧室

老年人的卧室最好朝阳，面积不宜过大或过小，空旷和拥挤都会影响老人的心理和舒适感；布置要温馨，通风和采光要好，安装照明设施和夜灯。卧室安装紧急呼救按钮，保证老年人发生事故后能及时被发现进行有效抢救。电器开关尽量靠近床头。

床是卧室中的最主要的配置，随着年龄增长，行动越来越迟缓，老年人待在床上的时间越来越长，根据安全第一的原则，为老年人选择床要遵守以下五点。

（1）床要牢固稳定，高矮合适，以坐在床上足底能完全着地，膝关节与床成近 90 度角为宜，以保证上下床的安全；最好选择床下有空间的床。

（2）床不可太窄，宽度要合理。如果是单人床，要达到 120 cm，不能低于 100 cm。最好选择双人床让老年人居住。

（3）床的位置最好不要正面对窗，不要放置在有过堂风的位置，床边要有活动扶手，防止老人坠床，床旁应有灯的开关按钮。

（4）床垫软硬合适。老人睡眠质量较差，对睡眠环境的要求较高，床垫是影响他们睡眠质量的因素之一，稍硬的床垫比较适合大部分的老人。床垫太软易导致腰椎病。过于柔软的床，弹性强、柔韧性大、人体体重的压迫会使床垫形成中间低、周围高，影响腰椎正常的生理曲度，造成腰部肌肉、韧带的收缩、紧张及痉挛，会加重腰肌劳损、腰椎间盘老化的病情。床垫太硬身体不舒服，特别是对于骨质疏松导致脊柱变形的老人。适合老年人的床应该是使人体在仰卧位时保持腰椎正常的生理前凸，侧卧时保持腰椎不侧弯，即所谓的能在床垫上"放心行走的硬度"。

（5）被褥要柔软舒适、透气性好，以棉织品为佳；床单大小要能包裹在床垫下，使床单平整无皱褶；老年人枕头非常重要，舒适的枕头有助于老人睡眠，对颈椎有保护作用。

3. 卫生间

老年人房间最好有卫生间，便于老年人使用；如果房间没有卫生间，根据老年人体质情况，必要时可使用老年人坐便椅。

卫生间最好干湿分离，安装坐便器（图2-1）和扶手，方便老人蹲坐起身，卫生用品放在老人便于拿起的地方；浴室要放置休息或洗澡用的凳子；有防滑设备和扶手，扶手高低要和老人身高相适宜；坐便器和浴室都要设计呼救按钮；门向外开，以便老人发生意外时能及时入室救助。

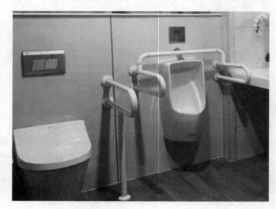

图2-1　老年人坐便器

三、居室环境的调控

1. 光线

老人居室光线宜明暗有度。光线不足或照明度差，易引起视疲劳，进而导致身体疲劳和精神紧张。光线差影响老人视力，容易使老人发生磕碰、摔跤等。光线过强，会刺激眼睛，使眼肌过于紧张，导致心神恍惚。

老年人居室最好朝南，白天太阳能照射进房间。我国建筑标准，冬季室内日照时间至少3小时。冬季在温暖的中午，可以开窗通风2小时，同时阳光照射室内，其紫外线可起到杀菌作用。

2. 温度、湿度

由于老年人全身机能衰退，机体对温度、湿度调节能力下降，畏寒怕冷，因此要注意室内温度调节。一般冬季温度以18～22℃为宜，夏季以28～30℃为宜，相对湿度在50%～60%为宜。室温过高会影响呼吸功能和消化功能，不利于散热。温度过低，刺激使人畏缩，肌肉紧张。湿度过高，易滋生细菌，食物发生霉变，机体水分蒸发慢，会感到闷热不适，容易患风湿性关节炎等。湿度过低，空气干燥，皮肤黏膜干裂，咽痛口渴。

3. 色调

老年人的房间不宜用太冷的色系。大面积冷色调如青、蓝、绿等可以让室内显得更加干净、宁静，但给人一种冷清、孤单的感觉。长时间居住在冷色系的房间容易产生孤独寂寞感，影响老人的心理健康。为达到较好的装饰效果，采用艳丽的对比色来活跃居住气氛也不利于老年人的身心健康。过于艳丽的色彩会使老人心神不宁，大量的对比色会使老人眩晕甚至视力快速下降。

老年人房间以装修简单为主，在色彩上多采用中色系，配色不仅要科学，还要尊重老年人的生活习惯。壁纸、家具、形体、布艺等最好选择同一色系，局部通过不同颜色或不同材质点缀跳跃。老年人喜欢回忆，色彩要沉稳、淡雅，应偏重于古朴、色彩平和、沉稳的色调。一般地，老年人房间以暖色为主，给人一种温馨舒适感。

任务实施

一、评估

1. 房间整体情况，大小、地面、空间等。

2. 家具情况、卧室位置、通风状况、床的位置等。

二、建议改造方案

1. 地面平整防滑，走廊、卫生间、浴室、楼梯边缘等安装扶手。

2. 餐桌、茶几改成圆角或加海绵包角。

3. 客厅过道等杂物放储藏室，保持道路通畅。

4. 卧室床调整到窗户一侧。

5. 卧室、卫生间、浴室安装紧急呼叫装置。

 综合实训

周末去附近学校合作养老院考察，对老年人居室环境的布局、设计等进行评估，写出存在的问题及建议解决方案。

 任务评价

见表 2-1。

表 2-1　任务评价表

项目	评价标准
知识掌握 （60分）	说出适老化居住环境的设计原则（10分） 说出老年人居住环境的要求（10分） 说出老年人床的选择要点（10分） 说出老年人卫生间的要求（10分） 说出老年人不同季节对温度、湿度的要求（10分） 说出老年人卧室色调的要求（10分） 回答熟练、全面、正确
实践能力 （20分）	能正确判断老年人居住环境存在的问题（10分） 能针对问题提出解决方案（10分） 判断正确、到位，方案合理
人文素养 （20分）	以认真负责的态度为老人提供舒适安逸的环境（5分） 具有严谨认真的工作态度和安全防护意识（10分） 具有奉献精神，全心全意为老年人服务（5分）
总分（100分）	

同步测试

一、单项选择题

1. 老年人的卧室要求（　　）。

A. 通风采光好　　　B. 越大越好　　　C. 床要矮要宽　　　D. 床最好不要固定

2. 老年人冬天房间温度最好为（　　）。

A. 28～30 ℃　　　B. 20～25 ℃　　　C. 18～22 ℃　　　D. 不能低于 22 ℃

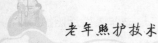
3. 老年人卫生间要求（   ）。

A. 安装高低合适的扶手，不需要安装呼叫按钮

B. 不需要干湿分离，有防滑设施即可

C. 卫生用品要放在老人便于拿到的地方

D. 浴室不要放置凳子，以免绊倒老人

二、多选题

1. 老年人居住环境要求（   ）。

A. 安全舒适　　　　　　　　　　B. 整洁干净

C. 卧室要远离卫生间　　　　　　D. 地面平整无台阶

2. 老年人居室环境设计原则包含（   ）。

A. 安全性　　　　　B. 适用性　　　　　C. 可变性　　　　　D. 发展性

任务二

居住环境清洁与消毒

居住环境
清洁与消毒

任务描述

　　李奶奶偏瘫 3 年，居住在某养老机构，因肺炎住院治疗 2 周，现康复出院，为保证居住环境清洁卫生，避免感染的发生，养老护理员李姐为李奶奶居室进行消毒。

　　工作任务：为李奶奶房间和餐具消毒。

任务分析

　　居室环境的清洁卫生关乎老年人的身心健康，养老护理员和家政服务员要了解清洁消毒的基本知识，掌握常用消毒方法，为老年人创建干净卫生的居室环境，保证物品的卫生清洁，从而预防感染的发生，保持身心健康。

　　任务重点：能够选择合理的消毒方法和合适的消毒液。

　　任务难点：达到满意的消毒效果。

相关知识

　　干净整洁的居住环境能有效预防感染的发生。老年人机体免疫功能下降，老年人居住环境、接触的物品等的消毒防护效果直接关系着老年人的身心健康。定期为老年人居室进行消毒防护，为老年人创建干净卫生的居室环境，保证物品的卫生清洁，从而预防感染的发生，保持老年人身心健康非常重要。消毒能有效减少病毒的传播。

一、清洁、消毒的含义

　　清洁是消毒的前提，指用物理的方法清除物体表面的污垢，以减少病原微生物的数量。常用的方法有水洗、机械去污、去污剂去污等，多用于老年人家具、餐具、地面、墙壁等清洁处理。

消毒是指用物理或化学的方法清除或杀灭除芽孢以外的病原微生物的方法。

二、常用居室环境的消毒方法

（一）物理消毒法

1. 煮沸消毒法

此法方便安全，当温度达到一定高度的时候病毒和微生物就会被杀灭，是养老机构和家庭常用的消毒方法。煮沸能使细菌的蛋白质凝固变性，一般经 5~15 分钟就可杀灭繁殖体，达到消毒效果。注意沸水水面一定要漫过所煮的物品。将碳酸氢钠与水配成 1%~2% 的浓度，可提高沸点达 105 ℃，增强杀菌效果，同时可以去污、防锈。主要用于老年人的碗筷、水杯、奶瓶、毛巾、口罩等生活用品和某些儿童玩具、食具等消毒，对耐湿、耐高温金属、搪瓷、玻璃和橡胶类物品也可采用此法消毒。

2. 日光曝晒法

日光具有加热、干燥作用，日光中紫外线有杀菌作用，一般在阳光下曝晒 6 小时以上即可达到很好的消毒效果。注意定时翻动，使物品各面均能照射到。常用于老年人的床垫、毛毯、衣服、毛巾、书籍等物品的消毒。

3. 微波消毒法

微波可杀灭细菌繁殖体、真菌、病毒、细菌芽孢、真菌孢子等各种微生物。常用于老年人食品、餐具的消毒处理。

4. 自然通风法

大自然可清除污染于大气、地表、物体表面和水中的病原微生物，达到无害的结果。如果室内光照和通风较差即会造成病原微生物的污染。一般情况下，通风 30 分钟即可达到降低室内微生物数量和置换空气的作用，定期开窗通风可有一定的消毒效果。

5. 紫外线消毒法

紫外线属于电磁波，有效杀菌波长范围是 250~270 nm，最佳杀菌波长是 253.7 nm。老年人居室的空气消毒首选紫外线消毒器。在室内无人情况下，也可以用悬吊式或移动式紫外线灯直接照射。有效照射距离不超过 2 m，照射时间为 30~60 分钟。物品消毒可使用便携式紫外线消毒器近距离照射或紫外线灯悬吊式照射，有效距离为 25~60 cm，照射时间为 20~30 分钟，消毒时应将物品摊开或挂起，定时翻动物品，使其各个表面受到直接照射。

（二）化学消毒法

1. 冲洗浸泡消毒法

冲洗法用流动水和肥皂洗手，特别是在饭前、便后、接触污染物品后。对于不适于高温煮沸的物品用浸泡法，将物品洗净擦干浸没在消毒液中。浸泡时消毒物品应完全被浸没，器械的轴节要打开。浸泡消毒后的物品，取出后清水冲净。一些化纤织物、绸缎等只能采用化学浸泡消毒法。

2. 喷雾法

用喷雾器均匀喷洒消毒剂，使消毒剂呈微粒气雾弥散在空间，达到消毒作用。用于空气和物品表面的消毒。

3. 擦拭法

用于桌椅、墙壁、地面的消毒或皮肤、黏膜的消毒。

4. 熏蒸法

（1）食醋熏蒸法。食醋含有醋酸等多种成分，具有一定的杀菌能力，可用作家庭室内空气消毒。熏蒸时每 100 m³ 空间食醋的用量为 500~1 000 mL，放瓷碗内用文火慢蒸 30 分钟。熏蒸时要关闭门窗。

（2）乳酸消毒法。纯乳酸约 12 mL/100m³（每立方米 0.12 mL），加等量的水后加热熏蒸，用于病室空气消毒。也可用于室内物品、空气及不耐湿、不耐高温物品的消毒。

（三）常用于居室环境物品的消毒试剂

1. 过氧乙酸溶液

过氧乙酸溶液易被氧化分解，降低杀菌力，需要现配现用。溶液有刺激性及腐蚀性，配置使用时要戴口罩和橡胶手套。一般封闭保存于阴凉避光处，高温易引起爆炸。见表 2-2。

表 2-2　过氧乙酸溶液用法

浓度	作用	时间
0.2%溶液	用于手的消毒	浸泡 1~2 分钟
0.2%~0.5%溶液	用于物体表面的擦拭或浸泡	浸泡 30~60 分钟
0.5%溶液	用于餐具的消毒	浸泡 30~60 分钟
1%~2%溶液	用于室内空气消毒	8 mL/m³，加热熏蒸，密闭门窗 30~120 分钟

2. 含氯消毒剂

常用的有漂白粉、漂白粉精、氯胺、二氯异氰脲酸钠、消毒灵、84 消毒液。含氯消毒剂在水溶液中释放有效氯，破坏细菌酶的活性，使菌体蛋白凝固变性，其特点是对金属有腐蚀作用，对有色衣服及油漆家具有漂白作用。溶液不稳定，应现用现配。消毒剂存放在密闭容器内，置于干燥、阴凉通风处。见表 2-3。

84 消毒液是常用的消毒剂，一般稀释比例为 1：500，可用于餐具食品的消毒，一般浸泡时间为 5 分钟；工作服、被褥、毛巾等可用 1：100 溶液浸泡 5 分钟，有颜色的衣物要注意脱色；瓷砖（5 mL/m²）和土质地（10mL/m²）可用 1：200 溶液，水泥地面（5mL/m²）用 1：500 溶液喷洒。

表 2-3　含氯消毒剂

浓度	作用	时间
含有效氯 0.02%的消毒液	用于被细菌繁殖体污染物品的消毒，采取浸泡法，浸泡时应浸没物品，容器应加盖	至少 10 分钟
0.05%的消毒液	用于一般物品表面消毒，采取喷洒法	至少 30 分钟
含有效氯 0.2%的消毒液	用于被肝炎病毒、结核杆菌污染的物品表面的消毒，采用均匀喷洒法	至少 60 分钟
干粉消毒	用于排泄物消毒，方法为漂白粉与排泄物比例为 1：5	放置 2~6 h 后排放

（四）室内空气和环境消毒的注意事项

（1）正确选用并按照说明进行消毒。

（2）使用化学消毒剂要做好防护，不直接接触原液；浸泡的物品必须清洗干净。

（3）使用化学消毒剂喷雾消毒时，要关闭门窗，消毒完成后再开门窗通风，待气味散尽后再进入。

（4）空气消毒应采用开窗自然通风。使用消毒剂喷雾或紫外线照射时应关闭门窗，在室内无人的状态下进行。

（5）禁用酒瓶、饮料瓶盛装化学消毒剂，以免误服用。

任务实施 1

李奶奶房间平时空气消毒一般采用自然通风法，通风30分钟即可。该方法简单、安全，易于执行。现李奶奶因肺炎症状减轻出院，抵抗力低，首选紫外线消毒法。

一、评估

1. 房间的大小，确定紫外线灯照射剂量。

2. 老年人对操作的了解和配合程度。

二、计划

1. 环境准备　清洁、宽敞，温湿度适宜，无障碍物。

2. 照护人员准备　衣帽整齐，洗手、戴口罩。

3. 老年人准备　了解操作目的，暂时离开房间。

4. 用物准备　悬挂式紫外线灯，紫外线灯管，使用登记表、笔。

三、实施

见表2-4。

表2-4　紫外线灯居室空气消毒操作流程

操作步骤与操作过程		要点说明与注意事项
1. 老年人离开	◆ 与老年人沟通解释，协助老年人离开房间（轮椅推李奶奶离开）	• 保护老人
2. 开灯消毒	◆ 悬挂式紫外线灯 关闭门窗 打开灯座开关，照护员离开房间 灯亮5~7分钟后开始计时 ◆ 移动式紫外线灯 推进房间，关闭门窗 调整紫外线灯管臂 接通电源，调节消毒时间， 打开指示灯开关，照护员迅速离开 灯亮5~7分钟后开始计时	• 避免对照护员造成伤害 • 调整消毒时间30~60分钟 避免对照护员造成伤害
3. 消毒观察	◆ 再次检查门窗是否关好；避免任何人进入房间；听房间内有无异常声音，如灯管爆裂等；观察灯管的强度和亮度有无变化	• 若有人因急事必须进入时做好防护措施，必要时停止照射
4. 关灯开窗	◆ 悬挂式紫外线灯 关灯开窗 ◆ 移动式紫外线灯 关闭指示灯，拔掉电源，放下灯管臂，开窗通风	• 开窗通风30分钟
5. 整理记录	◆ 用无水乙醇擦拭紫外线灯表面 记录紫外线灯使用时启动时间、关闭时间和累计小时数	

四、评价

1. 通过监测，老年人居室内空气质量应达到消毒标准。

2. 照护人员与老年人自我防护得当。

注意事项

1. 注意保护紫外线灯管。

2. 注意自我防护。如果老人不方便移动，必须用衣物或被单遮挡，消毒后及时开窗通风。

任务实施 2

李奶奶餐具可采用煮沸消毒法。

一、评估

1. 餐具的污染程度。

2. 餐具的数量和类型。

二、计划

1. 环境准备　清洁、宽敞，物品放置合理，取用方便。

2. 照护人员准备　衣帽整齐，洗手、戴口罩。

3. 用物准备　根据餐具数量准备合适大小的煮锅、火源、水。

三、实施

见表 2-5。

表 2-5　餐具消毒操作流程

操作步骤与操作过程		要点说明与注意事项
1. 清洁	◆ 将水杯、饭碗、盘、筷等餐具彻底清洗，可用洗洁精去污	● 清洁是消毒的首要环节
2. 消毒	◆ 将物品全部浸没在水中，物品不宜放置过多，一般不超过煮锅容量的 3/4 ◆ 大小相同的碗、盘不能重叠 橡胶类物品用纱布包好，待水沸后放入，3~5 分钟取出 玻璃类物品用纱布包裹，应从冷水或温水时放入	● 所有物品全部浸没于水中。水面高于物品 3 cm 保证消毒效果 ● 煮沸 10~15 分钟
3. 取出	◆ 将餐具取出，晾干备用	
4. 整理	◆ 将煮锅刷洗干净	

四、评价

1. 餐具达到消毒标准。

2 消毒过程安全，餐具未损坏。

注意事项

1. 不同性质物品煮沸时间要求不同。

2. 消毒时间从水沸开始计时，如果中途添加物品，则在第二次水沸后重新计时。高原地区由于气压低，沸点也低，应延长消毒时间，海拔每增高300 m，需延长消毒时间2分钟。

综合实训

请根据任务描述，分组分扮演角色，进行综合实训。

任务评价

见表2-6。

表2-6　任务评价表

项目	评价标准
知识掌握 （35分）	说出消毒清洁的含义（5分） 说出常用的居室环境消毒法（10分） 说出常用消毒试剂的作用（10分） 说出室内空气和环境消毒的注意事项（10分） 回答熟练、全面、正确
操作能力 （40分）	能正确对房间空气消毒（10分） 能正确对房间物品进行消毒（10分） 能正确消毒餐具（10分） 能正确消毒地面（10分） 操作要娴熟、正确、到位
人文素养 （25分）	以认真负责的态度为老人提供舒适安逸的环境（10分） 具有严谨认真的工作态度和安全防护意识（10分） 具有奉献精神，全心全意为老年人服务（5分）
总分（100分）	

同步测试

单项选择题

1. 紫外线消毒物品时灯管照射距离和照射时间为（　　　）。

A. 20 cm　10分钟　　　　B. 30 cm　15分钟

C. 40 cm　20分钟　　　　D. 100 cm　30分钟

2. 紫外线有效杀菌波长范围是（　　　）。

A. 150～200 nm　　　　B. 200～250 nm

C. 250～270 nm　　　　D. 220～240 nm

3. 下列关于紫外线灯消毒空气的叙述，正确的是（　　　）。

A. 要定时去室内检查

B. 照射时间应不少于 30 分钟

C. 对于瘫痪老年人，消毒时可以让其躺在床上

D. 消毒过程中人员在房间走动并关闭门窗

4. 家庭常用消毒餐具的安全方便的消毒方法是（　　　）。

A. 紫外线消毒法　　　B. 熏蒸法　　　　　C. 冲洗浸泡法　　　D. 煮沸消毒法

5. 桌椅和地面常用消毒方法是（　　　）。

A. 擦拭法　　　　　　B. 紫外线法　　　　C. 熏蒸法　　　　　D. 自然净化法

项目二　老年人饮食照护

【项目介绍】

饮食是维持生命最基本的条件，是人类生存的基本需要。老年人随着年龄增长，牙齿松动脱落，胃肠蠕动减弱，消化和吸收功能下降，生活自理能力逐渐降低，从而影响其整体的健康水平，特别是生活不能自理的老年人，饮水、进食需要帮助。为维持老年人健康的饮食及良好的营养状态，照护人员需要为其进行科学的饮食照护。照护人员需要了解老年人的营养需求，根据老年人的具体情况，提供膳食建议；为老年人提供饮水、进食帮助和为需要鼻饲的老年人进行饮食照护。

【知识目标】

了解老年人饮食种类和饮水分类；影响老人饮食的因素；鼻饲饮食的种类；熟悉饮水、进食的观察要点、注意事项；进食的原则及一般护理；掌握饮水、进食、鼻饲的操作要点及注意事项。

【技能目标】

能协助老年人饮水进食；能为老年人正确实施鼻饲营养照护。

【素质目标】

具有尊老、爱老、孝老的美德；具有服务第一、爱岗敬业职业情感；具有耐心、细心和责任心，为老年人实施饮食照护。

任务一

协助老年人饮水

协助饮水

任务描述

刘奶奶，75 岁，现居住在某养老机构。1 年前发生脑梗，右侧偏瘫，长期卧床，生活不能自理，喝水需要帮助。刘奶奶又担心喝水后尿多，增加麻烦，不愿意喝水。今日照护人员发现刘奶奶嘴唇已经干裂，应该补充水分。

工作任务：照护人员协助刘奶奶饮水。

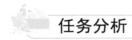 **任务分析**

完成该任务需要照护人员了解饮水与健康的知识，老年人饮水分类、老年人补水观察的内容，掌握帮助老人饮水的操作要点及注意事项。

任务重点：体位正确、测试水温、协助饮水。

任务难点：为不能自理的老年人协助饮水。

在任务实施过程中对待老年人的态度始终亲切、热情；操作时动作轻柔，耐心、细心，具有尊老、敬老、孝老的美德。

 相关知识

一、饮水与健康

1. 水的功能

水是维持生命最重要的物质，约占老年人体重的45%。水能维持消化液正常分泌量，促进食物消化和营养的吸收。适量饮水还可以预防便秘的发生。水可以促进肾脏的代谢，尿量增加。排尿能冲刷出尿道的细菌，预防泌尿系统感染。水还可以湿润呼吸道，预防呼吸道疾病。此外水还有防止皮肤干燥、调节体温等作用。

2. 饮水不足的危害

饮水不足会引起体内失水。当失水达到体重的2%时，人会感到口渴，出现少尿；当失水达到体重的10%时，会出现烦躁、全身无力、体温升高、血压下降、和皮肤失去弹性；当失水超过体重的20%时，则会出现生命危险。

二、老年人饮水分类

1. 白开水

白开水对中老年人来说，不仅能稀释血液、降低血液黏稠度、促进血液循环，还能减少血栓形成的危险，预防心脑血管疾病。

2. 豆浆

豆浆含有植物蛋白，可以补充机体蛋白质，同时含有大量纤维素，能有效阻止糖的过量吸收，减少糖分。

3. 鲜榨果汁

果汁含有多种维生素和矿物质，老年人适当喝少量果汁可以补充膳食中营养成分的不足，同时还可以助消化、润肠道。

三、老年人补水观察

1. 补水的总量

老年人每日饮水量2 000~2 500 mL（除去食物中的水），平均以1 500 mL左右为宜。个体有差别，摄入量与排出量基本平衡。

2. 补水的温度

老年人饮水的温度应适宜，以不烫嘴为宜，不宜过凉或过热。

3. 补水的时间

根据老年人自身情况指导其日间喝水，晚上 7 点后应控制饮水，不喝咖啡和浓茶，以免夜尿增多和影响睡眠。

4. 饮水中注意观察

观察老年人饮水过程中有无发生呛咳、误吸入气管等情况。当发生呛咳时，停止饮水，休息片刻后可继续饮水。如发生误吸入气管并伴有呼吸困难、面色苍白或紫绀等情况，应立即停止饮水并报告上级照护员或直接通知医生进行相应处理。

任务实施

一、评估

1. 老年人的年龄、病情、意识、治疗及肢体活动等情况。
2. 老年人的吞咽反射情况。
3. 老年人的心理状况及合作程度。

二、计划

1. 环境准备　环境安静整洁，宽敞明亮，温湿度适宜，无异味。
2. 照护人员准备　着装整洁，修剪指甲，七步洗手法洗手，必要时戴口罩。
3. 老年人准备　知道补水的重要性，愿意喝水，洗净双手。
4. 用物准备　茶杯或小水壶（1/2~2/3 满的温开水）、吸管、汤勺及小毛巾。

三、实施

见表 2-7。

表 2-7　协助饮水操作流程

操作步骤与操作过程		要点说明与注意事项
1. 核对解释	◆ 备齐用物携至床旁，核对老年人的基本信息并解释操作目的，询问老人是否需要如厕	• 确认老人，取得配合 • 态度和蔼可亲
2. 摆放体位	◆ 根据老年人情况，协助老人取安全卧位，舒适可操作体位如坐位、半坐位、侧卧位或平卧位，面部朝向护理员	• 尽量取坐位，避免发生呛咳等情况
3. 测试水温	◆ 将小毛巾围在老年人颌下，将少量水滴在掌侧腕部，测试温开水的温度 38 ℃~40 ℃ 为宜，以感觉温热为宜	• 开水晾温后再递交给老年人，或者协助进行喂水，防止发生烫伤
4. 协助饮水	◆ 能够自己饮水的老年人：鼓励其自己手持水杯或借助吸管饮水，叮嘱老年人饮水时身体坐直或稍往前倾，小口饮水，以免呛咳。 ◆ 不能自理的老年人：喂水时可借助吸管饮水；使用汤勺喂水时，水盛装汤勺的 1/2~2/3 为宜，见老年人下咽后再喂下一口	• 饮水后不能立即平卧 • 饮水过程宜慢，防止发生呛咳或误吸入气管 • 对于不能自理的老年人每日分次定时喂水
5. 整理用物	◆ 将水杯或水壶放回原处 ◆ 洗手 ◆ 记录	• 记录老年人饮水次数和饮水量

四、评价

1. 语言表达清晰、亲切温柔，老年人知道饮水的重要性并能积极配合。
2. 喂水方法正确，无呛咳或误吸发生。
3. 老年人每日饮水量能满足生理需要，维持其健康。

注意事项

1. 喂水前一定要测水温，以防老年人烫伤。
2. 老年人取安全体位，尽量坐位饮水，不能坐起者可协助老人取半坐位、侧卧位或平卧位，面部朝向照护人员。
3. 饮水后不能立即平卧，饮水过程宜慢，防止发生呛咳或误吸入气管，使用汤勺喂水时，水盛装汤勺的1/2~2/3为宜，见老年人下咽后再喂下一口。

知识拓展

水平衡

正常成人每天摄入水的途径有三：饮水（1 200 mL），食物水（1 000 mL），内生水（300 mL）。一般情况下，内生水是代谢生成的，较为恒定，饮水和食物水受饮水习惯、食物各类数量、活动强度等影响，变化较大。排出水的途径有四：呼吸蒸发（350 mL），皮肤蒸发（500 mL），粪便排出（150 mL），尿液排出（1 500 mL）。水的摄入与排出保持动态平衡。

综合实训

请根据任务描述，分组分角色扮演，进行综合实训。

任务评价

见表2-8。

表 2-8　任务评价表

项目	评价标准
知识掌握 （35分）	说出老年人饮水分类（5分） 说出老年人补水观察的内容（10分） 说出协助老年人饮水的基本流程（10分） 说出协助老年人饮水的注意事项（10分） 回答熟练、全面、正确
操作能力 （45分）	能正确评估老年人吞咽反射情况（5分） 能正确摆放老年人饮水体位（10分） 能正确测试水温（10分） 能正确实施协助老年人饮水（10分） 操作结束后能正确安置老人舒适卧位（10分） 操作要娴熟、正确、到位

续表

项目	评价标准
人文素养 （20分）	具有尊老、敬老、孝老的美德（10分） 态度和蔼可亲（10分） 操作细致、轻柔
总分（100分）	

 同步测试

单选题

1. 老年人一般每日平均饮水量是（　　　）。

A. 800 mL　　　　　B. 1 000 mL　　　　　C. 1 500 mL　　　　　D. 2 000 mL

E. 2 500 mL

2. 协助老年人饮水的注意事项，错误的是（　　　）。

A. 喂水前一定要测水温，以防老年人烫伤

B. 老年人取安全体位，尽量坐位饮水，不能坐起者可协助老人取半坐位、侧卧位或平卧位，面部朝向护理员

C. 饮水后不能立即平卧，饮水过程宜慢，防止发生呛咳或误吸入气管，

D. 使用汤勺喂水时，水盛装汤勺的 2/3～3/4 为宜，见老年人下咽后再喂下一口

E. 老人不愿意喝水时，照护人员要耐心沟通，解释喝水的重要性，引导老人喝水

3. 协助能坐起的老人饮水，安置卧位是（　　　）。

A. 平卧位　　　　　B. 半坐位　　　　　C. 坐位　　　　　D. 中凹卧位

E. 仰卧位

— 任务二 —

协助进食

协助老年
人进食

任务描述

　　刘爷爷，男，80岁，患高血压20年，1年前发生脑梗，长期卧床，生活不能自理，进食需他人帮助。今天午饭时老人想吃红烧肉，看到是西红柿炒鸡蛋、清炒油麦菜，很不高兴，不想吃饭，此时照护人员耐心的与爷爷沟通，沟通后爷爷想吃饭了。

　　工作任务：照护人员协助刘爷爷进食。

 任务分析

　　完成该任务需要照护人员了解影响老年人饮食与营养的食物，熟悉饮食原则，老人进食的一般护理内容；掌握帮助老人进食的操作要点及注意事项。

任务重点：协助老人进餐。

任务难点：为失明、不能自理的老年人协助进餐。

在任务实施过程中对待老年人的态度始终亲切、热情；操作时动作轻柔，耐心、细心，具有尊老、敬老、孝老的理念。

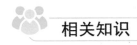 **相关知识**

一、影响老年人饮食与营养的因素

1. 机体老化

（1）老年人基础代谢率下降，身体活动减少，能量消耗减少，相应的热量需求减少。

（2）随着年龄增长，老年人肌肉减少，脂肪增加。与肌肉相比，脂肪需要较少的热量来维持，同时也意味着老年人体力的减弱、运动能力的降低，可能购买和准备食物的能力会降低。

（3）老年人由于牙齿松动或脱落、牙周疾病、没有合适的假牙或唾液减少，会导致咀嚼或吞咽困难，可能限制老年人对食物的选择，享受食物的味道或享受食物的快感下降。口腔卫生不良可导致老年人与其他人一起吃饭时感到困窘。

（4）肠蠕动减弱、消化功能降低会对营养的摄入和吸收造成影响。

（5）由于循环血量减少、血管壁弹性下降、脂肪沉积物附着在动脉管壁上，可能引起营养物质和氧循环不足。

2. 认知障碍

老年人的视觉、听觉、嗅觉、味觉和口渴感降低均会影响进食。降低的味觉和嗅觉会影响食欲，口渴感的降低会导致机体脱水的危险性增加。老年人可能会出现无能力记住吃饭、不能表达饥饿或口渴，而逐渐降低准备食物的能力。

3. 疾病的影响

由于脑卒中、多发性硬化、关节炎、心血管疾病等导致身体功能削弱，降低了老年人日常生活自我照顾的能力。焦虑、悲哀等不良情绪以及疼痛等因素均会使老年人感到食欲缺乏。长期使用药物会对食欲和营养素的吸收造成很大影响，如苯妥英钠可干扰维生素D的吸收，引起钙的吸收不良，而缓泻药的使用或滥用可能妨碍营养物质的吸收，导致脱水。

4. 心理社会因素

不良的情绪状态如焦虑、抑郁、恐惧等均会引起交感神经兴奋，抑制胃肠蠕动和消化液的分泌，而使老年人食欲缺乏。另外，家庭经济文化背景、地域环境、民族、宗教等诸多因素都会对饮食与营养起到不可低估的影响。

二、老年人的饮食原则

1. 饮食结构合理营养均衡

老年人在保证适当的糖类、蛋白质、脂肪三大营养素的同时，应注意水分的摄入以及各类维生素和食物纤维的供给。不吃烟熏、烧焦、腌制、发霉或过烫的食物，以防肝癌、食管癌等消化系统疾病。适当进食含纤维素多的食物，预防便秘、结肠癌等疾病。老年人每日需要的热量也在减少，照护人员可参照世界卫生组织（WHO）的热量建议（表2-9）制订膳食计划。

表2-9　世界卫生组织的热量建议量

年龄	男性（kJ/d）	女性（kJ/d）
60~64 岁	9 957.9	7 949.6
65~74 岁	9 748.7	7 949.6
75 岁以上	8 786.4	7 573.0

2. 合理分配食量

很多老年人认为能吃就是身体好，所以饭量大，吃的过饱，影响身体健康。一般建议食量分配上提倡"早晨吃好，中午吃饱，晚上吃少"的原则。对于消化不好的老年人建议少食多餐，定时定量，但是要避免过饥过饱或暴饮暴食。

3. 合理烹调

老年人由于牙齿松动和脱落而影响咀嚼能力，造成消化功能下降，在配料上应选择既适合老年人咀嚼又便于消化、易于吸收的食物。此外食物加工应细、软、松，烹调宜采取蒸、煮、炖、煨等方式，同时应注意色、香、味，使食物加工后既易于消化又促进食欲。另外，食物的温度要适宜于老年人。由于老年人消化道对食物的温度较为敏感，所以饮食宜温偏热，两餐之间或入睡前可加用热饮料，以解除疲劳，增加温暖。

4. 注意个体差异

尽管老年人处于同一个年龄阶段，但由于饮食习惯、劳动强度、遗传因素、患病状况等方面综合影响，使老年人在膳食上存在个体差异。在安排膳食时要综合考虑个人的嗜好和习惯，使饮食既满足营养的需要又符合活动强度。如果老年人因患某种疾病，照护人员可根据老年人的疾病情况提供治疗饮食。治疗饮食是指在基本饮食的基础上适当的调整食物热能和营养元素，达到辅助治疗和恢复健康的目的（治疗饮食见表2-10）。

表2-10　治疗饮食

饮食种类	适用范围	饮食原则及用法
高热量饮食	适用于消耗较高的老年人，如结核病、甲状腺功能亢进、高热、大面积烧伤、肝胆疾病、体重下降的老年人	在基本饮食的基础上加餐2次，总热量为12 600 kJ/d
高蛋白饮食	适用于高代谢性疾病，如结核病、甲状腺功能亢进、营养不良、烧伤、大手术后、贫血、恶性肿瘤等老年人	在基本饮食的基础上增加蛋白质的含量，供给量为1.5~2.0 g/（kg·d），总量不超过120 g/d，总热量为10 500~12 600 kJ/d
低蛋白饮食	适用于限制蛋白质摄入的老年人，如急性肾炎、尿毒症、肝性脑病	多吃蔬菜水果和含糖高的食物，以维持正常热量，每日蛋白摄入量不超过40 g/d。肾功能不全者，摄入优质动物蛋白，忌豆制品。肝性脑病以植物蛋白为主
低胆固醇饮食	适用于高胆固醇血症、高脂血症、冠心病、高血压、动脉硬化等老年人	胆固醇摄入量<300 mg/d，禁食或少食胆固醇高的食物，如动物内脏、脑、蛋黄、肥肉、动物油、鱼籽等

续表

饮食种类	适用范围	饮食原则及用法
低脂肪饮食	适用于肝胆胰疾病、高脂血症、冠心病、动脉硬化、肥胖症及腹泻的老年人	食物应清淡、少油，禁食肥肉、动物脑、蛋黄。高脂血症及动脉硬化的老年人不必限制植物油（椰子油除外），脂肪量<50 g/d。肝胆胰疾病者<50 g/d，尤其应限制动物脂肪的摄入
低盐饮食	适用于心脏病、肝硬化腹水、急慢性肾炎、重度高血压，但水肿较轻者	食盐量<2.0 g/d，不包括食物中自然存在的氯化钠，禁食腌制品，如腌菜、腌肉、皮蛋、香肠等
无盐低钠饮食	同低盐饮食，水肿较重的老年人	无盐饮食是不放盐烹调，且需控制食物中自然存在的含钠量<0.7 g/d；低钠饮食需控制食物中自然含钠量，一般应<0.5 g/d；二者均禁食腌制品、含钠的食物和药物，如挂面、汽水、油条、碳酸氢钠等
少渣饮食	适用于腹泻、肠炎、伤寒、痢疾、消化道手术、食管静脉曲张等老年人	食物中纤维素含量少且少油，不可用强刺激性的调味品、坚果、带碎骨的食物。可进食豆腐、蒸鸡蛋等软食
高纤维素饮食	适用于便秘、肥胖、高脂血症、糖尿病的老年人	富含膳食纤维的食物，如芹菜、竹笋、韭菜、粗粮等

三、老年人的一般饮食护理

（一）进餐前

1. 进餐环境

应保持整洁，空气新鲜，必要时先通风换气，排除异味。对于失认症或异食癖的老年人，护理人员要注意移除不能食用的物品，如餐巾纸、泡沫塑料水杯、塑料器具等。

2. 进餐时间

根据不同的需要尽可能地提供个性化的进餐时间。可以使进餐变成社会活动，便于相互熟悉，友好的与老年人坐在一起进食，这样有利于增进老年人的食欲。

3. 进餐准备

进餐前应询问老年人是否有便意，以避免进餐时排便。提醒或协助老年人餐前洗手、戴眼镜和助听器等。

（二）进餐时

1. 食物供给

尽量提供多种食物，注意色泽、营养的搭配，以供老年人选择。家人或护理人员要避免在进食时给药或在食物中藏药，否则影响食物的味道，引起老年人的反感。

2. 协助进餐

无论什么时候，只要老年人能够自己进食，都应该鼓励他们自己完成。如果需要，可以提供便于用手指拿取的食物。对进餐有困难的老年人，护理人员可以协助进食。协助进食时可借助于一些自制餐具，尽量维持老年人自己进餐的能力。例如对进食动作不协调的老年人，可提供特殊餐具，给予口头暗示，指导手部动作以便开始进餐，训练老年人自己进食。对于吞咽困难的老年人，要注意提供浓度适宜的食物和正确的进食体位。如果老年人口腔内食物滞留过久或流口水，应给予吞咽的提示。对进餐完全不能自理的老年人，应予喂饭，喂食时应掌握适当的速度，与老年人互相配合。

(三) 进餐后

（1）进餐完毕，及时撤除进餐用物，清洗餐具备用。

（2）餐后协助老年人漱口，以免食物残留口腔，清洁面部，洗手；协助老人取舒适体位；询问和观察老年人进餐后有无饱胀等不适感。

任务实施

一、评估

1. 老年人的年龄、病情、意识、治疗及肢体活动等情况。

2. 老年人对于食物的特殊要求和饮食习惯。

3. 老年人的吞咽功能。

4. 老年人的心理状况及合作程度。

5. 食物的种类、软硬度、温度符合老年人的饮食习惯。

二、计划

1. 照护人员准备　衣帽整洁，必要时修剪指甲，洗手。

2. 老人准备　餐前和如厕后洗净双手。

3. 用物准备　根据需要准备轮椅、过床桌、靠垫、枕头、毛巾、温开水，根据老年人的喜好和营养所需准备的食物、小毛巾、汤勺、筷子等。

4. 环境准备　环境安静整洁，宽敞明亮，温湿度适宜，无异味。

三、实施

见表 2-11。

表 2-11　协助进食的操作流程

操作步骤与操作过程		要点说明与注意事项
1. 核对解释	◆ 备齐用物携至床旁，核对老年人的基本信息并解释进食的配合要点，询问老人是否如厕	● 确认老人，取得配合
2. 安置体位	◆ 根据老年人自理情况及病情安置进食体位，如坐位、半坐位、侧坐位等，为老年人戴上围裙或毛巾垫在老年人颌下或胸前部位 ◆ 轮椅坐位：轮椅与床呈 30° 夹角，固定制动，协助老年人转移至轮椅，系上安全带，将老年人转移至餐桌旁进食 ◆ 床上坐位：协助老人床上坐起（可摇高床头近90°），背后垫软枕，膝下摇高 15° 左右或垫小枕，增加稳定性和舒适度。床上放置餐桌 ◆ 半卧位：摇高床头 30°～45°，拉起床档，身体两侧垫软枕，膝下摇高 15° 左右或垫小枕，增加稳定性和舒适度。床上放置餐桌 ◆ 侧卧位：摇高床头 30°，护理人员分别扶住老年人的肩部和髋部，使老年人面向照护员侧卧（一般采用右侧卧位），肩背部垫软枕或楔形垫	● 轮椅转移过程中注意安全，以防老年人跌倒、摔伤 ● 拉起床档，防止老年人坠床 ● 适用于不能自理的老年人 ● 适用于完全不能自理的老年人

续表

操作步骤与操作过程		要点说明与注意事项
3. 协助进餐	◆ 照护人员将已经准备好的食物摆放在餐桌上 ◆ 鼓励老年人自己进餐。指导老年人上身坐直并稍向前倾，头稍向下垂，嘱咐老年人进餐时要细嚼慢咽，不要边进餐边讲话，要小口小口吃，以免发生呛咳或误吸等意外 ◆ 对于不能自行进餐的老年人，协助喂食。照护人员先用手触及碗壁感受并估计食物温热程度，以汤勺喂食，每喂一口，食物量为汤勺的1/3为宜，看到老年人完全咽下后再喂食下一口 ◆ 对于视力障碍但能自己进食的老人，照护人员将食物餐碗放入老年人手中（确认食物位置），再将汤勺递到老人手中，告知食物种类，叮嘱老年人缓慢进食。如果老人要求自己进食，可按照时钟平面图放置食物，利于老年人按顺序夹取	● 鼓励老人自己进餐，避免老人过度依赖他人，而丧失自理能力 ● 注意测试食物温度，以免老人烫伤
4. 进餐后	◆ 照护人员协助老年人进餐后漱口，并擦拭嘴角水痕，叮嘱老年人进餐后不要立即平卧，保持进餐体位30分钟再卧床休息	● 以防食物反流引起不适
5. 整理记录	◆ 整理用物 ◆ 撤去餐盘，清洗干净，必要时消毒餐具 ◆ 洗手，必要时记录老年人进食的食物种类、数量	

放置食物时钟平面见图2-2。

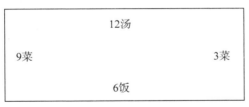

图2-2　放置食物时钟平面

【评价】

1. 老年人进餐过程顺利，进食种类满足自身需要量。

2. 老年人进食过程中没有发生呛咳、噎食等意外。

3. 照护人员态度和蔼可亲，耐心周到地协助老人进食。

注意事项

1. 进餐前要询问老年人口味和饮食习惯。

2. 能自主进食的老人要鼓励其自己进餐，照护人员不要喂食，避免老人过度依赖他人，而丧失自理能力。

3. 照护人员一定要评估食物的温度，以防老人烫伤或消化不良，引起胃部不适。

4. 老年人在进食过程中如发生呛咳、噎食等现象立即进行急救处理并通知医生。

照护人员可以参照中国居民平衡膳食宝塔（图2-3）向老年人讲解健康饮食与均衡营养的相关知识。

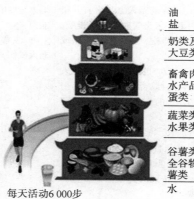

油	25~30 g
盐	<6 g
奶类及奶制品	300 g
大豆类及坚果	25~35 g
畜禽肉	40~75 g
水产品	40~75 g
蛋类	40~50 g
蔬菜类	300~500 g
水果类	200~350 g
谷薯类	250~400 g
全谷物和杂豆	50~150 g
薯类	50~100 g
水	1 500~1 700 mL

每天活动6 000步

图 2-3　中国居民平衡膳食宝塔

 ## 综合实训

请根据任务描述，分组分角色扮演，进行综合实训。

任务评价

见表2-12。

表 2-12　任务评价表

项目	评价标准
知识掌握 （30分）	说出影响老年人饮食的因素（10分） 说出老年人进食原则（10分） 说出老年人一般饮食护理（10分） 回答熟练、全面、正确
操作能力 （55分）	能与老人有效沟通（5分） 能正确摆放进食体位（10分） 能正确测试食物温度（10分） 能正确实施协助老年人进食（10分） 协助不能独立进食的老人进食，喂食方法正确（10分） 进食结束能为老人安置舒适体位（5分） 能为老人进行正确的健康宣教（5分） 操作要娴熟、正确、到位
人文素养 （15分）	具有尊老、敬老、孝老的理念（10分） 态度和蔼可亲（5分） 操作细致、轻柔
总分（100分）	

同步测试

单选题

1. 协助老人进食的注意事项错误的是（　　）。

A. 进餐前不询问老年人口味和饮食习惯

B. 鼓励老年人自己进餐，维持现有的功能，提高自我照护能力

C. 照护人员一定要评估食物的温度，以防老人烫伤或消化道受凉，引起胃部不适

D. 老年人在进食过程中如发生呛咳、噎食等现象立即进行急救处理并通知医生

E. 遇到老人不愿意进食的情况，一定要耐心沟通，进行正确的健康宣教

2. 下列哪一项不属于老年人治疗饮食种类：（　　）。

A. 高纤维素饮食　　　　　　　　　B. 高蛋白饮食

C. 低胆固醇饮食　　　　　　　　　D. 低蛋白饮食

E. 高糖饮食

3. 老人进食时，最安全的体位是（　　）。

A. 平卧位　　　　　　　　　　　　B. 半坐位

C. 坐位　　　　　　　　　　　　　D. 中凹卧位

E. 仰卧位

任务三

老年人鼻饲营养照护

老年人鼻饲
营养照护

任务描述

李爷爷，男，70岁，失智老人，1年前发生脑梗塞，长期卧床，生活不能自理，近三个月李爷爷逐渐丧失吞咽功能，医嘱给予鼻饲。

工作任务：照护人员为李爷爷进行鼻饲营养护理。

任务分析

完成该任务需要照护人员了解鼻饲的概念及鼻饲种类；完成对老人的进食评估，用物和食物评估，掌握鼻饲的操作要点及注意事项。

任务重点：检查胃管在胃内；用灌食器喂食过程。

任务难点：用灌食器喂食过程。

在任务实施过程中对待老年人的态度始终亲切、热情；操作时动作轻柔、规范，耐心、细心，具有尊老、敬老、孝老的美德。

相关知识

一、老年人鼻饲饮食种类

鼻饲是指对不能经口进食者，将鼻饲管经鼻腔插入胃内，从管内灌注食物、水分和药物的方法。其目的是保证老年人每日营养和治疗的需求。常用的鼻饲饮食分为混合奶和要素饮食两种。

1. 混合奶

用于鼻饲的流质食物，适用于身体虚弱、消化功能差的老年人，其主要成分包含牛奶、豆浆、鸡蛋、藕粉、米粉、浓肉汤、鸡汤、奶粉、新鲜果汁、菜汁等，主要特点是营养丰富，易消化、吸收。

2. 要素饮食

一种简练精制食物，含有人体所需的易于消化的营养成分，适用于患有非感染性严重腹泻、消化吸收不良、慢性消耗性疾病的老年人。其主要成分包含游离氨基酸、单糖、主要脂肪酸、维生素、无机盐和微量元素等，主要特点是无须经过消化过程即可直接被肠道吸收和利用，为人体提供热能及营养。

二、验证胃管在胃内的 3 种方法

为保证老人安全，防止食物误入气管，照护人员在老人喂食前，一定要先验证胃管在老人胃内，一般有 3 种方法。

（1）注射器连接胃管末端，回抽出胃液。

（2）把听诊器放在老人的上腹部剑尖下，用注射器向胃管内快速注入 10 mL 空气，能听到气过水声。

（3）把胃管放入水中，无气泡逸出。

任务实施

一、评估

1. 老年人的年龄、病情、意识、治疗、肢体活动度等情况。

2. 鼻饲管固定情况，鼻饲管是否在胃内等情况。

3. 老年人心理状态及合作程度。

二、准备

1. 照护人员准备　衣帽整洁，必要时修剪指甲，洗手。

2. 老年人准备　取舒适体位。

3. 用物准备　灌注器或 50 mL 注射器 1 个、毛巾 1 条、鼻饲食物（流质饮食 38～40 ℃）、温开水 50 mL、别针 1 个、皮筋 1 条、纱布 1 块。

4. 环境准备　环境安静整洁，宽敞明亮，温湿度适宜、无异味。

三、实施

见表 2-13。

表 2-13　鼻饲操作流程

操作步骤与操作过程		要点说明与注意事项
1. 核对解释	◆ 备齐用物携至床旁，核对老年人的基本信息并解释操作目的，询问是否需要如厕	● 确认老年人，取得配合
2. 安置体位	◆ 能坐起的老年人，照护人员协助坐起或半坐卧位 ◆ 不能坐起的老年人，照护人员摇高床头 30° ◆ 颌下垫毛巾或治疗巾	
3. 检查鼻饲管	◆ 检查鼻饲管固定是否完好，插入的长度是否与鼻饲管标记的长度一致，如发现有管路滑脱，应立即通知医护人员处理 ◆ 检查鼻饲管是否在胃内。打开鼻饲管末端盖帽，将灌注器的乳头与鼻饲管末端连接并进行抽吸，有胃液或胃内容物被抽出，表明鼻饲管在胃内。推回胃液或胃内容物，盖好鼻饲管末端盖帽	● 为确保老年人鼻饲饮食安全，每次鼻饲饮食前必须检查确认鼻饲管在胃内
4. 进行鼻饲 图 2-4	◆ 测试鼻饲饮食的温度，照护人员应将鼻饲饮食少量滴在自己的手腕部，以感觉温热、不烫手为宜 ◆ 照护人员用注射器从水杯中抽取 20 mL 温开水，连接鼻饲管向老年人胃内缓慢灌注，以确定鼻饲管是否通畅，同时润滑管腔 ◆ 照护人员抽吸鼻饲饮食（每次 50 mL/管），打开鼻饲管盖帽并连接，缓慢推注，灌食速度以老年人喂食的反应及食物的浓度而定，一般用抬高和降低注射器来调节，并随时观察老年人的反应。速度为 10~13 mL/分钟。直至鼻饲饮食全部推注完毕（图 2-4） ◆ 鼻饲饮食完毕，照护人员用注射器抽取 30~50 mL 温开水缓慢注入，冲净鼻饲管内壁食物残渣，盖好鼻饲管盖帽，用纱布包好胃管末端，妥善固定。 ◆ 叮嘱并协助老年人进食后保持体位 30 分钟再卧床休息，以防注食后食物反流引发误吸	● 鼻饲饮食的温度为 38~40 ℃ ● 每次分离注射器和胃管末端后立即盖好鼻饲管盖帽，以防进入空气，引起胃内不适 ● 每次鼻饲量不应超过 200 mL，推注时间以 15~20 分钟为宜，两次鼻饲之间间隔不少于 2 小时 ● 在鼻饲过程中，出现恶心、呕吐等情况，应立即停止鼻饲，并通知医务人员处理
5. 整理记录	◆ 撤下毛巾，整理床单位。 ◆ 清洗用物，将注射器在流动水下清洗干净，用开水浸泡消毒后放入碗内，上面覆盖纱布备用 ◆ 准确记录鼻饲的时间和鼻饲量。重点观察老年人鼻饲后有无腹胀、腹痛等不适症状并记录	

【评价】

1. 老年人通过鼻饲获得需要的营养、水分及药物。

2. 照护人员操作熟练、规范，动作轻柔，关爱老年人。

注意事项

1. 每次灌食前应确定胃管在胃内，检查胃管是否通畅。

2. 确保胃管通畅后先注入少量温开水冲管后再进行注食，鼻饲完毕后再次注入少量温开水，防止鼻饲液残留而致凝结、变质或堵塞胃管，避免注入空气而致腹胀。

3. 灌注的鼻饲液温度应在 38~40 ℃，避免过冷或过热；每次鼻饲量不超过 200 mL，间隔时间不少于 2 小时；果汁与奶液分别灌注，防止产生凝块；药片应研碎溶解后再注入。

4. 长期鼻饲者应每天进行口腔护理，并定期更换胃管，普通胃管每周更换 1 次，硅胶胃管每月更换 1 次。

知识拓展

胃肠内营养

胃肠内营养是经口服或管饲等方法经胃肠道供给机体能量和营养素的支持疗法。根据导管插入的途径可分为：

1. 口胃管：导管经口插入胃内。
2. 鼻胃管：导管经鼻腔插入胃内。
3. 胃造瘘管：导管经胃造瘘口插入胃内。
4. 鼻肠管：导管经鼻腔插入小肠内。
5. 空肠造瘘管：导管经空肠造瘘管插入空肠内。

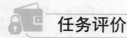 **综合实训**

请根据任务描述，分组分角色扮演，进行综合实训。

任务评价

见表 2-14。

表 2-14　任务评价表

项目	评价标准
知识掌握 （25 分）	说出鼻饲种类（5 分） 说出鼻饲的操作要点（5 分） 说出验证胃管在胃内的 3 种方法（5 分） 说出鼻饲的注意事项（10 分） 回答熟练、全面、正确
操作能力 （55 分）	能与老人有效沟通（5 分） 能正确摆放进食体位（10 分） 能正确准备用物，尤其是食物温度和量（10 分） 能检查胃管是否在胃内（10 分） 喂食过程正确（10 分） 喂食后安置体位正确（10 分） 操作要娴熟、正确、到位

续表

项目	评价标准
人文素养 （20分）	具有尊老、敬老、孝老的美德（10分） 态度和蔼可亲（5分） 操作细致、轻柔（5分）
总分（100分）	

 同步测试

单项选择题

1. 老年每次鼻饲量是（　　　）。

A. 200 mL   B. 250 mL   C. 300 mL   D. 400 mL

E. 500 mL

2. 下列哪一项不属于老年人鼻饲护理的注意事项：（　　　）。

A. 每次灌食前确定实胃管在胃内，检查胃管是否通畅

B. 先注入大量温开水冲管后再进行注食，鼻饲完毕后再次注入少量温开水

C. 灌注的鼻饲液温度应在38~40 ℃

D. 每次鼻饲量不超过200 mL

E. 每次鼻饲间隔时间不少于2小时

3. 下列哪些食物不适合鼻饲：（　　　）。

A. 豆奶   B. 牛奶   C. 果汁   D. 西红柿面条

E. 藕粉

项目三　老年人排便照护技术

【项目介绍】

　　排便包括排尿和排大便，是机体维持生命活动的必要条件。老年人随着年龄的增长，自理能力下降或疾病影响而导致排便功能减退，甚至不能正常排尿或排大便，照护人员应理解并尊重帮助老人完成如厕、便器使用，一次性尿垫、尿裤更换等照护。

【知识目标】

　　了解布置安全如厕环境、了解老人如厕过程中易发生的问题及排尿、排便评估的内容。熟悉尿潴留、尿失禁、便秘和腹泻的照护措施。掌握如厕帮助、便器使用帮助，尿垫、尿裤、开塞露使用，集尿袋更换的操作要点及注意事项。

【技能目标】

　　能正确帮助老人如厕。能正确协助老人使用便盆和小便器。能动作轻稳娴熟地为老人更换尿垫和尿裤。能为老人使用开塞露解决便秘。能正确为留置导尿的老人更换集尿袋。

【素质目标】

具有尊老、爱老、敬老的理念。具有服务第一、爱岗敬业的职业精神。具有不怕脏、不怕累、吃苦耐劳的精神。具有耐心、细心和责任心，为老人实施排泄照护。

任务一

如厕帮助

如厕帮助

任务描述

李奶奶，女，72岁，能自行走路，大小便失控，夜间睡觉时使用纸尿裤，白天有尿裤子的情况，老人自尊心很强，心情低落。照护人员知道后，理解、尊重李奶奶，并表示要帮助老人。照护人员通过细心的观察了解李奶奶的生活习惯和排泄规律后，制订了如厕训练计划，定期提醒排便，引导老人如厕。经过一段时间的训练，老人尿裤子的情况明显减少，奶奶心情也逐渐转好。今早老人吃过早餐后有便意，需要帮助如厕。

工作任务：照护人员帮助李奶奶如厕。

 任务分析

完成该任务需要照护人员知道布置安全如厕环境的内容，了解老年人如厕过程中容易发生的问题；掌握帮助老人如厕的操作要点及注意事项。

任务重点：如厕帮助的操作要点。

任务难点：不能自理的老人如厕帮助。

在任务实施过程中对待老年人的态度始终亲切、热情；操作时动作轻柔、规范，耐心、细心；具有尊老、敬老的理念。

 相关知识

一、布置安全的如厕环境

（1）如厕空间狭小时，容易发生碰撞，厕所的面积至少要能够宽松地容纳老人和照护人员。厕所门要宽，以便能推进轮椅。地面面积无法扩大时，只将门口拓宽也可以在某种程度上弥补厕所的狭小。厕所门应设计成向外开，门锁应安装里外都能打开的锁。可安装窗户以便家人或照护人员观察老人如厕情况，一旦发生危险，可以第一时间发现并及时处理。

（2）如厕环境灯光要明亮。老年人因视觉功能下降，在进入阴暗或耀眼的环境时，会因视物不清而陷入恐惧，甚至因看不清而跌倒受伤，因此如厕环境需要明亮但不耀眼的灯光照明。

（3）老年人如厕要选择坐便器，便器的周围要安装扶手。膝关节活动不方便的老年人可选择可升降的坐便架或马桶增高垫；臀部瘦弱有掉入马桶危险的老年人可使用儿童坐便器；冬天使用小型加热器或加温马桶保温，以防老年人着凉；不能自己擦拭肛门的老年人，可使用智能马桶，具有自动冲洗、烘干肛门的功能。另外，一定要在厕所内安装电铃或呼叫器，以便老年人在出现意外或者便后自己不能处理时呼叫人帮忙。

二、老年人如厕时容易发生的问题

1. 跌倒

卫生间如果地面湿滑，老年人如厕时容易发生跌倒的情况，很多老年人跌倒后常会发生骨折。

2. 猝死

由于胃肠蠕动减慢，消化功能减退，老年人容易发生便秘。患有高血压的老人排便时如果屏气用力，腹部肌肉收缩，腹压升高，血压骤升容易发生脑出血，心肌耗氧量增加会诱发心绞痛、心肌梗死及严重的心律失常，二者都可能造成猝死。

3. 昏厥

老年人如果憋尿太久，膀胱内尿液太多，此时突然排出大量尿液会引起腹腔内压力突然降低，血液流向腹腔血管内，大量血液滞留于腹腔血管内，血压突然下降，脑供血不足而引起虚脱甚至昏厥。

任务实施

一、评估

1. 老年人的年龄、病情、意识、治疗及肢体活动、行走能力等情况。

2. 老年人的心理状况及合作程度。

二、计划

1. 环境准备　环境安静整洁，宽敞明亮，温湿度适宜，地面无水渍及障碍物。

2. 照护人员准备　着装整洁，必要时修剪指甲、洗手。

3. 用物准备　卫生间有坐便器扶手设施及卫生纸，必要时床旁备坐便椅。

三、实施

见表2-15。

表2-15　如厕帮助操作流程

操作步骤与操作过程		要点说明与注意事项
1. 沟通	◆ 照护人员态度亲切，询问老人是否有如厕需要	• 照护人员态度亲切，理解、尊重老人 • 老人早餐后，提醒老人如厕，养成固定时间排便的习惯 • 照护人员要仔细观察，估计老人排便的时间，主动询问排便需求，不要等到老人马上要排便了，再协助如厕，这样容易发生排便失禁，老人也会感到自卑

操作步骤与操作过程		要点说明与注意事项
2. 协助进卫生间	◆ 能行走的老年人由照护人员搀扶（或自己行走）进卫生间，关好厕所门，注意保护隐私 ◆ 不能行走或行走能力差的老年人，在照护人员协助下床旁使用坐便椅如厕	• 门外挂标识牌，不锁门，嘱托老年人安心、放松 • 不要催促老人，让老人有足够的时间排便
3. 脱裤	◆ 照护人员上身抵住老年人，一手扶老年人的腋下（或腰部），另一手协助老年人（或老年人自己）脱下裤子	• 注意保护隐私 • 注意保暖，避免着凉 • 鼓励老人做他力所不及的事情，以免产生依赖，丧失自理能力
4. 使用便器	◆ 照护人员双手扶住老年人腋下，协助老年人坐在便器上，叮嘱老年人坐稳，手扶于身旁支物（扶手、栏杆、凳子、墙壁等）	• 老年人不可如厕时间过久，起身速度要慢，以防跌倒 • 及时与老人沟通，以免发生意外
5. 擦肛门	◆ 老年人便后自己擦净肛门部或照护人员协助擦净（将卫生纸绕在手上，把手绕至臀后，从前至后擦肛门）	• 擦拭肛门的方法是从前至后擦肛门
6. 穿裤	◆ 老年人自己借助身旁扶托物支撑身体（或照护人员协助老年人）起身，老年人自己（或照护人员协助）穿好裤子	
7. 整理记录	◆ 照护人员开窗通风，倾倒污秽、清洗坐便器或坐便椅 ◆ 协助老年人洗手，照护人员洗手 ◆ 记录排便的次数、量、颜色	• 七步洗手法洗手

四、评价

1. 照护人员在如厕帮助过程中态度和蔼，动作轻柔，老人大小便需求得到满足。

2. 如厕环境安全，老年人如厕过程中未出现跌倒、受凉等情况。

3. 老年人如厕过程中得到理解、尊重，心情轻松。

注意事项

1. 照护人员要仔细观察，估计老人大概排便的时间，主动询问排便需求，不要等到老人马上要排便了，再协助如厕，容易发生排便失禁，造成老人自卑心理，鼓励老人早餐后排便，养成固定时间排便的习惯。

2. 门外挂标识牌，不锁门，请老年人安心、放松，尊重老人，注意保护隐私。

3. 老年人如厕时要注意保暖，以防着凉感冒。

4. 老年人不可如厕时间过久，起身速度要慢，以防跌倒。

5. 擦拭肛门的方法是从前至后擦肛门。

6. 鼓励老年人做他力所不及的事情，以免对照护人员产生过度依赖，丧失自理能力。

知识拓展

化解老年人如厕隐患的方法

一、用力排便要谨慎

患高血压的老年人在便秘时，不要用力排便，可以考虑排便前润滑肠道，平时多吃含膳食纤维多的食物和适当运动，预防便秘。老年人也不要憋尿，及时排空膀胱。憋尿太久时，要坐位排尿，不要一次性排完，不要用力，要缓慢排尿。

二、厕所要干湿分离

卫生间设计尽量干湿分离，里面设施简洁、地面干燥无障碍物，坐便器旁要有扶手等设施，老人在家里要穿防滑鞋，以免滑倒。

三、如厕蹲起动作要慢

老年人在如厕时，尽量选择坐便器，坐下和起来时动作一定要慢，尤其是排便时间长久坐或久蹲时不要猛然起身，以免眩晕。

四、厕所的门向外开

老人如厕卫生间的门尽量设计成向外开，以免发生危险后照护人员进入卫生间困难。门锁设计成里外都能打开，门尽量有可观察的窗户，便于照护人员观察，在发现危险时能第一时间处理。

综合实训

请根据任务描述，分组分角色扮演，进行综合实训。

任务评价

见表2-16。

表2-16 任务评价表

项目	评价标准
知识掌握 （35分）	说出布置安全如厕环境的内容（5分） 说出老人如厕过程中容易发生的问题（10分） 说出老人如厕的操作要点（10分） 说出如厕帮助的注意事项（10分） 回答熟练、全面、正确
操作能力 （45分）	能态度亲切地与老人沟通，提醒老人如厕（5分） 能正确协助老人下床去卫生间（5分） 能用正确方法协助活动受限的老人下床（5分） 能指导老人用正确的方法擦拭肛门（10分） 能指导老人正确使用坐便器（10分） 能协助不能自理的老人在如厕时穿脱裤子（10分） 操作要娴熟、正确、到位

续表

项目	评价标准
人文素养 （20分）	具有尊老、敬老、孝老的理念（10分） 态度和蔼可亲 主动维护老人的自尊，保护老人隐私（10分） 操作细致、轻柔
总分（100分）	

 同步测试

单选题

1. 如厕环境布置不正确的是（　　）。

A. 厕所面积要容纳两个人 　　　　　B. 厕所灯光要明亮

C. 老人如厕尽量选择坐便器 　　　　D. 老人如厕时门要反锁

E. 老人厕所的门尽量能往外开

2. 老年人如厕容易发生的问题不包括（　　）。

A. 猝死 　　　　B. 昏厥 　　　　C. 脑出血 　　　　D. 跌倒 　　　　E. 呼吸困难

3. 帮助老人如厕不正确的是（　　）。

A. 嫌弃老人不能自己如厕

B. 对于能下床活动的老人，可自己去卫生间或照护人员搀扶

C. 擦拭肛门的方法是从前至后

D. 老人如厕时，不要催促老人快一些完成

E. 能下床，但行走不便的老人可以在床旁备坐便椅如厕

任务二

床上使用便器帮助

便器使用

任务描述

　　刘爷爷，男，80岁，失能老人，不能下床如厕，需要在床上解决大小便，照护人员不怕脏，主动维护老人自尊，并为老人准备了大便器和小便器，解决了爷爷的大小便需求。现在刘爷爷想大便。

　　工作任务：照护人员帮助刘爷爷在床上使用便器。

 任务分析

完成该任务需要照护人员了解床上便器的种类，掌握便器的使用方法、操作要点及注意事项。
任务重点：放置小便器、便盆。

任务难点：为腰部不适、不能坐起的老人放置便盆。

在任务实施过程中对待老年人的态度始终亲切、热情；主动维护老人自尊心及保护老人隐私；操作时动作轻柔、耐心、细心，具有尊老、敬老、孝老的理念。

相关知识

床上使用便器的种类

大便器（便盆）：不能下床如厕的老年人，照护人员可使用便盆（图2-5）帮助老人在床上完成排便。

小便器（尿壶）：不能下床的老年人，可在照护人员的帮助下使用小便器包括尿盆和尿壶（图2-6、图2-7）。

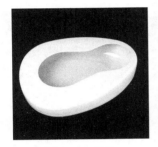
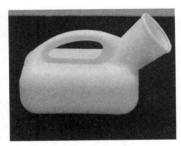
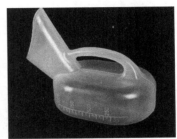

图2-5 便盆　　　　　　图2-6 尿壶（男式）　　　　　图2-7 尿壶（女式）

任务实施 1

便盆使用帮助

一、评估

1. 老年人的年龄、病情、意识、治疗及肢体活动等情况。

2. 老年人的心理状况及合作程度。

二、计划

1. 照护人员准备　着装整洁，必要时修剪指甲，洗手，温暖双手。

2. 用物准备　便盆（加温后或加垫子）、便盆里放卫生纸、橡胶单或一次性护理垫、卫生纸、屏风、尿壶（男式或女式），必要时备水盆、毛巾。

3. 环境准备　环境安静整洁，宽敞明亮，温湿度适宜，关闭门窗，无关人员离开。

三、实施

见表2-17。

表2-17　便盆使用帮助操作流程

操作步骤与操作过程		要点说明与注意事项
1. 核对解释	◆ 询问老年人是否需要排便	● 确认老人需要，取得配合
2. 安置体位	◆ 关闭门窗，必要时用屏风遮挡 ◆ 轻轻掀开下身盖被放于护理人员的对侧 ◆ 协助老年人取仰卧位	● 保暖及保护隐私

续表

操作步骤与操作过程		要点说明与注意事项
3. 铺橡胶单（或护理垫）	◆ 一手托起老年人的臀部，另一手将橡胶单（或一次性护理垫）垫于老年人腰及臀部下	
4. 脱裤	◆ 脱裤子至膝部，将老年人两腿屈膝（肢体活动障碍者用软枕垫于膝下）	
5. 放置便盆 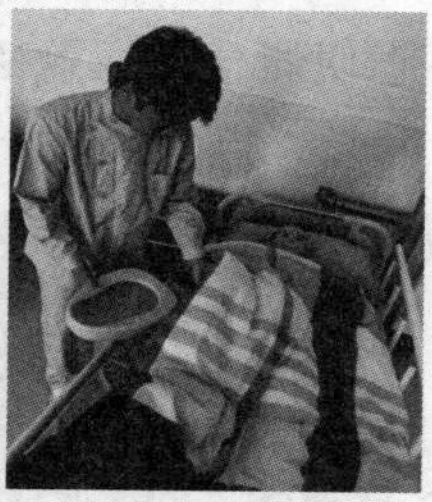 图 2-8　放置便盆	◆ 照护人员一只手托起老年人的臀部，臀部抬高 20~30 cm，另一只手将便盆放置于老年人的臀下（开口向足部）（图 2-8） ◆ 腰部不能抬起的老年人，应先协助老年人取侧卧位，腰部放软枕，使盆扣于臀部，再协助老年人平卧，调整便盆位置	● 使用前检查便盆的完整性，以防划伤老年人皮肤
6. 防止尿液飞溅	◆ 女性为防止尿液飞溅，在阴部盖上卫生纸。男性放上尿壶，膝盖并拢，盖上毛巾被	
7. 取出便盆	◆ 嘱老年人双腿用力，将臀部抬起，一手抬起老年人腰骶部，一手取出便盆 ◆ 臀部不能抬起的老年人，可一手扶住便盆，一手帮老年人侧卧，取出便盆	
8. 擦肛门	◆ 为老年人擦净肛门（将卫生纸在手上绕 3 层左右，把手绕至臀部后，从前至后擦肛门，污物较多者反复擦 2~3 次） ◆ 用温水清洗肛门，擦干，协助老年人穿好裤子	● 从前至后擦肛门
9. 整理记录	◆ 开窗通风，倾倒污秽，清洗便器 ◆ 协助老年人洗手，照护人员七步洗手法洗手 ◆ 记录排便的次数、量、颜色	● 观察排便的次数、量、颜色，发现异常通知医护人员并按需要及时记录

四、评价

1. 老年人在照护人员的帮助下大便需求得到解决。

2. 照护人员态度亲切、尊重老人，操作时动作轻稳娴熟，老年人皮肤未发生损伤等情况。

注意事项

1. 使用前要检查便器的完整性，不使用破损的便盆，不硬塞或硬拉便盆，以免划伤老年人皮肤。

2. 老年人在使用便器时要注意保暖，以防着凉感冒。

3. 按照从前往后的顺序擦拭肛门。

4. 尊重老年人，保护老人隐私。

知识拓展

插入式护理便盆

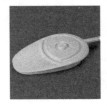

传统的便盆，一般要将老年人臀部抬高约 10 cm 以上才能使用，对于腰部无力、臀部不适合抬高或体重较重、需要多人才能抬起的老人，可选择插入式护理便盆（图 2-9），使用时老人仰卧位，只需将老人臀部稍抬高即可插入臀下使用，节时省力。

图 2-9 插入式便盆

综合实训

请根据任务描述，分组分角色扮演，进行综合实训。

任务评价

见表 2-18。

表 2-18 任务评价表

项目	评价标准
知识掌握 （30分）	说出便器的种类（3分） 说出便盆使用的操作要点（10分） 说出便盆使用的注意事项（10分） 说出擦拭肛门的方法（7分） 回答熟练、全面、正确
操作能力 （50分）	能正确安置老人体位（10分） 能正确为卧床老人放置便盆（20分） 能用正确方法擦拭肛门（20分） 操作要娴熟、正确、到位
人文素养 （20分）	具有尊老、敬老、孝老的理念（5分） 态度和蔼可亲（5分） 主动维护老人的自尊，保护老人隐私（5分） 操作细致、轻柔（5分）
总分（100分）	

任务实施 2

小便器使用帮助

一、评估

1. 老年人的年龄、病情、意识、治疗及肢体活动等情况。

2. 老年人的心理状况及合作程度。

二、计划

1. 照护人员准备　着装整洁，必要时修剪指甲，洗手，温暖双手。

2. 用物准备　橡胶单或一次性护理垫、卫生纸、屏风、尿壶（男式或女士），必要时，备水盆、毛巾。

3. 环境准备　安静整洁，宽敞明亮，温湿度适宜，关闭门窗，无关人员离开。

三、实施

见表 2-19。

表 2-19　小便器使用帮助操作流程

操作步骤与操作过程		要点说明与注意事项
1. 核对解释	◆ 询问老年人是否需要排便	● 确认老人需要，取得配合
2. 安置体位	◆ 关闭门窗，必要时用屏风遮挡 ◆ 轻轻掀开下身盖被放于护理人员的对侧 ◆ 协助老年人取仰卧位	● 保暖及保护隐私
3. 铺橡胶单（或护理垫）	◆ 一手托起老年人的臀部，另一手将橡胶单（或一次性护理垫）垫于老年人腰及臀部下	
4. 脱裤	◆ 脱裤子至膝部	
5. 放置尿壶 图 2-10　放置尿壶	◆ 男性老年人侧卧位，膝盖并拢，面向护理人员。将阴茎插入尿壶的接尿口，用手握住壶把固定。阴茎不易插入者，照护人员应戴一次性手套将其插入（图 2-10） ◆ 女性老年人仰卧位，屈膝双脚稍微分开，照护人员单手拿尿壶，尿壶的开口边缘紧挨会阴部，尿壶稳定地支撑在床上，为防止尿液飞溅，在会阴上部盖上卫生纸。	
6. 取出尿壶	◆ 排尿后取下尿壶，协助老年人穿好裤子，盖好被子	
7. 整理记录	◆ 开窗通风，整理床单位 ◆ 协助老年人洗手，照护人员七步洗手法洗手 ◆ 记录排尿的次数、量、颜色等情况	● 观察排尿的量、颜色等情况，发现异常及时通知医护人员并按需要做好记录

四、评价

1. 老年人在护理人员的帮助下排尿需求得到解决，床单未被污染。

2. 照护人员操作轻柔，尊重老年人，保护老年人隐私。

注意事项

1. 老年人在使用尿壶时要保暖，以防着凉感冒。

2. 照护人员注意观察老年人排尿的量、颜色等情况，发现异常及时通知医护人员进行处理。

 综合实训

请根据任务描述，分组分角色扮演，进行综合实训。

任务评价

见表2-20。

表2-20　任务评价表

项目	评价标准
知识掌握 （30分）	说出小便器的种类（3分） 说出小便器使用的操作要点（10分） 说出小便器使用的注意事项（10分） 说出男性和女性老人安置体位的方法（7分） 回答熟练、全面、正确
操作能力 （50分）	能正确安置老人体位（10分） 能正确为卧床老人铺护理垫（20分） 能正确放、取小便器（20分） 操作要娴熟、正确、到位
人文素养 （20分）	具有尊老、敬老、孝老的理念（5分） 态度和蔼可亲（5分） 主动维护老人的自尊，保护老人隐私（5分） 操作细致、轻柔（5分）
总分（100分）	

 同步测试

单选题

1. 协助老人使用便盆，方法不对的是（　　）。

A. 关闭门窗，调节室温，防止老人着凉

B. 使用前要检查便器的完整性，不使用破损的便盆，不硬塞或硬拉便盆

C. 擦拭肛门的方法是从后往前

D. 照护人员要尊重老年人

E. 照护人员要保护老人隐私

2. 协助老人使用小便器，方法不对的是（　　）。

A. 老人使用小便器时要注意保护隐私　　B. 小便器包括男性和女性尿壶

C. 使用前要检查小便器的完整性　　D. 使用后要及时清理尿液并按要求消毒

E. 老人不愿意使用小便器排尿，可建议先憋尿

3. 以下做法不正确的是（　　）。

A. 擦拭肛门的方法是从后往前
B. 协助老人使用便器时要保护老人隐私

C. 对待老人和蔼可亲，不要让老人感到自尊心受伤
D. 保持老人使用的床单清洁干燥，无异味

E. 鼓励老人多喝水，预防泌尿系统感染

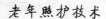

任务三 一次性尿垫、尿裤更换

纸尿裤使用 1

任务描述

　　王奶奶，女，70岁，失能老人，因不能控制自己的大小便而感觉自卑，不爱与人交流，照护人员了解情况后，尊重并帮助王奶奶解决大小便问题。老人卧床时需要使用尿垫和纸尿裤，今早照护人员要为王奶奶更换纸尿裤。

　　工作任务：照护人员要为王奶奶更换尿垫和纸尿裤。

任务分析

　　完成该任务需要照护人员知道一次性尿垫和纸尿裤的种类和更换方法，掌握为老人更换尿垫和纸尿裤的操作要点及注意事项。

　　任务重点：更换新的尿垫、纸尿裤的方法。

　　任务难点：更换新的纸尿裤的方法。

　　在任务实施过程中对待老年人的态度始终亲切、热情，保护老人隐私；操作时动作轻柔；耐心、细心，具有尊老、敬老、孝老的理念。

相关知识

　　对于不能自我控制排尿和排便的老年人，在外出活动或卧床休息时，为防止污染衣裤和床上用品，可以使用一次性尿垫和纸尿裤并及时更换，保持老人会阴部的清洁干燥，保护皮肤不被感染，增加老人的舒适感。

一、一次性尿垫

　　一次性尿垫是一次性使用后即可废弃的产品，包括一次性纸尿垫（图2-11）和一次性纸尿片（图2-12）。

二、一次性尿裤

　　一次性尿裤是一次性使用后即可废弃的产品。以无纺布、卫生纸、绒毛浆、高分子吸水树脂、PE膜、橡皮筋等材料制成，有幼儿专用与成人专用两种。常见的一次性尿裤包括一次性纸尿裤（图2-13）和一次性拉拉裤（图2-14）。

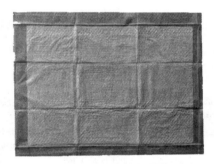

图 2-11 一次性纸尿垫

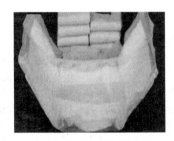

图 2-12 一次性纸尿片

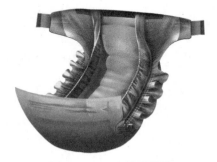

图 2-13 一次性纸尿裤

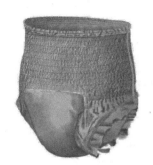

图 2-14 一次性拉拉裤

任务实施

一次性尿垫更换

一、评估

1. 老年人的年龄、病情、意识、治疗、肢体活动度等情况。

2. 老年人局部皮肤情况，尿垫的清洁度。

3. 老年人的心理状态及合作程度。

二、计划

1. 照护人员准备　衣帽整洁，必要时修剪指甲，洗手。

2. 老人准备　取舒适体位。

3. 用物准备　一次性尿垫、卫生纸、水盆（温水）、毛巾、屏风。

4. 环境准备　关闭门窗，室内安静整洁，宽敞明亮，温湿度适宜、无异味。

三、实施

见表 2-21。

表 2-21 一次性尿垫更换操作流程

操作步骤与操作过程		要点说明与注意事项
1. 核对解释	◆ 备齐用物携至床旁，核对老年人的基本信息并解释操作目的	● 确认老人，取得配合 ● 态度和蔼，尊重老年人

续表

操作步骤与操作过程		要点说明与注意事项
2. 更换尿垫	◆ 关闭门窗，用屏风遮挡 ◆ 协助老年人取左侧卧位 ◆ 用温热毛巾擦拭右侧臀部和会阴部皮肤 ◆ 将污染的一次性尿垫向内折叠，塞于老年人身体下面，将干净的护理垫一侧卷起塞于老年人身下，另一侧向自己一侧拉开 ◆ 协助老年人翻身至右侧卧位，撤下污染尿垫，放入污物桶内，擦拭左侧臀部及会阴的皮肤 ◆ 观察臀部及会阴部的皮肤 ◆ 将清洁尿垫（一次性）另一侧拉平，协助老年人翻转身体至平卧位，拉平清洁尿垫	• 保护隐私 • 控制水温在 37~40 ℃ • 检查老年人会阴部皮肤情况，避免发生尿布疹 • 更换尿垫时，观察排泄物的性质、量、颜色、气味，如有异常及时报告医护人员
3. 整理用物	◆ 整理好床单位，协助老年人取舒适体位 ◆ 整理用物 ◆ 七步洗手法洗手，记录 ◆ 开窗通风	• 记录臀部及会阴部情况、排泄物情况

四、评价

1. 老年人愿意配合更换尿垫，更换过程中未发生坠床和受伤等情况。

2. 老年人会阴部皮肤清洁、干燥，未发生皮疹、压疮等情况。

3. 照护人员操作熟练、规范，动作轻柔，态度亲切，尊重老年人。

注意事项

1. 尊重老年人，保护老年人隐私，更换过程中要注意保暖，避免受凉。

2. 仔细观察老年人会阴部皮肤情况，避免发生尿布疹、压疮等情况；观察排泄物的性质、量、颜色、气味，如有异常及时报告医护人员。

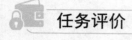

综合实训

请根据任务描述，分组分角色扮演，进行综合实训。

任务评价

见表 2-22。

表 2-22 任务评价表

项目	评价标准
知识掌握 （30分）	说出一次性尿垫更换的操作要点（10分） 说出擦拭会阴部的水温（10分） 说出一次性尿垫更换的注意事项（10分） 回答熟练、全面、正确

项目	评价标准
操作能力 （50分）	能协助老人更换体位（10分） 擦拭会阴部的方法正确（15分） 观察会阴部皮肤情况（10分） 能动作娴熟地更换新的尿垫（15分） 操作要娴熟、正确、到位
人文素养 （20分）	具有尊老、敬老、孝老的理念（5分） 态度和蔼可亲（5分） 有吃苦耐劳的精神（5分） 主动维护老人的自尊，保护老人隐私（5分）
总分（100分）	

任务实施 2

一次性纸尿裤更换

一、评估

1. 老年人的年龄、病情、意识、治疗、肢体活动度等情况。

2. 老年人会阴部皮肤情况，一次性纸尿裤的清洁度。

3. 老年人心理状态及合作程度。

二、计划

1. 护理人员准备　衣帽整洁，必要时修剪指甲，洗手。

2. 老人准备　调整至舒适体位。

3. 用物准备　一次性纸尿裤、卫生纸、水盆（温水）、毛巾、屏风。

4. 环境准备　关闭门窗、室内安静整洁，宽敞明亮、温湿度适宜、无异味。

三、实施

见表2-23。

表2-23　一次性纸尿裤更换操作流程

操作步骤与操作过程		要点说明与注意事项
1. 核对解释	◆ 备齐用物携至床旁，核对老年人的基本信息并解释操作目的	● 确认老人，取得配合 ● 态度和蔼，尊重老年人
2. 更换纸尿裤	◆ 关闭门窗，用屏风遮挡 ◆ 协助老年人取平卧位 ◆ 解开纸尿裤粘扣，将前片内折从两腿间后撤，平整塞于两腿之间，协助老年人翻身侧卧，将污染的纸尿裤内面对折于臀下 ◆ 观察会阴部情况	● 保护隐私

续表

操作步骤与操作过程	要点说明与注意事项
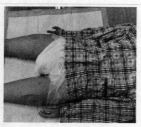 图 2-15　更换纸尿裤 ◆ 用卫生纸擦拭排泄物，再用温热毛巾擦拭会阴部 ◆ 观察臀部及会阴部的皮肤 ◆ 将洁净纸尿裤纵向内折，塞于老人会阴部，后片铺于老人臀部，中线对齐脊柱中心位置，撤下污染纸尿裤放于垃圾桶。协助老人翻身至平卧位，扯平纸尿裤，粘好纸尿裤，整理纸尿裤大腿边缘处（图 2-15）	● 控制水温在 37~40 ℃ ● 检查老年人会阴部皮肤情况，避免发生尿布疹 ● 更换尿裤时，观察排泄物的性质、量、颜色、气味，如有异常及时报告医护人员 ● 纸尿裤松紧度适中，整理好边缘，防止侧漏
3. 整理用物	◆ 整理好床单位，协助老年人取舒适体位 ◆ 整理用物 ◆ 七步洗手法洗手，记录 ◆ 开窗通风	● 记录臀部及会阴部、排泄物情况

四、评价

1. 在更换过程中，老人未发生坠床和受伤等情况。

2. 老年人会阴部皮肤清洁、干燥，未发生湿疹、压疮等情况。

3. 照护人员操作熟练、规范，动作轻柔，态度和蔼可亲，尊重老人，保护隐私。

1. 注意保暖及保护老年人隐私。

2. 在更换尿裤时，检查老年人会阴部皮肤情况，避免发生尿布疹、压疮等情况；观察排泄物的性质、量、颜色、气味，如有异常及时报告医护人员。

3. 检查纸尿裤松紧度，松紧适中，整理好大腿内外侧边缘，防止侧漏。

综合实训

请根据任务描述，分组分角色扮演，进行综合实训。

 任务评价

见表 2-24。

表 2-24　任务评价表

项目	评价标准
知识掌握 （30 分）	说出一次性纸尿裤更换的操作要点（10 分） 说出擦拭会阴部的水温（10 分） 说出一次性纸尿裤更换的注意事项（10 分） 回答熟练、全面、正确

续表

项目	评价标准
操作能力 （50分）	能协助老人更换体位（10分） 擦拭会阴部的方法正确（15分） 观察会阴部皮肤情况（10分） 能动作娴熟地更换新的纸尿裤（15分） 操作要娴熟、正确、到位
人文素养 （20分）	具有尊老、敬老、孝老的理念（5分） 态度和蔼可亲（5分） 有吃苦耐劳的精神（5分） 主动维护老人的自尊，保护老人隐私（5分） 操作细致、轻柔
总分（100分）	

 同步测试

单选题

1. 更换尿垫时，擦拭会阴部的水温是（　　　）。

A. 37~40 ℃

B. 39~42 ℃

C. 40~50 ℃

D. 40~45 ℃

E. 50 ℃左右

2. 更换纸尿裤的注意事项不正确的是（　　　）。

A. 更换纸尿裤前为保护老人隐私，关闭门窗

B. 解开纸尿裤粘扣，将前片内折从两腿间后撤，平整塞于两腿之间，协助老年人翻身侧卧，将污染的纸尿裤内面对折于臀下

C. 用卫生纸擦拭排泄物，再用温热毛巾擦拭会阴部

D. 检查纸尿裤松紧度，松紧适中，整理好大腿内外侧边缘，防止侧漏

E. 控制水温在 40~50 ℃

3. 更换尿垫正确的是（　　　）。

A. 更换尿垫时可以不关门窗

B. 仔细观察老年人会阴部皮肤情况，避免发生尿布疹、压疮等情况；观察排泄物的性质、量、颜色、气味，如有异常及时报告医护人员

C. 用力擦拭会阴部

D. 控制水温在 40~45 ℃

E. 建议老人少喝水

任务四
排尿异常照护

排尿异常照护

任务描述

周奶奶，女，75岁，因车祸导致腰椎骨折，排尿失禁，需要留置导尿，为预防泌尿系统感染，照护人员需要定期更换尿袋。

工作任务：照护人员为周奶奶更换尿袋。

任务分析

完成该任务需要照护人员了解排尿的影响因素；熟悉尿潴留、尿失禁、留置导尿的照护措施；掌握更换集尿袋的操作要点及注意事项。

任务重点：尿潴留、尿失禁、留置导尿的照护措施。

任务难点：无菌观念、集尿袋更换。

在任务实施过程中对待老年人的态度始终亲切、热情，保护老人隐私；操作时动作轻柔，耐心、细心，具有尊老、敬老、孝老的理念。

 ## 相关知识

一、老年人排尿活动评估

（一）影响排尿因素的评估

1. 年龄

老年人肾脏浓缩尿液的功能下降，又因膀胱括约肌张力减弱，膀胱弹性下降，较少的尿量即可引起较强的尿意，出现尿频。

2. 排尿习惯

每个人都有自己的排尿习惯，如姿势、环境、排尿时间等。排尿习惯改变会影响排尿活动。

3. 心理因素

当个体处于过度焦虑和紧张的状态下，会出现尿频、尿急，有时会抑制排尿而出现尿潴留情况。排尿还受暗示的影响，任何听觉、视觉或其他身体感觉的刺激均可诱发排尿。

4. 气候因素

夏季炎热，身体大量出汗，体内水分减少，血浆晶体渗透压升高，可引起抗利尿激素分泌增多，导致尿液浓缩和尿量减少；冬季寒冷，身体外周血管收缩，循环血量增加，体内水分相对增加，反射性地抑制抗利尿激素的分泌，而使尿量增加。

5. 社会文化因素

现在文明社会中，排尿应该在隐蔽的场所进行。如果缺乏隐蔽环境时，老人就会产生精神压力从而影响正常的排尿。

6. 饮食的摄入

摄入液体量多，尿量、排尿的次数就会增多。摄入液体的种类也影响排尿，如咖啡、茶、酒类饮料有利尿作用，使尿量增加。多吃含水分多的水果、蔬菜等，也可增加液体摄入量，使尿量增多。摄入含盐较高的饮料或食物则会造成水钠潴留，使尿量减少。

7. 疾病

神经系统的损伤与病变会使排尿反射的神经传导和排尿的意识控制发生障碍，出现尿失禁；肾脏的病变会使尿液的生成发生障碍，出现少尿或者无尿；泌尿系统的肿瘤、结石或者狭窄可导致排尿障碍，出现尿潴留。男性老年人前列腺肥大压迫尿道，可出现排尿困难。

8. 药物

有些药物直接影响排尿，如利尿药会增加尿量；胆碱能药物可促进排尿；镇痛药与麻醉药影响神经传导会干扰排尿。

9. 治疗与检查

某些诊断性检查要求老年人在检查前禁食、禁水，均可使体液减少而影响尿量；有些检查可能会造成尿道损伤、黏膜水肿等会导致排尿形态的改变。

（二）尿液的评估

1. 正常尿液的评估

（1）尿量与次数：正常成年人白天排尿 3~5 次，夜间 0~1 次。老年人因肾脏功能退行性改变可出现夜尿次数增多。每次尿量 200~400 mL，24 h 的尿量 1 000~2 000 mL，平均约 1 500 mL。

（2）颜色：正常新鲜的尿液呈淡黄色或深黄色，尿液浓缩时量少色深。

（3）透明度：正常新鲜尿液澄清、透明，放置后有微量絮状物出现。

（4）气味：正常尿液气味来自尿液的挥发性酸。尿液久置后，因尿素分解产生氨，故有氨臭味。

2. 异常尿液评估

（1）量与次数：暂时性尿量异常主要由于摄入食物、液体或药物引起，持续性的尿量异常则多见于病理情况。

①多尿：指 24 h 尿量超过 2 500 mL 者。

②少尿：指 24 h 尿量少于 400 mL 或每小时尿量少于 17 mL 者。

③无尿或尿闭：指 24 h 尿量少于 100 mL 或 12 h 内无尿液产生者。

（2）颜色：生理情况下，尿液的颜色还受某些食物和药物的影响，例如食用大量的胡萝卜或者服用核黄素时，尿液的颜色呈深黄色。在病理情况下，尿液的颜色可有以下变化。

①血尿：血尿颜色的深浅，与尿液中所含的红细胞的数量有关，尿液中含红细胞多时呈洗肉水色。

②血红蛋白尿：尿液中含有血红蛋白为血红蛋白尿，一般呈酱油色或浓茶色。

③胆红素尿：尿液中含有胆红素为胆红素尿，呈深黄色或黄褐色，震荡尿液后泡沫也呈黄色。

④乳糜尿：尿液中含有大量的淋巴液，排出的尿液呈乳白色。

（3）透明度：当泌尿系统感染时尿液中由于含有大量脓细胞、红细胞、上皮细胞、细菌或炎性渗出物，排出的新鲜尿液呈白色絮状混浊，此类尿液在加热、加酸或加碱的情况下，其浑浊度不变。

（4）气味：泌尿道有感染时新鲜尿液也有氨臭味。糖尿病酮症酸中毒时，因尿液中含有丙酮，故有烂苹果气味。

二、排尿异常照护

（一）尿潴留照护

1. 尿潴留

是指尿液大量存留在膀胱内而不能自主排出。当尿潴留时，膀胱容积可增至 3 000～4 000 mL。高度膨胀的膀胱，底部可达脐部。老年人主诉下腹胀痛，排尿困难。体检可见耻骨上膨隆，扪及囊样包块，叩诊呈实音，有压痛。产生尿潴留的常见原因有 3 类。

（1）机械性梗阻：由膀胱颈部或尿道梗阻性病变引起，如前列腺增生、肿瘤，膀胱内结石、血块子宫肌瘤压迫尿道，尿道结石、结核、肿瘤等造成排尿受阻。

（2）动力性梗阻：膀胱和尿道无器质性梗阻病变，主要由于控制排尿的中枢或周围神经受损，导致膀胱逼尿肌无力或尿道括约肌痉挛。

（3）心理原因：焦虑、窘迫时不能及时排尿。

2. 尿潴留老人的照护措施

（1）心理护理：及时发现老年人有尿潴留的情况。老年人出现自卑和窘迫时，要理解与帮助老年人，及时通知医务人员。

（2）提供隐蔽的排尿环境：关闭门窗、屏风遮挡，请无关人员回避，使老人安心排尿。

（3）调整体位和姿势：病情允许的老人，可以协助老人按照自己的排尿习惯排尿。卧床老人尽量坐起或摇高床头排尿。

（4）诱导排尿：利用条件反射排尿，如让老人听流水声或用温开水冲洗会阴部。

（5）热敷、按摩：热敷、按摩下腹部，放松腹部肌肉，促进排尿；如果老人病情允许，可用手轻压膀胱，协助排尿。膀胱高度膨胀时，切忌强力按压，以防膀胱破裂。

（6）健康教育：指导老人养成定期排尿的习惯。

（7）导尿术：经上述方法还排不出尿液，通知医生，安排护士行导尿术，将尿液引流出体外，照护人员应积极配合护士操作。

（二）尿失禁照护

1. 尿失禁

指排尿失去意识控制或不受意识控制，尿液不自主地流出。尿失禁分为 3 种类型。

（1）真性尿失禁：即尿液持续地从膀胱或尿道中流出，膀胱处于空虚状态。常见的原因为外伤、手术或先天性疾病引起的膀胱颈和尿道括约肌的损伤。

（2）假性尿失禁：由于各种原因使膀胱排尿出口梗阻或膀胱逼尿肌失去正常张力，引起尿液潴留，膀胱过度充盈，造成尿液从尿道不断溢出。常见原因有神经系统病变；下尿路梗阻，如前列腺增生、膀胱颈梗阻及尿道狭窄等。

（3）压力性尿失禁：即当咳嗽、打喷嚏或运动时，腹肌收缩，腹内压升高，以致不自主地有少量尿液排出。常见于老年女性，因为阴道前壁和盆底支持组织张力减弱或缺失所致。也常见于根治性前列腺切除的老年人，因该手术可能会损伤尿道外括约肌，这类尿失禁多在直立体位时发生。

2. 尿失禁照护措施

（1）心理护理：老人常会因不能控制排尿而感到自卑、窘迫、抑郁、丧失自尊等，照护人员应给予理解、安慰并鼓励老人树立恢复健康的信心，积极配合医护人员的治疗和护理。

（2）皮肤护理：老人床上铺一次性护理垫，及时更换，保持干燥；照护人员用温水清洗老人会阴部皮肤，保持皮肤清洁干燥，减少异味；勤观察会阴部皮肤，预防压疮发生。

（3）外部引流：必要时使用接尿装置引流尿液，女性老人可用女式尿壶紧贴外阴部接取尿液，男性老人可用尿壶接尿，也可用阴茎套连接集尿袋接取尿液。

（4）重建正常的排尿功能

①摄入适量的液体：若老人病情允许，指导其每日白天多饮水，因为多饮水可以增加尿量，增加对膀胱的压力刺激，促进排尿反射恢复，并可预防泌尿系统的感染。入睡前限制饮水，减少夜间尿量，以免影响老人休息。

②持续的膀胱训练：定时使用便器，建立规律的排尿习惯，开始时白天每隔 1~2 h 使用便器 1 次，夜间每隔 4 h 使用便器 1 次，以后间隔时间逐渐延长，如此持续训练以促进排尿功能恢复。使用便器时，用手按摩膀胱（按摩力度要合适）以促进排尿。

③肌肉力量的锻炼：老人取立、坐或卧位，试做排尿动作，先慢慢收紧盆底肌肉，再缓缓放松每次 10 s 左右，连续做 10 遍，每日进行数次训练，以不感觉疲乏为宜。如病情允许，可做抬腿运动或下床走动，以增强腹部肌肉力量。

（5）营造舒适的居住环境：定期开窗通风，去除不良气味，保持室内空气清新，使患者感觉舒适，也有利于增加患者恢复健康的信心。

（6）留置导尿：对长期尿失禁的老人采用留置导尿术引流尿液，不仅可以避免因为尿液浸湿皮肤而发生破溃，而且在引流期间可根据老人的病情定时夹闭排放尿液，锻炼膀胱壁肌肉张力，重建膀胱储存尿液的功能。

（三）留置导尿照护

1. 留置导尿

留置导尿是指在导尿后，将导尿管保留在膀胱内，引流出尿液的方法。对于不能正常排尿而又无其他治疗方法的老年人，需长期留置导尿管。导尿管是以天然橡胶、硅橡胶或聚氯乙烯（PVC）制成的导管（图 2-16），经由尿道插入膀胱以便引流尿液。导尿管插入膀胱后，靠近导尿管头端有一个气囊固定导尿管于膀胱内，使其不易脱出，末端引流管连接尿袋收集尿液。尿袋是由塑料袋、引流导管和接头组成，规格一般为 1 000 mL（图 2-17）。

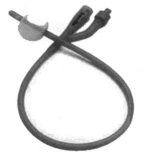 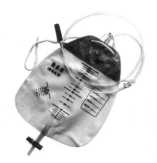

图 2-16　导尿管　　　　图 2-17　尿袋

2. 留置导尿照护的措施

（1）保持引流管通畅，避免导尿管受压、扭曲、堵塞等导致泌尿系统感染。

（2）妥善固定引流管和集尿袋。老人卧床休息时导尿管要长度适中，老人能自由翻身。集尿袋固定在床边，高度不能超过膀胱，以防出现尿液逆流回膀胱引起泌尿系统感染；老人离床活动时，妥善固定尿管，集尿袋不能高于膀胱的高度。

（3）保持会阴部皮肤清洁。每日用温热毛巾擦洗会阴部，尿道口及周围皮肤用消毒棉球消毒，每日 2 次，以防感染。

（4）老人病情允许的情况下，鼓励老人多饮水，并适当活动，预防泌尿系统感染和结石形成。

（5）膀胱反射功能训练。照护人员定时夹闭或开放老人的引流管，一般每4个小时开放一次，定时充盈和排空膀胱，促进膀胱功能恢复。

（6）定时排空和更换集尿袋，记录尿量。

（7）耐心听老人主诉并观察尿液情况，发现异常及时通知医护人员。

任务实施

一次性尿袋更换

一、评估

1. 老年人的年龄、病情、意识、治疗、肢体活动度等情况。

2. 老年人导尿管是否脱出及尿道口是否感染等情况。

3. 老年人心理状态及合作程度。

二、计划

1. 照护人员准备　着装整洁，必要时修剪指甲，洗手，戴口罩。

2. 老年人准备　取舒适体位。

3. 用物准备　一次性无菌尿袋、碘伏、棉签、卫生纸、别针、一次性手套，必要时备止血钳。

4. 环境准备　关闭门窗、室内安静整洁，宽敞明亮，温湿度适宜、无异味。

三、实施

见表2-25。

表2-25　一次性尿袋更换操作流程

操作步骤与操作过程		要点说明与注意事项
1. 核对解释	◆ 备齐用物携至床旁，核对老年人的基本信息并解释操作目的	● 确认老人，取得配合 ● 态度和蔼，尊重老年人
2. 检查用物	◆ 检查一次性集尿袋有效期，有无破损，所使用的消毒液和棉签是否在有效期内	
3. 更换尿袋 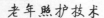 图2-18　更换尿袋	◆ 戴手套，在导尿管和尿袋连接处下面垫纸巾或卫生纸 ◆ 打开备好的尿袋置于纸巾或卫生纸上 ◆ 用止血钳夹住尿管，分离导尿管与尿袋 ◆ 用碘伏消毒导尿管外口及周围，打开备好尿袋的引流管接头，将引流管插入导尿管中（手不触及导尿管口及周围）。松开止血钳，观察尿液引流情况，引流通畅后，用别针将尿袋固定在床单上（图2-18） ◆ 观察尿液：观察尿袋里尿液的量和性质，打开尿袋底部阀门，将尿液放入便器中，将尿袋弃入医疗垃圾	● 严格无菌操作 ● 集尿袋位置不能高于膀胱的高度，以免尿液逆流
4. 整理记录	◆ 协助老年人取舒适体位，整理老年人床单位 ◆ 七步洗手法洗手，记录	● 记录尿液的量、性状等

四、评价

1. 照护人员关心老人，维护老人的自尊。
2. 老年人未发生泌尿系统感染情况。
3. 照护人员执行无菌操作，操作熟练、规范。

注意事项

1. 严格执行无菌操作，防止发生泌尿系统感染。
2. 离床活动时，为防止导尿管脱出，应将导尿管远端固定在大腿上并保持通畅。尿袋不得超过膀胱高度，避免挤压，防止尿液逆流引起泌尿系统感染。

知识拓展

防止泌尿系统逆行感染的措施

一、保持尿道口清洁。女性老年人的外阴部和尿道口，男性老年人的尿道口、龟头和包皮，用消毒液棉球每日擦拭消毒 1~2 次。排便后及时清洗肛门和会阴部皮肤。

二、注意观察并及时排空集尿袋内尿液，并记录尿量。通常每周更换集尿袋 1~2 次，若有尿液性状、颜色改变，需及时更换。

三、定期更换导尿管，尿管的更换频率通常根据导尿管的材质决定，一般为 1~4 周更换 1 次。

四、鼓励老年人每日摄入 1 500 mL 以上水分，达到冲洗尿道，预防感染和结石的目的。

五、离床活动时，为防止导尿管脱出，应将导尿管远端固定在大腿上并保持通畅。集尿袋不得超过膀胱高度，避免挤压，防止尿液逆流引起泌尿系统感染。

 综合实训

请根据任务描述，分组分角色扮演，进行综合实训。

任务评价

见表 2-26。

表 2-26　任务评价表

项目	评价标准
知识掌握 （30分）	说出影响排尿的影响因素（5分） 说出尿潴留照护措施（5分） 说出尿失禁照护措施（5分） 说出留置导尿的照护措施（5分） 说出尿袋更换的要点及注意事项（10分） 回答熟练、全面、正确

续表

项目	评价标准
操作能力 （50分）	正确检查尿袋的完整性及有效期（10分） 消毒尿管方法正确（15分） 更换集尿袋方法正确（10分） 固定尿袋的位置高度正确（15分） 操作要娴熟、正确、到位
人文素养 （20分）	具有尊老、敬老、孝老的理念（5分） 态度和蔼可亲（5分） 不怕脏，不怕累，主动维护老人的自尊，保护老人隐私（5分） 具有无菌观念（5分）
总分（100分）	

 同步测试

单选题

1. 影响排尿活动的因素不包括（　　）。

A. 情绪焦虑　　　　　　　　　B. 排尿习惯

C. 隐蔽环境　　　　　　　　　D. 利尿药物

E. 心情放松

2. 尿潴留的照护措施不正确的是（　　）。

A. 安慰老人，消除紧张情绪

B. 诱导排尿

C. 提高隐蔽环境

D. 立即通知护士导尿

E. 腹部热敷、按摩

3. 尿失禁的照护措施不正确的是（　　）。

A. 维护老人的自尊，保护老人隐私

B. 皮肤护理，以防压疮

C. 膀胱功能训练

D. 外部引流

E. 可以少喝水，减少尿量

4. 留置导尿照护不正确的是（　　）。

A. 保持引流管通畅，避免导尿管受压、扭曲、堵塞

B. 集尿袋固定在床边，高度不能超过膀胱高度，以防出现尿液逆流回膀胱引起泌尿系统感染

C. 老人下床活动时尿袋高度高于膀胱

D. 尿道口及周围皮肤用消毒棉球消毒，每日2次以防感染

E. 鼓励病情允许的老人多饮水

任务五

排大便异常照护

任务描述

　　李爷爷，男，80岁，失能老人，长期卧床，不爱吃蔬菜水果，经常便秘。李爷爷3天未解大便，感觉很不舒服，向照护人员寻求帮助。

　　工作任务：照护人员要为李爷爷进行简易通便解除便秘。

任务分析

　　完成该任务需要照护人员了解排大便的影响因素；熟悉便秘、腹泻的照护措施；掌握使用开塞露的操作要点及注意事项。

　　任务重点：便秘、腹泻的照护措施

　　任务难点：开塞露通便的方法。

　　在任务实施过程中对待老年人的态度始终亲切、热情，不嫌弃老人；操作时动作轻柔，耐心、细心，具有尊老、敬老、孝老的理念。

相关知识

一、老年人排大便活动的评估

（一）影响排大便的因素

1. 年龄

　　老年人随着年龄增长，腹壁肌肉张力逐渐下降、胃肠蠕动减慢、肛门括约肌松弛等原因导致肠道控制能力下降而出现排大便功能异常。

2. 排便习惯

　　在日常生活中，许多人有着自己固有的排大便习惯，如固定的排便姿势、时间、从事某种活动等。当这些环境、条件的改变使这些习惯无法维持时，可能影响正常排大便。

3. 心理因素

　　老人精神抑郁时活动量减少，肠蠕动减慢易导致便秘。老人情绪紧张、焦虑时，可使迷走神经兴奋，肠蠕动增强而引起吸收不良、腹泻。

4. 环境

　　老年人在缺乏隐蔽的环境中排大便，或需要他人的协助完成排大便活动时，由于失去隐私空间产生精神压力，则可能抑制便意产生、减少排大便次数而导致排大便功能异常。

5. 饮食摄入

　　摄入富含纤维素的食物可刺激肠蠕动增强，加速食物通过肠道，减少水分在大肠内的再吸收，使大便柔软而易于排出。每日需摄入足量的液体，可帮助肠内容物顺利通过肠道。若摄食量过少，食物中缺少纤维或者摄入水分不足时，将无法产生足够的粪便容积和液化食糜，食糜通过肠道的速度减慢、时间延长，水分的再吸收增加，致使粪便干硬，排便困难、次数减少而发生便秘。

6. 活动

适当的活动可维持肌肉张力，刺激肠蠕动。有助于维持正常的排便功能。若老年人长期卧床、缺乏活动，可因肌肉张力减退而导致排便困难。

7. 疾病

结肠炎、结肠癌可使排便次数增加。腹部和会阴部的伤口疼痛可使老年人抑制便意，减少排便次数。脊髓损伤、脑卒中等神经病变可导致排便失禁。

8. 药物

缓泻剂可以刺激肠蠕动，减少水分在肠道内的吸收，促使排便。但如果药物剂量掌握不正确，可能导致相反的结果。有些药物则可能干扰排便的正常形态，如长期服用抗生素，可抑制肠内正常菌群生长而致腹泻；使用止痛药或麻醉药物可使肠蠕动减弱或暂停而导致便秘。

（二）粪便评估

1. 正常粪便的观察评估

（1）次数与量：一般老年人每日排大便1~2次，排大便量为150~200 g。每日排便量与膳食的种类、量、摄入的液体量、大便的次数及消化器官的功能有关。进食低纤维、高蛋白质等精细食物者粪便量少且细腻，进食大量蔬菜、水果、粗粮者大便量较多。

（2）形状与软硬度：正常粪便为成形软便。

（3）颜色：正常粪便颜色呈黄褐或棕黄色。粪便的颜色源于胆红素，与摄入的食物或药物种类有关，如食用大量的绿色蔬菜，粪便可呈暗绿色；摄入含铁剂或动物血制品，粪便可呈无光样黑色。

（4）内容物：粪便内容物主要为未消化的食物残渣，大量脱落的肠上皮细胞、细菌以及机体代谢后的废物。其中混入少量均匀的黏液，肉眼不易查见。

（5）气味：大便的气味是由于蛋白质经细菌分解发酵而产生，因摄入膳食的种类不同，粪便的气味也有所不同。如摄入蛋白质，肉类较多者，粪臭味重；素食者，粪臭味轻。

2. 异常粪便的评估

（1）次数与量：老年人每日排大便次数超过3次为腹泻，每周少于3次为便秘。

（2）形状与软硬度：粪便干结、坚硬，有时呈栗子样，见于便秘；粪便呈糊样或水样，见于消化不良或急性肠炎；粪便呈扁条状或带状，见于肠道部分梗阻或直肠狭窄。

（3）颜色：如果粪便颜色发生改变与摄入食物、药物的种类无关，则表示消化系统存在病理改变，如柏油样便提示上消化道出血，暗红色血便提示下消化道出血；粪便表面粘有鲜红色血液见于痔疮或肛裂；白陶土色便提示胆道梗阻；果酱样便提示肠套叠、阿米巴痢疾；白色米泔水样便见于霍乱、副霍乱。

（4）内容物：当粪便表面附有或粪便中混有血液、脓液或肉眼可见的黏液，提示消化道有感染或者出血，如肠炎、痢疾、直肠癌等。肠道寄生虫感染的粪便中可见或可检出有蛔虫、蛲虫等。

（5）气味：严重腹泻的老年人因未消化的蛋白质与腐败菌的作用，粪便呈碱性反应，气味恶臭；下消化道溃疡、恶性肿瘤的老年人，粪便气味呈腐败臭；柏油样便气味呈腥臭味。

二、老年人排大便异常照护

（一）便秘老年人的照护

1. 便秘

指正常的排便形态改变，排便次数减少，排出过干过硬的粪便，且排便不畅、困难。

2. 便秘老人的照护措施

（1）心理护理：及时与老人沟通，缓解因便秘引起的紧张情绪和顾虑。

（2）提供隐蔽排便：能下床活动的老人，鼓励去卫生间如厕。卧床老人排便时，应关闭门窗，屏风遮挡，协助其坐起或摇高上半身，无关人员回避，使老人安心排便。

（3）养成良好的排便习惯：观察老人排便时间，一般早餐后可提醒老人排便，养成早餐后排便的习惯。排便时注意力集中，不要看书或玩手机。

（4）合理膳食：鼓励老人每日多饮水，多吃含膳食纤维多的蔬菜、水果和粗粮，促进肠蠕动，预防便秘。

（5）适当活动：适当活动可促进肠蠕动。根据老人身体情况，制订合理的运动计划，以有氧运动为宜，如散步、打太极等。

（6）腹部按摩：照护人员根据结肠的解剖位置，在老人腹部向左环形按摩，力度适中，一般5~10分钟，以促进排便。

（7）严重便秘的老人，可遵医嘱口服缓泻药或进行简易通便。

（二）腹泻

1. 腹泻

指正常排大便形态改变，频繁排出松散稀薄的粪便甚至水样便。

2. 腹泻老人的照护措施

（1）观察记录，去除病因：观察并记录老人排便的颜色、量等情况，如果老人出现口渴、无力等情况应立即通知医生，遵医嘱为老人服药，去除病因。

（2）心理护理：关心老人，给予安慰和支持。及时更换排便时污染的衣物，去除异味，减轻老人窘迫。

（3）卧床休息：腹泻时卧床休息可减少肠道蠕动，减轻腹泻。

（4）保暖：注意老人腹部保暖，缓解腹部不适，利于肠道恢复健康。

（5）饮食护理：鼓励老人少量多次饮水，酌情给予淡盐水，防止机体脱水；腹泻时少食多餐，不吃油腻、辛辣、膳食纤维丰富的食物；饮食以清淡流质、半流质为宜；严重腹泻时禁食。

（6）保持皮肤清洁干燥：老人便后软纸擦拭肛门，清洗会阴部，必要时涂抹软膏保护肛周皮肤。

（7）健康教育：向老人解释引起腹泻的原因和防止腹泻的措施，注意腹部保暖，养成良好的卫生习惯。

三、简易通便法

简易通便可以软化粪便，润滑肠道，促进排大便，适用于年老体弱、久病卧床的便秘者。常用的方法有开塞露通便法、甘油栓通便法和肥皂栓通便法。

任务实施

开塞露通便法

一、评估

1. 老年人的年龄、病情、意识、治疗、肢体活动度等情况。

2. 老年人局部皮肤情况，尿垫的清洁度。

3. 老年人心理状态及合作程度。

二、计划

1. 照护人员准备　衣帽整洁，必要时修剪指甲，洗手。

2. 老人准备　取舒适体位。

3. 用物准备　一次性尿垫、卫生纸、水盆（温水）、毛巾、屏风。

4. 环境准备　关闭门窗、室内安静整洁，宽敞明亮，温湿度适宜、无异味。

三、实施

见表2-27。

表2-27　开塞露通便法操作流程

操作步骤与操作过程		要点说明与注意事项
1. 核对解释、备用物	◆ 备齐用物携至床旁，核对老年人的基本信息并向老年人说明操作方法、目的 ◆ 照护人员关闭门窗，必要时用屏风，取下开塞露瓶盖（或用剪刀剪开）	• 确认老人，取得配合
2. 安置体位	◆ 协助老年人取左侧卧位	
3. 脱裤	◆ 脱裤子至大腿部	
4. 铺橡胶单（或护理垫）	◆ 一手托起老年人的臀部，另一手将橡胶单（或一次性护理垫）铺于老年人腰及臀部下	• 动作轻柔
5. 开塞露插入肛门	◆ 照护人员左手分开老年人臀部，右手持开塞露球部，挤出少量的药液润滑开塞露前端及肛门口。叮嘱老年人深吸气，将开塞露前端缓慢插入肛门深部，将药液全部挤入。一手拿取卫生纸靠近肛门处，一手快速拔出开塞露外壳，并叮嘱老年人保持体位10分钟后再行排便	• 对于患有痔疮的老年人，使用开塞露时宜动作缓慢，并充分润滑 • 老年人主诉有便意，指导其深呼吸，提肛（收紧肛门），并协助按摩肛门部
6. 整理记录	◆ 协助老年人排便后，撤去橡胶单（或一次性尿垫）整理衣物、床单位，开窗通风 ◆ 照护人员洗手 ◆ 记录使用开塞露的量及排便情况（量、颜色及次数） ◆ 向老年人讲解引起便秘的原因及措施，鼓励老年人适当活动，多饮水，多食蔬菜、水果、粗粮等食物，养成定时排便习惯	

四、评价

1. 老年人使用开塞露后，排出大便，解除痛苦。

2. 老年人在使用开塞露过程中未出现黏膜损伤等情况。

3. 照护人员动作轻柔、规范，保护老人隐私，维护老人自尊。

注意事项

1. 操作时动作轻柔，以免造成黏膜损伤或引起肛周组织水肿。对于患有痔疮的老年人，使用开塞露时宜动作缓慢，并充分润滑。

2. 发现老年人面色苍白、出冷汗、疲倦等不适时，应立即停止操作，并报告医生处理。

3. 鼓励老年人适当活动，多饮水，多食蔬菜、水果、粗粮等食物，养成定时排便习惯。

知识拓展

其他简易通便法

甘油栓是用甘油和明胶制成的栓剂。使用方法是操作者用手垫纱布或指套，捏住栓剂底部（粗端），轻轻插入肛门到直肠内，垫纱布轻揉，嘱老年人保留 5~10 min（可使甘油栓充分液化）后再排便。此法是利用甘油栓对肠道机械性刺激和润滑作用而达到排便目的。

肥皂栓是将普通肥皂削成底部直径约 1 cm、长 3~4 cm 的圆锥形。使用时操作者用手垫纱布或戴指套，将肥皂栓蘸热水后轻轻插入肛门（尖端先入肛门）。肛门黏膜溃疡、肛裂和肛门剧烈疼痛者，则不宜使用此法。

综合实训

请根据任务描述，分组分角色扮演，进行综合实训。

任务评价

见表 2-28。

表 2-28　任务评价表

项目	评价标准
知识掌握 （30分）	说出影响排便的影响因素（10分） 说出腹泻的照护措施（5分） 说出便秘的照护措施（5分） 说出开塞露通便法的操作要点及注意事项（10分） 回答熟练、全面、正确
操作能力 （50分）	正确检查开塞露及有效期（10分） 开塞露打开方法正确（10分） 安置老人体位正确（15分） 开塞露正确的插入肛门（15分） 操作要娴熟、正确、到位
人文素养 （20分）	具有尊老、敬老、孝老的理念（10分） 态度和蔼可亲 具有吃苦耐劳的精神 主动维护老人的自尊，保护老人隐私（10分） 操作细致、轻柔
总分（100分）	

老年照护技术

 同步测试

单选题

1. 影响排便的因素不包括（　　）。

A. 心情焦虑　　　　　　　　　B. 肠道感染

C. 隐蔽环境　　　　　　　　　D. 排便姿势改变

E. 心情放松

2. 便秘照护措施不包括（　　）。

A. 多吃含膳食纤维多的食物

B. 养成固定排便的习惯

C. 多吃精细的粮食，少吃粗粮

D. 根据结肠解剖位置走向进行腹部按摩

E. 适当活动，促进肠蠕动

3. 腹泻照护措施错误的是（　　）。

A. 腹泻时多吃含膳食纤维多的食物　　B. 及时治疗去除病因

C. 卧床休息，减少活动　　　　　　　D. 严重腹泻时禁食

E. 安慰、鼓励老人

项目四　老年人清洁照护

【项目介绍】

良好的卫生习惯是确保个体舒适、安全及健康的重要保证，也是改善自我形象、拥有自尊和自信、促进身心健康的条件。老年人随着年龄增长，身体各功能发生退化，活动能力下降，无法保持良好的清洁状态。照护人员应当协助老年人做好各种清洁照护，从而促进老年人身体健康，减少并发症，保持身心愉悦，增加舒适感。本项目主要介绍为老年人更换床上物品、口腔护理、头发清洁护理、身体清洁、衣物更换、预防压疮等。

【知识目标】

了解老年人清洁照护需要评估的内容。熟悉清洁照护技术的操作要点及注意事项。掌握老年人清洁护理的操作要点；老年人压疮的好发部位；压疮危险因素的评估；老年人压疮的预防措施；老年人1度压疮的照护措施。

【技能目标】

能根据老年人自理程度的不同选择相应的清洁照护方式。能为老年人更换床上物品和衣服，做好头发、口腔、皮肤的清洁照护。能为老年人预防压疮采取相应的照护措施。

【素质目标】

具有尊老、爱老、孝老的美德。照护过程中有和蔼可亲的态度、良好的沟通能力、严谨的工作作风，让老年人有安全感和舒适感。

任务一

床上用品更换

床上用品更换

任务描述

　　王奶奶，女，80岁，现居住在某社区养老机构。育有一子一女，都定居国外。两年前王奶奶发生脑梗塞，能沟通，右侧肢体偏瘫，长期卧床，生活不能自理，需要帮助。今日照护人员小张发现王奶奶床上用品两周没有更换，应给予更换。

　　工作任务：照护人员协助王奶奶更换床上用品。

 任务分析

　　为完成任务照护人员需要掌握床铺表面的要求，即平整、干燥、无渣屑；知道更换床上用品的基本流程，每个环节的要点及注意事项；照护人员需完成老年人的病情评估，包括双上肢和双下肢活动度评估。

　　任务重点：更换床上用品后使床面平整、干燥、无渣屑。

　　任务难点：为不能自理的老年人更换被罩。

　　在任务实施过程中对待老年人的态度要亲切、热情；沟通要细致、到位，操作时动作轻柔、耐心、细心，具有尊老、敬老、孝老的美德。

 相关知识

1. 更换床上用品的重要性

　　清洁舒适的床单位可以保障老年人更好地休息和睡眠。对于长期卧床的老年人来说，更需要保持床铺的平整、清洁和干燥，避免皮肤出现压疮。为老年人更换床上用品，还有助于观察老年人的病情，以便发现问题及时解决。

2. 整理床单位的要求

　　照护人员要在老年人晨起、午睡后、夜间睡眠之前整理床单位，清扫床铺，要做到床面平整、干燥、无渣屑。采用湿式床刷进行清扫，一床一套，不可混用。对于长期卧床的老年人，照护人员要注意随时观察，及时清扫，避免食物残渣掉落在床上，或者因潮湿因素引起的皮肤并发症。

3. 更换床上用品的要求

　　一般情况下每周为老年人更换床上用品一次，若被汗液、尿液、粪便、呕吐物等污染或潮湿时，要立即更换。不能进行清洗的棉被、棉褥、枕芯等要经常拿到阳光下曝晒。

任务实施

一、评估

1. 老年人的年龄、病情、意识及肢体活动等情况。
2. 老年人的心理状况及合作程度。
3. 环境的光线和温度。

二、计划

1. 环境准备　环境安静整洁，宽敞明亮，温湿度适宜。
2. 照护人员准备　着装整洁，修剪指甲，七步洗手法洗手，戴口罩。
3. 老年人准备　知道更换床上用品的重要性，愿意配合。
4. 用物准备　护理推车1辆、速干洗手液1瓶、湿式床刷1个、清洁床单1个、清洁被罩1个、清洁枕套1个、一次性床刷套或湿毛巾套1个等。

三、实施

见表2-29。

表2-29　床上用品更换操作流程

操作步骤与操作过程		要点说明与注意事项
1. 评估核对	◆ 环境清洁，光线明亮，温湿度适宜，核对老年人的基本信息，评估老年人病情、肢体活动情况，询问老年人是否需要大小便	• 照护人员需七步洗手法洗手 • 确认老年人信息无误
2. 解释目的	◆ 向老年人解释更换床上用品的目的和需要配合的动作，使其愿意积极配合	• 语言亲切，沟通有效，取得合作
3. 更换床单	◆ 铺近侧单 移动枕头至对侧，协助老年人翻身侧卧，背对照护人员，盖好棉被，从床头至床尾松开近侧床单。将床单向内卷起，塞于老年人身下。清扫床褥、床垫。将清洁床单中线对齐床中线，展开近侧平整铺于床褥上，对侧床单向上卷起塞于老年人身下，将近侧床单的床头、床尾塞于床褥下，床单中部平整塞于床褥下	• 协助老年人翻身侧卧时注意安全，防止发生坠床，必要时使用床挡 • 动作轻柔，防止拖、拉、推等动作造成皮肤损伤；从床头扫向床尾，每扫一刷要重叠上一刷的1/3，避免遗漏。要用力将床单拉紧、整平 • 减少暴露，防止受凉
	◆ 枕头移至近侧，协助老年人翻身侧卧于清洁床单上，面向照护人员，盖好被子，拉起近侧床挡	• 动作轻柔，防止拖、拉、推等动作造成皮肤损伤 • 防止受凉、坠床等
	◆ 铺对侧单时照护人员转至床对侧。从床头至床尾松开床单，将床单向内卷起撤下；清扫床褥、床垫。拉平老年人身下的清洁床单，平整铺于床褥上，协助老年人平卧于床中间，盖好被子	• 防止污染床单的碎屑掉落在床上 • 注意区分清洁床单与污床单，不能混在一起 • 观察询问老年人有无不适
4. 更换被罩	◆ 照护人员将棉被被尾打开，将清洁被套正面朝外平铺于原盖被上，打开被尾1/3，将棉胎在污被套内竖叠三折后，再按S形折叠拉出并放入清洁被套内，对准床头两上角，抓住棉被上端拉平，铺好棉胎并系好带子。从床头至床尾撤下污被套	• 更换被套时，避免盖住老年人口鼻。棉胎装入被套内，被头部分要填满 • 不能暴露老年人身体，保护老年人隐私，防止受凉 • 被套的长度、宽度适宜，确保老年人躺卧舒适，便于老年人的脚能活动，防止足部受压导致足下垂

续表

操作步骤与操作过程		要点说明与注意事项
5. 更换枕套	◆ 照护人员一手托起老年人头颈部，一手撤出枕头。更换清洁枕套后，将老年人头部托起，枕头放置老年人头下位置	• 枕头四角充实，开口背门
6. 整理记录	◆ 整理用物，给老年人沟通后离开，洗手，记录	• 按规定进行清洗，七步洗手法洗手 • 记录更换时间

四、评价

1. 语言表达清晰，亲切温柔，老年人知道更换床上用品的重要性并能积极配合。
2. 更换流程正确，无坠床及其他安全问题发生。
3. 老年人更换床上用品后心情愉悦。

注意事项

1. 床上用品更换前要评估老年人病情、肢体活动度，防止在操作过程中出现意外。
2. 操作过程中注意保暖，防止老年人受凉。
3. 操作结束后将老年人置于舒适体位，必要时垫软枕；并将老年人衣服抻平，防止皮肤出现压疮。

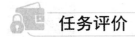 **综合实训**

请根据任务描述，给王奶奶更换床上用品。各小组分角色扮演，进行综合实训。

任务评价

见表2-30。

表 2-30　任务评价表

项目	评价标准
知识掌握 （35分）	说出更换床上用品的重要性（5分） 说出整理床单位的要求（5分） 说出更换床上用品的要求（5分） 说出更换床上用品的基本流程（10分） 说出更换床上用品的注意事项（10分） 回答熟练、全面、正确
操作能力 （45分）	能正确评估老年人病情、肢体活动情况（5分） 能正确更换床单（10分） 能正确更换被套（10分） 能正确更换枕套（5分） 能正确协助老年人摆好体位（15分） 操作要娴熟、正确、到位

续表

项目	评价标准
人文素养 （20分）	态度和蔼可亲（5分） 操作细致、轻柔（5分） 具有尊老、敬老、孝老的美德（10分）
总分（100分）	

 同步测试

一、单选题

1. 一般情况下，老年人更换被服的时间是（　　）一次。

A. 每日 　　　　　　 B. 每周 　　　　　　 C. 每月 　　　　　　 D. 每年

2. 协助老年人更换床上用品注意事项错误的是（　　）。

A. 更换前要评估老年人病情、肢体活动度

B. 操作过程中注意保暖，防止老年人受凉

C. 操作结束后将老年人置于舒适体位，必要时垫软枕

D. 操作前将老年人衣服脱掉，防止皮肤出现压疮

二、填空题

1. 老年人的床铺要保持平整、干燥，主要是为了防止出现（　　）并发症。

2. 照护人员同时为多名老年人更换床上用品时，床刷套要一人一换，防止出现（　　）。

三、判断题

1. 老年人的床上用品潮湿时要随时更换。　　　　　　　　　　　　　　　（　　）

2. 必须两人一起才能给老年人更换床上用品。　　　　　　　　　　　　　（　　）

任务二　口腔照护技术

口腔照护技术

任务描述

刘奶奶，75岁，入住养老机构非自理区，双上肢及右下肢功能障碍，生活不能自理。

工作任务：照护人员协助刘奶奶清洁口腔。

 任务分析

　　为完成任务照护人员需要知道口腔护理的重要性、口腔不洁的影响、口腔清洁的卫生指导、口腔护理操作要点及注意事项等基础知识；需完成老年人年龄、病情、意识、自理能力、口腔卫生状况、心理状况及合作程度等评估；能正确实施摆放体位、协助漱口、口腔擦拭等技能工作。

任务重点：为不能自理的老年人进行口腔护理。

任务难点：口腔护理操作后老年人无不适感觉。

在任务实施过程中对待老年人的态度始终亲切、热情；操作时动作轻柔，耐心、细心；具有尊老、敬老、孝老的美德。

 相关知识

一、口腔卫生与健康

（一）口腔健康知识

1."8020 标准"

世界卫生组织曾提出"8020 标准"，是指 80 岁的老年人至少应保持 20 颗牙齿。牙齿健康标准是牙齿清洁，没有龋齿，没有疼痛感，牙龈的颜色呈正常的粉红色，没有出血的现象。

2. 口腔清洁的重要性

口腔清洁可以保持牙齿健康，促进食欲；口气清新，维持个体自尊，促进社会交往；减少口腔局部炎症、预防感染等。

3. 口腔不卫生的影响

口腔卫生不洁造成口腔局部炎症、溃疡，导致食欲下降，影响营养物质的消化和吸收，甚至引发全身性疾病；牙齿不洁、破损或缺失影响个体自尊与自我形象；口腔异味还会给个体社会交往带来消极影响。

（二）口腔卫生指导

（1）坚持每天早晚刷牙，饭后漱口。每次刷牙不少于 3 分钟，将牙齿的外侧面、内侧面和咬合面均要刷到 3~4 次。

（2）定期更换牙刷与牙膏。一般牙刷不超过 3 个月，可早晚选择使用不同类型的牙膏。

（3）适当使用牙线，牙线可以有效清除牙菌斑和牙垢；经常按摩牙龈，经常叩齿，对牙齿有保健作用；同时改变不良嗜好，如吸烟、牙齿撕咬硬物等。

（4）定期进行口腔卫生检查。一般每半年到医院检查 1 次，发现不适，要及时查明原因，对症治疗。

（5）合理补充营养。多食富含钙、磷物，如牛奶、豆制品等。少食含糖食物。

（6）佩戴假牙的老年人，进食后和睡觉前将假牙摘下清洁干净，放于清水杯中浸泡，或者用假牙清洁片溶解后的溶液浸泡，不可放在酒精或热水中浸泡，防止变形。

（三）老年人口腔清洁的特殊性

健康状况良好时，通过饮水、进食、漱口或刷牙等活动，对口腔内的微生物有一定的清除作用。老年人机体抵抗力下降，尤其是患病时饮水少，进食少，消化液分泌减少，口腔内细菌的清除能力下降，加上口腔内适宜的温度、湿度，使细菌更容易于在口腔内大量繁殖，引起口腔炎、口臭及其他并发症。

（1）对于体弱卧床、牙齿脱落但意识清楚的老年人也可通过漱口达到清洁口腔的目的；不能自行漱口时，照护人员可以协助老年人使用吸管或者长嘴壶将水注入口腔内，再让其吐出来清洁口腔。

（2）糖尿病老年人需增加刷牙次数，除三餐后刷牙，晨起和睡前各加一次。

（3）失智早期老年人要经常提醒、督促早晚刷牙，失智中晚期可协助其清洗口腔。

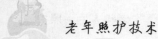

（4）自理老年人及上肢功能良好的半自理老年人可以通过漱口刷牙来清洁口腔。

（5）不能自理的老年人需要照护人员协助做好口腔清洁，可采用棉棒或棉球擦拭法。

二、老年人口腔护理评估要点

见表2-31。

表2-31 老年人口腔护理评估要点

部位\分值	1分	2分	3分
口唇	滑润，质软，无裂口	干燥，有少量痂皮，有裂口，有出血倾向	干燥，有大量痂皮，有裂口，有分泌物，易出血
黏膜	湿润，完整	干燥，完整	干燥，黏膜破损或有溃疡面
牙龈	无出血及萎缩	轻度萎缩，出血	有萎缩，容易出血肿胀
牙齿/假牙	无龋齿，假牙合适	无龋齿，假牙不合适	有许多空洞，有裂缝，假牙不合适，齿间流脓液
牙石/牙垢	无牙垢或有少许牙石	有少量至中量牙垢或中量牙石	大量牙垢或牙石
舌	湿润，少量舌苔	干燥，有中量舌苔	干燥，有大量舌苔或覆盖黄色舌苔
腭	湿润，无或有少量碎屑	干燥，有少量或中量碎屑	干燥，有大量碎屑
唾液	中量，透明	少量或大量	半透明或黏稠
气味	无味或有味	有难闻气味	有刺鼻气味
损伤	无	唇有损伤	口腔内有损伤
自理能力	完全自理	部分依赖	完全依赖
健康知识	大部分知识来自实践，刷牙有效，使用牙线清洁牙齿	有些错误观念，刷牙有效，未使用牙线清洁牙齿	有许多错误观念，很少清洁口腔，刷牙无效，未使用牙线清洁牙齿

任务实施

一、评估

1. 老年人的年龄、病情、意识、自理能力及口腔卫生状况。

2. 老年人的心理状况及合作程度。

二、计划

1. 环境准备　安静整洁，宽敞明亮，温湿度适宜，无异味。

2. 照护人员准备　着装整洁，修剪指甲，七步洗手法洗手，必要时戴口罩。

3. 老年人准备　知道口腔清洁护理的重要性，愿意配合。

4. 用物准备　护理推车1辆，速干洗手液1瓶，漱口杯（含漱口液）1个，大棉棒1包，毛巾1块，吸管1个，弯盘1个，必要时备润唇膏1个。

三、实施

见表 2-32。

表 2-32　口腔清洁操作流程

操作步骤与操作过程		要点说明与注意事项
1. 核对评估	◆ 环境清洁、温湿度适宜，无异味，核对老年人的基本信息，评估老年人年龄、病情、意识、自理能力及口腔卫生状况	• 确认老年人的基本信息，评估时重点评估老年人口腔情况及是否能配合漱口
2. 解释目的	◆ 向老年人解释口腔护理的目的和需要配合的动作，使其愿意积极配合，有假牙者协助取出，询问老年人是否需要如厕	• 语言亲切，沟通有效 • 假牙可进行清水清洗
3. 摆放体位	◆ 协助老年人取侧卧位或平卧位，头偏向一侧，毛巾铺于老年人胸前，弯盘置于口角边	• 方便分泌物及多余水分从口腔内流出，防止造成误吸
4. 协助漱口	◆ 协助老年人漱口，将漱口水吐到弯盘内，用毛巾擦净口角水痕	• 昏迷老年人不可进行漱口
5. 擦拭口腔	◆ 用棉棒蘸漱口液擦拭，擦拭顺序为口唇、牙齿的外侧面、内侧面、咬合面、两侧颊部、舌面、舌下、上腭，再次协助老年人漱口；用毛巾擦拭老年人口角水痕	• 一根棉棒擦拭一个部位，棉棒蘸水不应过多，以免擦拭时将漱口水吸入气管引起呛咳。擦拭上腭及舌面时，不可太靠近咽部，以免引起恶心等不适
6. 整理记录	◆ 撤去用物，协助老年人取舒适体位，整理床单位，洗手，记录	• 必要时口唇涂润唇膏，七步法洗手 • 记录口腔异常情况及清洁效果

四、评价

1. 语言表达清晰、亲切温柔，老年人知道口腔护理的重要性并能积极配合。
2. 口腔护理方法正确，无呛咳或误吸发生。
3. 老年人口腔护理后感觉舒适，心情愉悦。

注意事项

1. 昏迷老年人禁止漱口，以免引起误吸。
2. 观察口腔时，对长期使用抗生素和激素的老年人，应注意观察口腔内有无真菌感染。
3. 擦拭时动作要轻柔，以免损伤口腔黏膜及牙龈。
4. 传染病老年人的用物需按要求进行特殊处理。

知识拓展

口腔护理漱口液见表 2-33。

表 2-33　口腔护理漱口液

名称	作用及适用范围	名称	作用及适用范围
清水	清洁口腔，预防感染	0.02%的氯己定溶液	清洁口腔，广谱抗菌
淡盐水/生理盐水	清洁口腔，预防感染	1%~4%碳酸氢钠溶液	真菌感染
含氟化物的防龋含漱液	预防感染	0.02%的呋喃西林溶液	清洁口腔，预防感染
含洗必泰的化学杀菌含漱液	预防感染	复方硼酸（朵贝尔）溶液	轻度抑菌，除臭

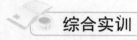

综合实训

请根据任务描述，协助刘奶奶进行口腔护理。各小组分角色扮演，进行综合实训。

任务评价

见表2-34。

表2-34　综合评价表

项目	评价标准
知识掌握（35分）	说出老年人口腔健康的标准（5分） 说出老年人口腔清洁的重要性（5分） 说出口腔不洁的影响（5分） 说出口腔卫生指导的内容（10分） 说出口腔清洁的评估内容（10分） 回答熟练、全面、正确
操作能力（45分）	能正确评估老年口腔状况（5分） 能正确摆放体位（5分） 能按顺序正确擦拭口腔（15分） 能实施棉棒或棉球擦拭清洁口腔（10分） 能控制细节，擦拭完老年人没有不良反应出现，感觉舒适（10分） 操作要娴熟、正确、到位
人文素养（20分）	具有尊老、敬老、孝老的美德（10分） 态度和蔼可亲（5分） 操作细致、轻柔（5分）
总分（100分）	

同步测试

一、单选题

1. 老年人假牙摘下后，应存放于（　　）。

A. 80 ℃热水　　　　　B. 冷水　　　　　　C. 酒精　　　　　　D. 干燥密闭的水杯

2. 擦拭牙齿外侧面时，按（　　）顺序擦洗。

A. 由内向外纵向擦拭至门齿　　　　　　B. 由外向内纵向擦拭至门齿

C. 由内向外横向擦拭至门齿　　　　　　D. 由外向内横向擦拭至门齿

二、填空题

1. "8020"标准是指（　　　　　　　　）。

2. 为卧床老年人做口腔护理时，可摆放的体位为（　　　）或（　　　）。

三、判断题

1. 对失智老年人进行口腔护理时，可选择在情绪稳定时进行，不可强行打开口腔，以免损伤牙齿或软组织。　　　　　　　　　　　　　　　　　　　　　　　　　　　（　　）

2. 牙线能有效清除牙菌斑和牙垢，使用时不要用力过大，以免损伤牙龈。　　（　　）

3. 口腔不洁造成口腔局部炎症、溃疡，影响个体自尊与自我形象。　　　　　（　　）

任务三

头发清洁照护技术

头发清洁照护技术

任务分析

为完成床上洗发的任务，需要知道正确的洗头方法，头发清洁的重要性，头发清洁的要求及观察要点，协助床上洗发的基本流程，每个环节的要点及注意事项等。照护人员需了解老年人病情、身体情况、自理能力、配合程度、头发清洁度、皮脂分泌情况、头皮有无瘙痒、破损等，选择合适的头发清洗方法、合适的清洗体位。

任务重点：为老年人床上洗发。

任务难点：为不能自理的老年人床上洗发。

在任务实施过程中对待老年人的态度始终亲切、热情；操作时动作轻柔，耐心、细心，具有尊老、敬老、孝老的美德。

相关知识

头发清洁与健康

一、头发清洁的相关知识

1. 头发清洁的重要性

有效的头发护理可以维持良好的外观，维护个人形象，保持良好心态，增强自信。经常清洗头发，还可以起到按摩头皮、促进头部的血液循环、促进头发生长的效果。

2. 正确的梳理头发方法

根据头发的长短、卷曲、受损程度选择合适的梳发方法和梳发工具，动作轻柔，顺着头发生长方向从额头发际梳至颈后发根处。

3. 正确的按摩头皮方法

头部有很多穴位，经常按摩头皮，可以舒筋活络、松弛神经、消除疲劳、延年益寿。按摩时分开五指用指腹对头皮进行按揉，从前额到头顶再到枕部，反复按揉，直至头皮发热。

二、老年人头发护理的要求

1. 晨晚间梳发

老年人可以在每天早晨起床和晚上睡觉前各梳发一次，每次5~10分钟。从额头往脑后梳

2~3 分钟，从左边往右边梳 1~2 分钟，再从右边往左边梳 1~2 分钟，最后从枕部发根往前数 1~2 分钟，直到头皮有热胀感为止。

2. 洗发的要求

洗发的频率以头发不油腻、不干燥为度。油性发质的老年人春秋季可以 2~3 天洗发一次，夏季 1~2 天洗发一次，冬季可以每周洗发一次；干性发质的老年人夏季可以 4~5 天洗发一次，秋冬季 7~10 天洗发一次。水温控制在 40~45 ℃。

三、头发清洗的评估及照护要点

见表 2-35。

表 2-35　头发清洗的评估及照护要点

评估内容	照护要点
老年人的病情	颈椎损伤或腰椎损伤，可在床上仰卧位洗发
头发清洁情况 　有无头发打结 　有无头虱 　有无头皮屑过多 　有无头癣、皮疹、头皮损伤	头发打结可用 30% 的乙醇或润发乳辅助梳理 有头虱可用 30% 的含酸百部酊灭虱 头皮屑过多可使用去屑洗发液 损伤病变部位尽量不要搔抓和沾水

任务实施

一、评估

1. 老年人的年龄、病情、意识、自理能力、头发卫生状况。

2. 老年人的心理状况及合作程度。

3. 老年人的头发护理知识。

二、计划

1. 环境准备　环境安静整洁，宽敞明亮，温湿度适宜，无异味。

2. 照护人员准备　着装整洁，修剪指甲，七步洗手法洗手，必要时戴口罩。

3. 老年人准备　知道头发清洁的重要性，愿意配合。

4. 用物准备　护理推车 1 台，速干洗手液 1 瓶，毛巾 1 条，暖瓶 1 个，洗发器 1 个，洗发液 1 瓶，梳子 1 把，吹风机 1 个，棉球 2 个，污水桶 1 只，纱布 1 块，水壶（内盛水 40~45 ℃）1 个。

三、实施

见表 2-36。

表 2-36　老年人头发清洁护理操作流程

操作步骤与操作过程		要点说明与注意事项
1. 评估核对	◆ 环境清洁、温湿度适宜，无异味，核对老年人的基本信息，评估老年人病情、头发卫生情况等	● 关好门窗，避免对流风，室内温度 22~26 ℃

续表

操作步骤与操作过程		要点说明与注意事项
2. 解释目的	◆ 向老年人解释床上洗发的目的，取得配合，询问是否需要如厕	● 语言亲切，沟通有效
3. 备洗发器	◆ 撤去枕头，在老年人颈肩部围上毛巾，头下放置简易洗发器，洗发器排水管置于污水桶中	● 保护枕头、床单、棉被不被浸湿
4. 床上洗发	◆ 将棉球塞入老年人耳朵里，用纱布盖住老年人眼睛，用水壶缓慢倾倒温水湿润头发，将洗发液倒于手掌中揉搓至有泡沫，涂于老年人头发上，由发际至脑后部反复揉搓，用指腹轻轻按摩头皮	● 防止洗发过程中水流入耳内、眼内或打湿被服 ● 按摩力量适中，促进头部血液循环，避免指甲搔抓，以免损伤头皮
5. 清洗头发	◆ 一手持水壶缓慢冲倒温水，一手揉搓头发至洗发液全部冲净	● 残留洗发液会刺激头发和头皮，并使头发变得干燥，所以要冲洗干净
6. 擦干头发	◆ 用颈肩部毛巾包裹头部，撤去简易洗发器，擦干面部及头发，将枕头垫于老年人头下，必要时用吹风机吹干头发，将头发梳理整齐，协助老年人取舒适卧位	● 及时擦干，防止老年人受凉 ● 确保老年人舒适
7. 整理记录	◆ 整理用物，洗手，记录	● 按七步洗手法进行洗手

四、评价

1. 语言表达清晰亲切温柔，老年人知道清洗头发的重要性并能积极配合。
2. 床上洗发方法正确，无不良反应发生。
3. 老年人床上洗发完成，洗完头皮发痒消失，心情愉悦。

注意事项

1. 床上洗发前注意室温和水温，洗后及时擦干，防止老年人着凉。
2. 洗发时随时观察老年人情况，如有异常要立即停止操作，并通知上报。
3. 用指腹按摩头皮，防止抓伤老年人；若头皮有损伤，尽量保持受损皮肤干燥。
4. 颈部如有管道，洗发前妥善固定。洗发时用保鲜膜包裹管道，再用毛巾包裹，注意松紧适宜。敷料若有浸湿，及时更换。
5. 若有胃管，注意妥善固定后再洗发，防止脱出。
6. 操作时动作轻柔，减少老年人不适和疲劳。
7. 病情危重和极度衰弱的老年人不宜洗发。

综合实训

请根据任务描述，协助刘奶奶床上洗发。各小组分角色扮演，进行综合实训。

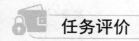

任务评价

见表2-37。

表2-37　综合评价表

项目	评价标准
知识掌握 （35分）	说出按摩头皮的正确方法（5分） 老年人头发护理的要求（5分） 头发清洗的评估及照护要点（10分） 说出协助老年人床上洗发的基本流程（5分） 说出协助老年人床上洗发的注意事项（10分） 回答熟练、全面、正确
操作能力 （45分）	能正确评估老年人病情、配合程度及头发卫生情况（5分） 能正确保护好耳朵、眼睛不进水，被服不打湿，能正确按摩头皮（10分） 能将洗发液冲洗干净（10分） 能正确实施床上洗发，无安全问题出现（10分） 能根据老年人的自理程度选择不同的洗头方法（10分） 操作要娴熟、正确、到位
人文素养 （20分）	具有尊老、敬老、孝老的美德（10分） 态度和蔼可亲（5分） 操作细致、轻柔（5分）
总分（100分）	

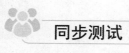 同步测试

一、单选题

1. 为老年人进行头发清洁照护的目的是（　　）。

A. 加强头部血液循环，促进代谢　　　　B. 维护老年人的自尊和自信

C. 去除污垢和脱落的头发、头屑　　　　D. 以上说法全对

2. 为老年人进行头发清洁照料，以下描述不恰当的是（　　）。

A. 调节水温时，应由照护人员用手试水温

B. 为满足老年人的需求，应尽量使用老年人喜爱的洗发液

C. 为节约用水量，可以适当减少冲洗头发的次数

D. 操作过程中随时注意观察老年人的身体状况。

二、填空题

1. 协助老年人清洗头发时，水温（　　　　），室温（　　　　　）为宜。

2. 为头发打结的老年人洗发时，可以用（　　　）或（　　　）辅助梳发。

三、判断题

1. 颈椎损伤或腰椎损伤，可在床上仰卧位洗发。（　　）

2. 洗发的频率因人而异，以头发不油腻、不干燥为度。（　　）

任务四

身体清洁

任务描述

　　刘奶奶，89岁，1年前因脑卒中复发，生活不能自理，入住养老院非自理区，目前基本生活需要照护人员照顾。今日照护人员发现刘奶奶身体有异味。

　　工作任务：照护人员协助刘奶奶进行床上擦拭。

 任务分析

　　为完成任务需要照护人员熟悉皮肤清洁与健康的知识、身体清洁的重要性、身体清洁的要求、老年人清洁护肤用品指导；掌握皮肤清洁的评估要点、老年人皮肤清洁的方法等相关知识。照护人员需了解老年人病情、认知、配合程度、清洁习惯、有无关节活动受限的状况并完成身体各部位的皮肤清洁工作。

　　任务重点：细心、细致地为老年人做好全身擦拭。

　　任务难点：为不能自理的老年人进行全身擦拭，保持皮肤的清洁状态。

　　在任务实施过程中对待老年人的态度始终亲切、热情；操作时动作轻柔，耐心、细心，具有尊老、敬老、孝老的美德。

相关知识

　　皮肤是人体最大的器官。一方面防止体内水分、电解质及其他物质丢失，另一方面使体内各种组织和器官免受物理性、机械性、化学性物质和病原微生物的侵袭。随着年龄的增长，老年人皮肤逐渐松弛，弹性降低，厚度逐渐变薄，表皮角质层的更新速度减慢，导致皮肤愈合能力和屏障功能降低。同时老年人的皮下脂肪含量逐渐减少，降低了四肢末端皮下脂肪的缓冲作用。另外，老年人皮肤毛细血管减少，神经末梢密度减少，导致老年人的体温调节功能下降，触觉、痛觉、温觉等感觉功能减弱。部分老年人长期卧床、久坐或伴有排便失禁等。有些疾病也会给老年人的皮肤清洁带来难度。因此，老年人更应该注意皮肤的清洁。

（一）身体清洁与健康

1. 身体清洁的重要性

　　清洁不但可以促进机体健康，预防感染，还可以改善自我形象，使人拥有自尊和自信，感觉舒适、安全及心情轻松愉快。

2. 身体清洁的要求

　　出汗较多的老年人应常洗澡并保持干燥，可以防止皮肤因潮湿而破损；皮肤干燥的老年人酌情减少洗澡次数，适当增加护肤品的使用。

3. 老年人清洁护肤用品指导

　　考虑老年人皮肤生理特性，尽量选用中性、无刺激的清洁浴液或者温水清洁皮肤，避免使用

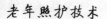

肥皂、含酒精的用品，清洁后擦干皮肤，有条件时可选用具有调理皮肤、保湿功能及抗氧化功能的皮肤保护剂。

（二）老年人清洁皮肤的方法

老年人清洁皮肤主要包括三种方法：盆浴、淋浴和床上擦拭。

（三）皮肤清洁的评估要点

见表 2-38。

表 2-38　皮肤清洁的评估要点

评估内容	照护要点
认知及配合程度	重度认知障碍者进行床上擦拭，轻中度认知障碍者可协助沐浴
有无关节活动受限	关节活动受限时要注意保护，防止意外发生
清洁习惯及对清洁用品的选择	老年人的清洁习惯及对清洁用品的喜好需要评估
皮肤 　有无破损 　有无皮疹 　有无感染 　感觉功能	有破损的不能沐浴，擦拭时避开破损部位，擦拭后进行消毒 有皮疹时，用清水冲洗，避免使用化学清洗剂 有皮肤感染的禁止沐浴 不能准确感受水温者可进行床上擦拭

任务实施

一、评估

1. 老年人的年龄、病情、意识及肢体活动等情况。

2. 老年人的皮肤卫生情况。

3. 老年人的心理状况及合作程度。

二、计划

1. 环境准备　环境安静整洁，宽敞明亮，无异味。关闭门窗，温度调至 22~26 ℃。

2. 照护人员准备　着装整洁，修剪指甲，七步洗手法洗手，必要时戴口罩。

3. 老年人准备　知道皮肤清洁的重要性，愿意配合。

4. 用物准备　护理推车 1 辆，免洗洗手液 1 瓶，脸盆 3 个，浴巾 2 条，长毛巾 2 条，方毛巾 1 条，沐浴液 1 瓶，清洁衣裤 1 套，一次性中单 1 块，暖瓶 1 个，污水桶 1 个，必要时备屏风 1 个，润肤乳 1 瓶，指甲剪 1 个。

三、实施

见表 2-39。

表 2-39　老年人身体清洁操作流程

操作步骤与操作过程		要点说明与注意事项
1. 评估核对	◆ 环境清洁，温湿度适宜，无异味 ◆ 核对老年人的基本信息，评估老年人疾病情况、身体状况、皮肤状况	● 关闭门窗，室温 22~26 ℃，冬季略高
2. 解释目的	◆ 向老年人解释操作目的和床上擦拭时需要配合的动作，使其愿意配合，询问老年人是否需要如厕	● 确认老年人基本信息，语言亲切，沟通有效

续表

操作步骤与操作过程	要点说明与注意事项
3. 擦洗眼睛、面和颈部	◆ 浴巾铺于头下，另一条盖在胸前，兑好水温将方毛巾浸湿后拧干，用方毛巾的 4 个角，分别擦净双眼的内眦和外眦；洗净方毛巾涂抹少许浴液，包裹在手上，依次擦拭前额、鼻部、两颊、耳后、颈部，洗净方毛巾同法擦净脸上的浴液，再用浴巾蘸干脸上水分	● 水温为 40~45 ℃ ● 擦拭具体顺序：前额由中间向两侧，鼻部由上到下，面颊由唇、下巴向左右面颊擦拭，颈部由中间分别向两侧擦洗，擦净耳廓、耳后及皮肤褶皱处 ● 动作要迅速、轻柔
4. 擦洗上肢	◆ 暴露近侧上肢，浴巾半铺半盖于手臂。用涂上浴液的小方毛巾由前臂向上臂擦拭，擦拭后用浴巾遮盖，洗净方毛巾，同样手法擦净上臂浴液，再用浴巾蘸干水分。将浴巾对折置于床边，水盆放浴巾上，协助老年人将手浸于水盆中，洗净并擦干。同法擦拭另一侧	● 从远心端向近心端擦拭，擦洗皮肤时力量适度，能够刺激肌肉组织并促进皮肤血液循环为宜 ● 注意洗净腋窝等皮肤褶皱处，浸泡可软化皮肤角质层，便于清除污垢
5. 擦拭胸部	◆ 棉被向下折叠暴露胸部，浴巾遮盖胸部。包裹在手上的方毛巾涂上浴液，暴露胸部，由上向下擦拭胸部及两侧。擦拭后用浴巾遮盖，洗净方毛巾，同法擦净浴液，再用浴巾蘸干皮肤水分	● 避免着凉 ● 保护隐私，减少暴露，女性老年人注意轻柔擦洗乳头 ● 注意擦净腋窝、乳房下皮肤褶皱处
6. 擦拭腹部	◆ 盖被向下折至大腿根部，浴巾遮盖胸腹部。包裹在手上的方毛巾涂上浴液，暴露腹部，由上向下擦拭腹部及两侧，擦拭后用浴巾遮盖，洗净方毛巾，同法擦净腹部浴液，再用浴巾蘸干皮肤水分	● 保护病人隐私，防止身体受凉。注意洗净脐部
7. 擦拭背臀	◆ 协助老年人翻身侧卧，后背朝向照护人员。浴巾铺于背臀部，向上反折遮盖背臀部，将清洁方毛巾包裹在手上，涂上浴液，暴露背臀部，由腰骶部分别沿脊柱两侧螺旋形向上擦洗全背，环形擦洗臀部，擦拭后用浴巾遮盖，洗净方毛巾；同法擦净背臀部浴液，再用浴巾蘸干皮肤水分	● 擦拭过程中随时遮盖，减少暴露 ● 注意保暖 ● 注意擦净臀部和肛门部位的皮肤褶皱
8. 擦拭下肢	◆ 协助老年人平卧盖好被子。暴露一侧下肢，浴巾半铺半盖。将方毛巾包裹在手上，涂上浴液，打开浴巾暴露下肢。一手扶住下肢的踝部呈屈膝状，由小腿向大腿方向擦拭，擦拭后用浴巾遮盖、洗净，再用浴巾擦干下肢水分，同法擦洗另一侧	● 由远心端向近心端擦洗，促进静脉回流
9. 清洗双脚	◆ 更换水盆。取软枕垫在老年人膝下支撑，脚下铺橡胶单和浴巾，水盆放在浴巾上，将老年人的一脚浸入水盆中，涂沐浴液，用专用毛巾擦洗，注意洗净脚趾缝，洗后将脚放在浴巾上，同法清洗另外一只脚。撤去水盆，拧干脚巾，擦干双脚，再用浴巾进一步擦干。若双脚过于干燥，可涂润肤剂	● 水温 40~45 ℃ ● 确保足底接触盆底保持稳定 ● 注意洗净并擦干脚趾间的部位 ● 润肤剂可软化皮肤，保持皮肤湿润

续表

操作步骤与操作过程	要点说明与注意事项
10. 擦拭会阴 ◆ 更换水盆。臀下放置橡胶单、浴巾。用专用毛巾浸湿拧干，女性老年人按照由上向下分别擦拭阴阜、尿道口、阴道口、肛门、两侧腹股沟。男性老年人按顺序擦拭尿道外口、阴茎、包皮、阴囊、肛门、腹股沟。撤去橡胶单和浴巾	• 擦拭顺序由上到下，由对侧至近侧 • 每擦一处需要更换毛巾的不同部位 • 随时清洗毛巾直至清洁无异味，特别注意肛门部位皮肤情况，必要时在擦洗肛门前可先用卫生纸或湿巾擦洗 • 力量柔和、适度，避免过度刺激，若有条件也可以为女性老年人臀下垫便盆，给予会阴冲洗
11. 整理记录 ◆ 协助老年人更换清洁衣裤，必要时为老年人皮肤涂抹润肤乳，取舒适卧位，整理床单位，整理用物，洗手、记录	• 按规定进行清洗

四、评价

1. 语言表达清晰、亲切温柔，老年人知道皮肤清洁的重要性并能积极配合。

2. 床上擦拭方法正确，操作流程符合要求，无安全问题发生。

3. 老年人皮肤得到清洁护理，感觉舒服，心情愉悦。

注意事项

1. 擦拭动作轻柔，减少翻动次数，避免擦拭时弄湿床单和盖被。

2. 擦拭时随时调节水温，及时为老年人盖好浴巾。

3. 擦拭时减少暴露，保护老年人隐私。

4. 老年人若有伤口和引流管，避免伤口受压、引流管打折或扭曲。

5. 除眼睛和会阴外，一般均采用清水和浴液各擦洗一遍，再用清水擦净及浴巾、毛巾擦干。

6. 擦洗过程中随时观察老年人反应，若出现寒战，面色苍白，要立即停止擦拭，采取保暖措施，并通知医护人员。

7. 不可在空腹或饭后1小时内进行擦拭，以防出现安全问题。

知识拓展

可移动洗澡机

一款新型可移动的家用电热水器，不需要安装，不受任何地点限制，即使在没有自来水的地方，也可以洗上一个安全、舒适的热水澡。

1. 智能控制，操作简单。自动上水，智能加热，一键启动洗浴，每个工作状态都有指示灯显示，一目了然。

2. 恒温出水、远离水垢。洗浴时不用调温，直接恒温出水，特别适合老年人、儿童使用；原理设计上规避了结水垢的问题，真正实现健康洗浴。

3. 水电隔离、超长寿命。绝缘晶体发热结构，水电隔离，真正实现长寿耐用；同时保证用电安全。

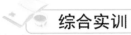 **综合实训**

请根据任务描述，协助刘奶奶床上擦拭。各小组分角色扮演，进行综合实训。

 任务评价

见表 2-40。

表 2-40　综合评价表

项目	评价标准
知识掌握 （30分）	说出老年人清洁皮肤的要求（5分） 说出老年人清洁皮肤和选择护肤品的指导要点（5分） 说出协助老年人床上擦拭的基本流程（10分） 说出协助老年人床上擦拭的注意事项（10分） 回答熟练、全面、正确
操作能力 （50分）	能正确评估老年人的皮肤情况（10分） 能正确调节水的温度（10分） 能正确实施协助老年人床上擦拭的流程（20分） 能正确实施保护老年人隐私，没有安全问题发生（10分） 操作要娴熟、正确、到位
人文素养 （20分）	具有尊老、敬老、孝老的美德（10分） 态度和蔼可亲（5分） 操作细致、轻柔（5分）
总分（100分）	

 同步测试

一、单选题

1. 为老年人做会阴擦洗时不正确的是（　　　）。

A. 操作前要洗手，戴口罩　　　　　B. 操作前调试好水温

C. 应先擦洗肛门，再擦洗尿道口　　D. 使用专门的会阴清洁盆

2. 床上擦拭的目的不包括（　　　）。

A. 预防坠积性肺炎　　　　　　　　B. 促进血液循环，增强皮肤排泄功能

C. 保持皮肤清洁，让老年人感觉舒适　　　D. 观察身体情况

二、填空题

1. 为老年人进行床上擦拭时，室温是（　　　　），水温是（　　　　）。

2. 老年人清洁皮肤尽量选用（　　　）的清洁浴液或者温水清洁皮肤。

三、判断题

1. 床上擦拭时，若老年人突然出现心慌气促、面色苍白、出冷汗，应该立即停止操作并通知医护人员。　　　　　　　　　　　　　　　　　　　　　　　　　　　　　　　（　　）

2. 老年人若有伤口和引流管，避免伤口受压，引流管打折或扭曲。　　　　　（　　）

任务五
衣物更换

衣服更换

任务描述

　　王奶奶，80岁，半年前突发脑梗塞，行康复治疗后可坐于轮椅上。因家庭照顾困难，现入住某养老机构。老年人能正常沟通，左侧肢体偏瘫，右侧肢体能活动，但无法自行穿脱衣服。

　　工作任务：照护人员协助王奶奶更换衣服。

任务分析

　　为完成任务需要熟悉更换衣服的内容、老年人的服装特点、老年人的服装选择要求、老年人服装选择不当的危害，照护人员需完成老年人病情、肢体活动情况、配合程度等评估，掌握更换衣服的要点及注意事项。

　　任务重点：为老年人更换衣服。

　　任务难点：协助不能自理的老年人穿脱衣服。

　　在任务实施过程中对待老年人的态度始终亲切、热情；操作时动作轻柔，耐心、细心，具有尊老、敬老、孝老的理念。

相关知识

穿脱衣物概述

1. 老年人的服装特点

老年人穿着应具有实用、舒适、整洁、美观等特点。

2. 老年人的服装选择要求

老年人的服装尽量选择宽松、方便穿脱、便于活动的衣服。面料以棉织品为主，夏季可选用真丝、棉麻透气凉爽的布料，老年人的内衣和袜子应选择棉质的，要勤洗、勤换，利于健康。老年人应选择具有安全、舒适、排汗、减震、柔软、轻巧等特点的鞋，大小要合适，穿脱要方便，

日常行走可选择有适当垫高后跟的布底鞋，运动时最好选择鞋底硬度适中的运动鞋，少穿拖鞋。

3. 老年人服装选择不当的危害

有些衣服布料如化纤织品是从高分子化合物和碳水化合物中提取出来的，容易造成老年人过敏性皮炎，出现瘙痒、疼痛、红肿或水泡等。袜子的袜口过紧则会导致局部肿胀不适、血运受阻等。鞋子的尺码一定要合适，鞋底要有防滑功能，防止老年人跌倒。

任务实施

一、评估

1. 老年人的年龄、病情、意识及肢体活动等情况。

2. 老年人的心理状况及合作程度。

3. 老年人对衣服、洗护用品的选择要求。

二、计划

1. 环境准备　环境安静整洁，宽敞明亮，温湿度适宜，无异味。

2. 操作人员准备　着装整洁，修剪指甲，七步洗手法洗手，必要时戴口罩。

3. 老年人准备　知道衣服更换的重要性，愿意配合。

4. 用物准备　护理推车1辆，速干洗手液1瓶，开襟上衣1件，裤子1条，毛巾1条，必要时备套头上衣1件，屏风1个，脸盆（盛温水）1个，润肤乳1瓶。

三、实施

见表2-41。

表 2-41　协助老年人更换衣服操作流程

操作步骤与操作过程		要点说明与注意事项
1. 评估核对	◆ 环境清洁，温湿度适宜，无异味。核对老年人的基本信息，评估老年人病情、身体情况、配合意愿	• 注意保温，防止受凉，确认老年人基本信息
2. 解释目的	◆ 向老年人解释更换衣服的目的和更换衣服需要配合的动作，使其愿意配合，询问老年人是否需要协助如厕	• 语言亲切，沟通有效
3. 更换开襟上衣	◆ 脱开襟上衣　掀开盖被，解开纽扣，协助老年人脱去一侧衣袖，脱下的部分平整塞于老年人身下，从身体另一侧拉出，脱下另一侧衣袖	• 女性老年人需遮挡床帘，或拉开屏风，保护隐私 • 若有患肢，先脱健侧，后脱患侧
	◆ 穿开襟上衣　协助老年人翻身侧卧。穿好上侧的衣袖，其余部分平整塞于老年人身下，协助老年人平卧，从老年人身下拉出衣服，穿好另一侧衣袖。扣好纽扣	• 穿开襟上衣时，先穿患侧，再穿健侧

操作步骤与操作过程		要点说明与注意事项
4. 更换套头上衣	◆ 脱套头上衣　掀开盖被，将衣服向上拉至胸部。协助老年人手臂上举，脱出一侧衣袖，再脱另一侧衣袖。托起老年人头颈部。另一手将套头上衣完全脱下	• 有患肢时，先脱健侧，再脱衣领，最后脱患侧
	◆ 穿套头上衣　分辨衣服前后。护理员手臂从老年人衣服袖口处穿过，握住其手腕，将衣袖轻轻向老年人手臂上套拉，同法穿好另一侧，将衣领开口套在老年人头部，拉平衣服	• 有患肢时，先穿患侧，后穿健侧
5. 更换裤子	◆ 脱裤子　向老年人解释，掀开盖被。松开裤带裤扣，一手托起腰骶部，另一手将裤腰向下退至臀部以下。双手分别拉住两裤管口向下，将裤子完全脱下	• 若有患肢，先脱健侧，后脱患侧
	◆ 穿裤子　向老年人解释，辨清裤子前后。一手手臂从裤管口向上套入。轻握老年人脚踝，另一手将裤腿向老年人大腿方向提拉，同法穿好另一侧。向上提拉裤腰至臀部，协助老年人将裤腰拉至腰部。协助老年人平卧系好裤扣裤带	• 先穿远侧，后穿近侧 • 若有患肢先穿患侧，后穿健侧
6. 整理记录	◆ 撤去屏风，整理用物，洗手，记录	• 按规定进行清洗，七步洗手，记录

四、评价

1. 语言表达清晰、亲切温柔，老年人知道更换衣服的重要性并能积极配合。

2. 更换衣服方法正确，无安全问题发生。

3. 完成衣服更换，老年人感到舒适，心情愉悦。

注意事项

1. 尽量为老年人选择柔软、舒适的开襟上衣和松紧带裤子，方便穿脱。

2. 操作中经常询问老年人有无不适，避免过多翻动和长时间暴露老年人身体，必要时使用屏风遮挡。

3. 为老年人更换衣服之前，需要清洗的身体部位给予清洗干净，必要时涂抹护肤乳。

4. 让老年人力所能及地参与穿脱衣活动。若有肢体瘫痪，照护人员可以指导老年人将复杂的动作分解成若干个简单动作，循序渐进，缓慢进行。

综合实训

请根据任务描述，协助王奶奶更换衣服。各小组分角色扮演，进行综合实训。

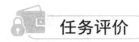 **任务评价**

见表2-42。

表2-42 综合评价表

项目	评价标准
知识掌握 （20分）	说出老年人的服装特点（5分） 说出老年人的服装选择要求（5分） 说出老年人服装选择不当的危害（5分） 说出协助老年人更换衣物的注意事项（5分） 回答熟练、全面、正确
操作能力 （60分）	能正确评估老年人更换衣服的配合情况（10分） 能正确穿脱开襟上衣（20分） 能正确穿脱裤子（20分） 能正确实施穿脱衣服（10分） 操作要娴熟、正确、到位
人文素养 （20分）	具有尊老、敬老、孝老的美德（10分） 态度和蔼可亲（5分） 操作细致、轻柔（5分）
总分（100分）	

 同步测试

一、单选题

1. 为老年人更换衣裤的操作，不妥的一项是（ ）。

A. 操作前应先评估环境是否适宜操作

B. 接触老年人身体前，照护人员应先洗净并温暖双手

C. 为节约操作时间，可以先将上衣和裤子一并脱下

D. 操作过程要注意保持与老年人的持续有效沟通

2. 李奶奶，72岁，左上肢骨折，为其更换上衣的正确顺序是（ ）。

A. 先脱左侧，先穿左侧

B. 先脱右侧，先穿左侧

C. 先脱左侧，任意顺序穿

D. 先穿左侧，任意顺序脱

二、填空题

1. 老年人穿着应具有（ ）（ ）（ ）（ ）等特点。

2. 脱套头上衣时，若有患肢，先脱（ ），再脱（ ），最后脱（ ）。

三、判断题

1. 为老年人选择质地柔软、透气性好的衣服，以棉质材质为主。 （ ）

2. 更换衣服操作过程中始终注意保护老年人隐私。 （ ）

任务六

压疮预防

任务描述

赵奶奶，89岁，长期卧床，今日上午照护人员小李发现赵奶奶骶尾部出现皮肤压红，有触痛感，观察其精神状态尚好。

工作任务：照护人员协助赵奶奶进行压疮预防。

任务分析

为完成任务照护人员需要知道压疮的概念、压疮的好发部位、压疮的危险因素、预防压疮的方法、老年人压疮的营养需要等知识。照护人员需了解老年人病情、认知及配合程度、有无关节活动受限、皮肤按摩的方法评估，压疮预防操作实施及其注意事项等工作。

任务重点：为老年人翻身侧卧，预防压疮。

任务难点：偏瘫老年人预防压疮的体位摆放。

在任务实施过程中对待老年人的态度始终亲切、热情；操作时动作轻柔，耐心、细心，具有尊老、敬老、孝老的理念。

相关知识

一、压疮概述

1. 压疮的概念

压疮又称为压力性溃疡，是指身体的局部组织长期受压，从而引起局部血液循环障碍，持续的缺血、缺氧、营养不良而造成的局限性组织破损和坏死。

2. 压疮的好发部位

压疮好发生于身体受压和缺少脂肪组织保护的骨骼隆突处。体位不同，好发部位也不同。

（1）仰卧位：好发于枕骨、肩胛部、肘部、脊椎体隆突处，骶尾部及足跟部（图2-19）。

（2）侧卧位：好发于耳廓、肩峰、肋骨、髋部、膝关节的内外侧及踝关节的内外踝（图2-20）。

（3）俯卧位：好发于面颊部、耳廓、肩部、女性乳房、男性生殖器、髂嵴、膝部及足尖处（图2-21）。

（4）坐位：好发于坐骨结节处（图2-22）。

3. 压疮危险因素的评估

根据老年人不同的卧位，重点查看骨骼突出和受压部位的皮肤情况；有无潮湿、压红及压红消退时间、水泡、破溃、感染等；同时需了解老年人全身状态、躯体功能活动、皮肤营养状况等相关因素。

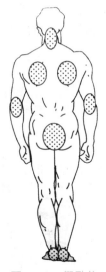

图 2-19　仰卧位

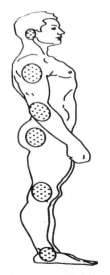

图 2-20　侧卧位

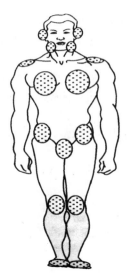

图 2-21　俯卧位

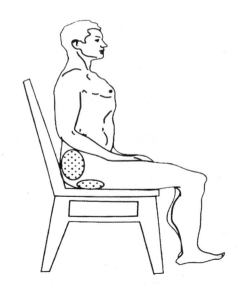

图 2-22　坐位

4. 压疮的分期

Ⅰ期　局部皮肤完好，出现指压不变白的红斑，表现为红肿热痛或麻木，解除压力 30 分钟后，皮肤颜色仍然不能恢复正常，若及时去除诱因，为可逆性改变。

Ⅱ期　部分皮层缺失，但真皮层暴露伤口有红色或粉红色湿润，也可表现为完整的或者破损的水泡。无肉芽组织、腐肉、焦痂。

Ⅲ期　全层皮肤缺失，溃疡处常常可见脂肪、肉芽组织和伤口边缘内卷，可见腐肉或焦痂。无筋膜、肌肉、肌腱、韧带、软骨或骨暴露。

Ⅳ期　全层皮肤和组织缺失，可见或可直接触及黏膜、肌肉、肌腱、韧带、软骨或骨骼。可见腐肉和焦痂。

5. 照护人员协助老年人预防压疮的要求

对长期卧床的老年人进行压疮预防并能给予Ⅰ期压疮老年人相应的护理。

二、预防压疮的方法

压疮是可以预防的，精心、细心的生活照护可以将压疮的发生率降到最低限度，预防压疮的关键在于消除诱发因素。照护人员在工作中应做到"六勤"，即勤观察、勤翻身、勤按摩、勤擦洗、勤整理、勤更换。

1. 减少压力

（1）合理进行体位变化，减少组织的局部受压，勤翻身可以使受压部位交替受力，是预防压疮最有效的方法。一般2小时翻身一次，必要时间隔30分钟至1小时翻身一次。

（2）长期卧床的老年人，床头抬高不超过30°；注意防止身体下滑，协助老年人屈髋、屈膝30°，腘窝下垫软枕；可以使用交替式充气床垫使身体受压部位交替受力，也可使用楔形海绵垫于老年人腰背部，使老年人身体偏向一侧与床铺成30°角。

（3）坐轮椅的老年人轮椅座位上需放置4~5 cm厚的海绵垫，每15分钟抬起身体一侧变换坐位着力点。骨骼隆突处可加软枕，也可使用透明贴膜或者减压贴膜保护局部。

2. 皮肤保护

（1）清洁皮肤，避免潮湿：要注意保持老年人的皮肤清洁，清洁皮肤最好用温水冲洗，不要用力揉搓，不使用碱性肥皂，无汗液，大小便后及时清洗。对于大小便失禁的老年人，肛周清洁后涂抹油剂保护。

（2）勤换内衣及床上用品：卧床老年人应选择穿着棉质、柔软、宽松的内衣，吸汗且不刺激皮肤，内衣及被服一旦潮湿要立即更换，经常整理床铺保持清洁、平整、干燥，使之平整无杂物，防止擦伤皮肤。

（3）加强护肤，涂抹润肤乳，防止皮肤干燥：老年人皮肤易干燥，容易瘙痒，若搔抓后容易出现破溃，会出现皮肤感染。

（4）防止皮肤擦伤：使用便盆时协助老年人抬高臀部，不可硬塞、硬拉，不使用破损的便盆，最好使用充气式便盆，以防擦伤皮肤。

3. 加强营养

老年人饮食结构应全面均衡，以高热量、高蛋白、高维生素、高矿物质食物为主，必要时少量多餐。水肿的老年人应限制水、盐的摄入。

任务实施

一、评估

1. 老年人的全身状况、躯体活动情况、营养状态、肢体活动，有无水肿、大小便失禁等情况。

2. 老年人局部皮肤的受压情况。

3. 老年人的心理状况及合作程度。

二、计划

1. 环境准备　环境安静整洁，宽敞明亮，无异味。关闭门窗，温度调至22~26 ℃。

2. 操作人员准备　着装整洁，修剪指甲，七步洗手法洗手，必要时戴口罩。

3. 老年人准备　清醒老年人知道预防压疮的重要性，愿意配合。

4. 用物准备　护理推车 1 台，免洗洗手液 1 瓶，脸盆 1 个，浴巾 1 条，长毛巾 2 条，中单（或橡胶单）1 块，大、中、小软枕数个，翻身记录单 1 本，暖瓶 1 个，污水桶 1 个，润肤乳 1 瓶，必要时备屏风 1 个。

三、实施

表 2-43　老年人压疮预防的操作流程

操作步骤与操作过程		要点说明与注意事项
1. 评估核对	◆ 环境清洁，温湿度适宜，无异味，核对老年人的基本信息，老年人身体状况、疾病情况、皮肤状况	• 关闭门窗，室度 22~26 ℃，冬季略高 • 确认老年人信息
2. 解释目的	◆ 向老年人解释操作目的和预防压疮的重要性，使其愿意配合，询问老年人是否需要如厕	• 语言亲切，沟通有效
3. 协助老年人翻身侧卧	◆ 掀开被角，将老年人近侧手臂放于枕边，远侧手臂放于胸前；在盖被内将远侧下肢搭在近侧下肢上；照护人员一手扶住老年人肩部，一手扶住老年人髋部向近侧翻转，双手环抱住老年人的臀部，移至床中线位置	• 翻身动作应轻柔、缓慢，避免拖、拉、推等动作，以免引起老年人不适 • 若有患肢，将患侧下肢搭在健侧下肢上
4. 放置软枕	◆ 在老年人胸前、上侧手臂、小腿中部放置软枕	• 保持老年人体位稳定、舒适
5. 检查背、臀	◆ 掀开老年人衣服，检查背部、臀部、骶尾部等皮肤受压情况	• 减少身体暴露，避免着凉
6. 按摩背、臀	◆ 浴巾铺背、臀上，向上反折遮盖背、臀，用温热的毛巾擦净背部、臀部汗渍，用手掌大小鱼际蘸少许乳液或者按摩油，紧贴皮肤，由腰骶部分别沿脊柱两侧螺旋形向上做环形动作按摩，重复 2~3 遍，用浴巾擦净背部	• 擦拭过程中随时遮盖，减少暴露，注意保暖，防止打湿床单及衣被 • 按摩时掌根部要压住局部皮肤，避免摩擦皮肤表面；压力要均匀，每次 3~5 分钟 • 皮肤若有轻度损伤，不可在受伤处按摩，以防加重
7. 整理、记录	◆ 整理床单位，整理用物，洗手，记录	• 被褥平整、干燥、无皱褶，必要时拉起床挡，七步洗手法洗手 • 记录的内容包括翻身时间、体位、皮肤检查情况，记录要全面、认真，有异常情况及时报告

四、评价

1. 语言表达清晰、亲切温柔，老年人知道预防压疮的重要性并能积极配合。

2. 按摩方法正确，操作流程符合要求，无安全问题发生。

3. 老年人皮肤得到按摩护理，感觉舒服，心情愉悦。

注意事项

1. 检查按摩时及时为老年人盖好浴巾，防止受凉。
2. 减少身体暴露，保护老年人隐私。
3. 按摩过程中随时观察老年人反应，若出现寒战、面色苍白，要立即停止，采取保暖措施，通知医护人员。
4. 老年人若有伤口和引流管，避免伤口受压或引流管打折、扭曲。
5. 按摩皮肤时应注意节约时间、节约力量。

知识拓展

压疮评估量表

评估压疮高危人群以及诱发和加重压疮的因素，是老年人预防压疮的前提。目前常用的压疮危险因素评估工具有 Braden 量表、Norton 量表和 Waterlow 量表。其中 Braden 量表简便、易行，应用广泛。评分≤18 分，提示老年人有发生压疮的危险，建议采取预防措施。见表 2-44。

表 2-44　Braden 量表

分值 项目	1	2	3	4
感觉：对压力相关不适的感受能力	完全受限	非常受限	轻度受限	未受限
潮湿：皮肤暴露潮湿环境的程度	持续潮湿	潮湿	有时潮湿	很少潮湿
活动能力：身体活动程度	限制卧床	坐位	偶尔行走	经常行走
移动能力：改变和控制体位的能力	完全无法移动	严重受限	轻度受限	未受限
营养：日常食物摄取状态	非常差	可能缺乏	可能充足	丰富
摩擦力和剪切力	有问题	有潜在问题	无明显问题	—

 综合实训

请根据任务描述，协助赵奶奶预防压疮。各小组分角色扮演，进行综合实训。

任务评价

见表 2-45。

表 2-45　综合评价表

项目	评价标准
知识掌握 （30 分）	说出压疮的定义（5 分） 说出压疮的好发部位（10 分） 压疮危险因素的评估（5 分） 理解压疮的分期，能判断 I 期压疮（5 分） 说出预防压疮发生的方法（5 分） 回答熟练、全面、正确

续表

项目	评价标准
操作能力 （50分）	能正确评估老年人的皮肤受压情况（10分） 能正确调节水温、室温（5分） 能正确实施协助老年人按摩皮肤的流程（25分） 能正确实施保护老年人隐私，没有安全问题发生（10分） 操作要娴熟、正确、到位
人文素养 （20分）	具有尊老、敬老、孝老的美德（10分） 态度和蔼可亲（5分） 操作细致、轻柔（5分）
总分（100分）	

 同步测试

一、单选题

1. 对长期卧床的老年人，床头抬高不超过（　　）可减少压疮的发生。

A. 20°　　　　　　B. 30°　　　　　　C. 40°　　　　　　D. 50°

2. 增进受压部位血液循环的有效措施，不包括（　　）。

A. 经常用温水为老年人擦澡、擦背　　　　　B. 按摩时用手掌紧贴皮肤

C. 按摩轻度受伤的皮肤部位　　　　　D. 按摩压疮易发的骨骼隆突部位

二、填空题

1. 仰卧位时压疮的易发部位包括（　　　　　）（　　　　　）（　　　　　）（　　　　　）（　　　　　）（　　　　　）。

2. 侧卧位时压疮的易发部位包括（　　　　　）（　　　　　）（　　　　　）（　　　　　）（　　　　　）（　　　　　）。

3. 坐位时压疮的易发部位是（　　　　　）。

三、判断题

1. 翻身的时间应根据老年人皮肤受压的情况而定，一般每两小时翻身一次。　　　　　（　　　）

2. 改善全身的营养可以减少老年人压疮发生的概率。　　　　　（　　　）

项目五　老年人睡眠照护

【项目介绍】

　　睡眠是人们周期性出现的一种自发的可逆性静息状态，表现为机体对外界刺激的反应性降低，即意识的暂时中断。正常人脑的活动始终处于觉醒和睡眠交替状态，是生物节律现象之一。充足的睡眠可以消除疲劳，恢复体力；保护大脑，恢复精力；促进心理健康，利于皮肤美容；增强免疫力，解除肢体的疲劳；延缓衰老，促进长寿。老年人的睡眠质量随着年龄的增长和身体功能的衰退而下降，照护人员根据老年人的睡眠特点调整其睡眠习惯，可以有效帮助老年人拥有高质量的睡眠，有助于老年人身心健康和疾病的康复。

【知识目标】

了解老年人的睡眠特点和睡眠习惯；熟悉老年人睡眠障碍的类型；掌握老年人睡眠需要的物理条件和睡眠的照护措施。

【技能目标】

能正确协助老年人布置睡眠环境，能为睡眠障碍的老年人解除忧患；能正确全面记录睡眠观察结果。

【素质目标】

照护过程中有严谨的工作态度、良好的沟通能力、和蔼可亲的语言神态，让老年人有安全感和舒适感。

任务一

睡眠环境布置

老年人睡眠照护

 任务描述

刘奶奶，89岁，1年前因脑卒中复发，生活不能自理，入住某养老院非自理区，基本生活需要照护人员照顾。现在是晚上9点，刘奶奶想睡觉。

工作任务：工作人员协助刘奶奶布置睡眠环境。

任务分析

为完成任务，照护人员需要知道老年人的睡眠特点，睡眠需要具备的条件，老年人的睡眠习惯，需要准备的睡眠用物等。照护人员需完成老年人病情、认知及配合程度、睡眠习惯的评估，协助老年人上床入睡等工作。

任务重点：帮助老年人布置睡眠环境。

任务难点：老年人对睡眠环境的布置满意。

任务实施过程中对待老年人的态度始终亲切、热情；操作时动作轻柔，耐心、细心；具有尊老、敬老、孝老的美德。

 ## 相关知识

良好的睡眠是指在最佳睡眠时间达到足够睡眠量，30 min 内能入睡，基本不醒或醒后能够很快再次入睡，并且醒后感觉精力充沛，情绪愉悦。睡眠质量的好坏不以简单的计算睡眠时间长短来衡量，而是以睡醒后是否消除了疲劳、精力是否充沛来评判。老年人随着年龄增长，机体结构和功能发生退化，睡眠功能也会退化。

一、老年人的睡眠

（一）老年人睡眠特点

1. 早睡早醒

成人最佳的睡眠时间为 22 点至次日清晨 6 点，老年人一般提前至 21 点至次日清晨 5 点。

2. 睡眠时间缩短

成年人对睡眠的时间要求一般需要 7~9 小时，老年人一般达到 6~7 小时；80 岁以后，睡眠时间会略微增加。

3. 容易觉醒，睡眠间断增多

老年人随年龄增长，更容易出现夜间睡眠间断，大约 50% 的老年人会出现超过 30 分钟的睡眠间断。

4. 晚上入睡时间延长

白天老年人容易疲乏，很多老年人疲乏后出现瞌睡，所以夜间入睡时间往往超过 30 分钟。

（二）老年人良好的睡眠习惯

1. 定时睡眠

无论是白天还是夜晚，老年人尽量保持在同一个时间上床和起床。

2. 坚持午睡

午餐 15~30 分钟后可安排老年人午睡，睡眠时间以 30~60 分钟为宜。

3. 打瞌睡

打瞌睡可以为机体充电，属于正常的生理现象。老年人在感觉疲倦时可以打瞌睡，利于机体的体能恢复。

4. 睡前促进睡眠的方法

下午 4 点以后避免食用咖啡、茶叶、尼古丁以及其他刺激性物质；睡前可以饮少量热牛奶，洗温水澡；也可热水泡脚，用 40 ℃ 左右的温水浸泡 10~15 分钟，按摩足背和足底；也可指导老年人睡前做放松训练，如听轻音乐或催眠曲；同时提醒老年人睡前如厕，以免夜尿增多影响睡眠；适当使用眼罩或者耳塞。

二、老年人睡眠的条件

1. 环境适宜

保持室内空气流通，白天至少通风 2 次，每次 30 分钟；室内温湿度按照夏季 25~28 ℃，冬季 18~22 ℃，湿度 50%~60% 调节；老年人睡眠时卧室光线要暗，可以采用遮光性能好的深色窗帘，睡前关闭大灯，开启壁灯或地灯；室内尽量保持安静，照护人员夜间巡视或操作时要做到"四轻"，即说话轻、走路轻、操作轻、开关门轻。墙壁颜色宜浅，避免老年人过度兴奋或焦虑。

2. 床铺被服舒适

床铺的高度以适合老年人上下床为宜，一般 40~50 cm，硬度适中；床上用品尽量使用纯棉、透气、更换方便、可洗涤床品，厚薄随季节调整，松软适中；枕头高度一般为 6~9 cm，硬度适中，根据老年人的习惯可适当调整。

任务实施

一、评估

1. 老年人的年龄、病情、意识及肢体活动等。

2. 老年人的睡眠情况。

3. 老年人的睡眠环境和床铺条件。

二、计划

1. 环境准备　环境安静整洁，宽敞明亮，无异味，关闭门窗。

2. 操作人员准备　着装整洁，修剪指甲，七步洗手法洗手，必要时戴口罩。

3. 老年人准备　知道布置睡眠环境的重要性，愿意配合。

4. 用物准备　免洗洗手液1瓶，床刷1个，签字笔1支，记录单1本。

三、实施

见表2-46。

表2-46　协助老年人布置睡眠环境操作流程

操作步骤与操作过程		要点说明与注意事项
1. 评估核对	◆ 环境清洁、安静、舒适、安全，温湿度适宜，无异味 ◆ 老年人意识状态、身体状况、疾病情况	● 关闭门窗，室度22~26℃，冬季18~22℃
2. 解释目的	◆ 核对老年人的基本信息，向老年人解释操作目的和睡眠环境准备情况，询问老年人是否如厕，帮助老年人做好个人卫生	● 确认老年人信息，语言亲切，沟通有效
3. 检查床铺	◆ 检查床铺是否平整、干燥，有无褶皱，拍打枕头，铺好棉被，三折于床的对侧	● 必要时可用暖水袋温暖被褥，睡前取出，防止烫伤
4. 协助老年人上床	◆ 协助老年人坐在床上，脱掉鞋子及衣服，协助老年人采取舒适的卧位和正确的睡姿，盖好被子	● 根据季节、室内温度及老年人需求盖好被子 ● 指导老年人睡眠采取右侧卧位，避免心脏受压迫，易于入睡
5. 控制噪声	◆ 关窗户，拉好窗帘，关电视	● 避免光线进入，减少声音刺激
6. 调节光线	◆ 打开夜间地灯，关闭房间大灯	● 光线太强，不利于老年人入睡
7. 离开房间	◆ 呼叫器放于老年人枕边，便器放于床旁，询问老年人有无其他需求后离开	● 轻轻关门，注意"四轻"
8. 整理、记录	◆ 整理用物，洗手，记录	● 记录老年人睡眠时间及晚上巡视老年人睡眠的情况

四、评价

1. 语言表达清晰、亲切温柔，老年人知道睡眠环境的重要性并能积极配合。

2. 布置睡眠环境方法正确，操作流程符合要求，无安全问题发生。

3. 老年人得到良好的睡眠环境，感觉舒服，心情愉悦。

注意事项

1. 老年人尽量每天同一时间上床睡觉，以维持自身的睡眠节律。
2. 睡眠过多也会引起四肢无力，全身酸软，精神不振，老年人应根据自身的情况合理掌握睡眠时间。

知识拓展

不同睡眠时期的特点

正常的睡眠是白天清醒，夜间睡眠。睡眠节律往往是由个人生活和工作习惯养成的，就是通常所讲的"生物钟"。睡眠分为非快速眼动睡眠（NREM）和快速眼动睡眠（REM）两个主要时期，组成一个睡眠周期（表2-47）。通常情况下，一个睡眠周期需要持续80~100分钟。非快速眼动睡眠又分为4个阶段。

表2-47　NREM和REM的特点和生理表现

睡眠时期	阶段	特点及生理表现
非快速眼动睡眠	入睡期	肌肉放松，呼吸均匀，脉搏减慢，容易被叫醒
	浅睡期	肌肉松弛，呼吸均匀，脉搏减慢，血压、体温下降，进入睡眠状态，但仍易被惊醒
	熟睡期	肌肉松弛，脉搏缓慢，血压、体温降低，中度刺激不能唤醒
	深睡期	全身放松，可出现梦游、遗尿、大汗、噩梦等，很难唤醒
快速眼动睡眠	梦境期	心率、血压、呼吸大幅度波动，眼肌活跃，眼球迅速转动，很难唤醒

综合实训

请根据任务描述，协助刘奶奶布置睡眠环境。各小组分角色扮演，进行综合实训。

任务评价

见表2-48。

表2-48　综合评价表

项目	评价标准
知识掌握（30分）	说出老年人的睡眠特点（10分） 说出老年人需要的物理睡眠条件（10分） 良好的睡眠习惯（10分） 回答熟练、全面、正确
操作能力（50分）	能正确评估老年人睡前的总体情况（10分） 能正确为老年人布置睡眠环境（10分） 能将老年人夜间睡眠的安全隐患因素排除（20分） 能正确实施睡眠照护，保护老年人隐私，没有安全问题发生（10分） 操作要娴熟、正确、到位

续表

项目	评价标准
人文素养 （20分）	具有尊老、敬老、孝老的美德（10分） 态度和蔼可亲（5分） 操作细致、轻柔（5分）
总分（100分）	

同步测试

一、单选题

1. 不利于改善老年人睡眠的是（　　　）。

A. 白天适当锻炼　　　　　　　　B. 晒太阳

C. 温水泡脚　　　　　　　　　　D. 睡前多喝水

2. 老年人常见的睡眠特点不包括（　　　）。

A. 夜间多醒　　　　　　　　　　B. 睡眠表浅

C. 醒后入睡困难　　　　　　　　D. 早睡早醒

二、填空题

1. 健康老年人睡眠时间平均为（　　　）小时。

2. 照护人员夜间巡视及操作时要做到"四轻"，即（　　　）（　　　）（　　　）（　　　）。

3. 床铺的高度以适合老年人上下床为宜，一般为（　　　）cm。

三、判断题

1. 睡前可以饮少量热牛奶，洗温水澡，用热水泡脚，40 ℃左右浸泡 10～15 分钟，按摩足背和足底至脚底发热。　　　　　　　　　　　　　　　　　　　　　（　　　）

2. 当老年人无法入睡时，听一些节奏舒缓的音乐，可有助于消除紧张焦虑的情绪，帮助其入睡。　　　　　　　　　　　　　　　　　　　　　　　　　　　　　　（　　　）

3. 老年人良好的睡眠质量可达到预防疾病和延年益寿的作用。　　　　　（　　　）

4. 卧室环境、床铺、温度、光线、空气是否合适，是否安静，这些都是照护人员观察老年人睡眠的内容。　　　　　　　　　　　　　　　　　　　　　　　　　　　（　　　）

5. 睡眠时间越长，睡眠质量就越高。　　　　　　　　　　　　　　　　（　　　）

任务二

舒适睡眠照护

舒适睡眠照护

任务描述

　　王爷爷，72 岁。一周前由女儿送养老机构入住。每晚入睡困难，靠服用安眠药才能勉强入睡，白天昏昏沉沉，精神萎靡，心烦意乱，晚上也睡不好。

　　工作任务： 照护人员对王爷爷进行睡眠照护。

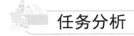 **任务分析**

为完成任务照护人员需要知道舒适睡眠与健康的内容、老年人睡眠障碍常见的类型、老年人睡眠障碍的原因、睡眠障碍的照护措施、睡眠障碍的观察内容、识别异常情况并及时报告等相关知识。照护人员需对老年人病情、认知及配合程度、有无睡眠障碍等进行细致评估。

任务重点：对睡眠障碍的老年人进行睡眠照护。

任务难点：老年人能平静入睡。

在任务实施过程中对待老年人态度始终亲切、热情；操作时动作轻柔，耐心、细心，具有尊老、敬老、孝老的美德。

 相关知识

一、老年人睡眠障碍

（一）睡眠障碍常见的类型

1. 失眠

失眠是睡眠失调中最常见的一种。表现为入睡困难、多醒或早醒、常伴有焦虑、抑郁或恐惧心理。当老年人出现反复失眠时，就会对失眠产生恐惧心理，白天过分关注睡眠的不良后果，晚上就寝后会感到紧张，担心不能入睡，容易形成恶性循环。长期失眠容易引起心烦意乱、疲乏无力、甚至头痛、多梦、多汗、记忆力减退、认知功能降低等。

2. 嗜睡

嗜睡是在睡眠量充足的情况下，白天睡眠过多或者醒来达到完全觉醒状态的过渡时间延长。嗜睡导致老年人睡眠紊乱，控制不住的短时间嗜睡（发作性睡眠）会导致老年人出现跌倒现象，表现为肌张力部分或者全部丧失，容易造成严重的跌伤。

3. 不宁腿综合征

老年人在夜间睡眠中出现不愉快的躯体感觉，表现为双下肢难以描述的虫蠕动感、刺痛感、麻木感、肿胀感或深部发痒，并引起全身不安的感觉。常见病因：尿毒症、缺铁性贫血、叶酸缺乏、风湿性关节炎、帕金森综合征、代谢疾病等。

4. 睡眠呼吸暂停综合征

指夜间 7 小时睡眠中呼吸暂停，反复发作 30 次以上，每次 10 秒以上；或整夜睡眠期平均每小时呼吸暂停和低通气次数大于 5 次。主要表现为睡眠时观察到呼吸暂停、日间嗜睡、打鼾等。

（二）老年人睡眠障碍的原因

1. 生理因素

老年人由于中枢神经系统结构和功能的变化，睡眠调节功能下降，睡眠时间和睡眠结构也会发生相应的变化。

2. 病理因素

某些疾病会引起或者加重老年人的睡眠障碍。如脑血管疾病、阿尔茨海默病、帕金森综合征、抑郁症、心力衰竭、慢性阻塞性肺疾病、前列腺增生等。

3. 心理因素

老年人个人心理因素也会引起睡眠质量的变化，表现为入睡困难、易醒早醒、浅睡多梦甚至彻夜不眠。

4. 其他因素

如客观环境的变化、物理性因素（如声、光）的刺激、药物副作用等也会影响老年人的睡眠质量。

二、睡眠障碍的照护知识

（一）睡眠障碍的照护措施

1. 提供舒适安全的睡眠条件

（1）环境适宜。保持室内空气流通，白天至少通风 2 次，每次 30 分钟；室内温度夏季 25 ~ 28 ℃，冬季 18 ~ 22 ℃，湿度 50% ~ 60%；老年人睡眠时卧室光线要暗，可以采用遮光性能好的深色窗帘，睡前关闭大灯，开启壁灯或地灯；室内尽量保持安静，照护人员夜间巡视或操作时要做到"四轻"，即说话轻、走路轻、操作轻、开关门轻。墙壁颜色宜浅，避免老年人过度兴奋或焦虑。

（2）床铺被服舒适。床铺的高度以适合老年人上下床为宜，一般 40 ~ 50 cm，硬度适中；床上用品尽量使用纯棉、透气、更换方便、可洗涤床品，厚薄随季节调整，松软适中；枕头高度一般为 6 ~ 9 cm，硬度适中，随老年人的习惯可适当调整。

2. 养成良好的生活习惯

每天按时起床和就寝，通常为晚上 9 点就寝，次日清晨 5 点起床。午睡时间为 30 ~ 60 分钟，不宜多睡。饮食以清淡为主，合理搭配，营养均衡，晚餐不宜过饱。下午 4 点以后避免食用咖啡、茶叶、尼古丁等对中枢神经系统有兴奋作用的食物或饮品，减少饮水量。白天可以进行轻度运动，如打拳、舞剑、散步、游泳、练气功等消耗部分体力，老年人能耐受的情况下，以感到轻度疲劳为止。

3. 积极治疗原发病

协助老年人睡前服用医生开出的相关药物治疗。对于服药治疗的老年人，严密监测晚上的睡眠情况，发现问题及时上报。

4. 配合适当的心理治疗

睡眠障碍的老年人常存在焦虑、抑郁、恐惧、紧张等情绪，要耐心开导、安慰、理解老年人的痛苦，与老年人多交谈，稳定老年人情绪，消除不良因素，尊重和关心老年人；也可以采用适当的音乐疗法或冥想法，让老年人身心放松，促进睡眠；鼓励老年人参与社交活动，增加生活乐趣，给老年人进行按摩或者指导家庭成员进行按摩，使老年人感觉到温暖。

（二）睡眠障碍的观察内容

1. 一般睡眠情况

入睡时间、觉醒时间、觉醒次数、总睡眠时间和睡眠质量。

2. 异常睡眠情况

入睡困难、不能维持睡眠、昼夜颠倒现象、夜间阵发性呼吸困难、睡眠呼吸暂停和嗜睡等。

3. 异常睡眠的记录内容

一般睡眠情况、老年人主诉、异常睡眠的表现、有无采取助眠措施等。

（三）识别睡眠障碍的异常情况并及时报告

当发现老年人存在异常睡眠情况时，做好记录的同时，要报告医护人员或家属，采取相应的措施。

任务实施

一、评估

1. 老年人的年龄、病情、意识及肢体活动等情况。

2. 老年人的睡眠情况。

3. 老年人的心理状况及合作程度。

二、计划

1. 环境准备　环境安静整洁，宽敞明亮，无异味。关闭门窗，温度调至22~26 ℃。

2. 照护人员准备　着装整洁，修剪指甲，七步洗手法洗手，必要时戴口罩。

3. 老年人准备　老年人知道舒适睡眠的重要性，愿意配合。

4. 用物准备　湿式床刷1个，免洗洗手液1瓶，笔1支，记录本1本，必要时备能播放轻音乐的音响。

三、实施

见表2-49。

表 2-49　协助老年人舒适睡眠照护操作流程

操作步骤与操作过程		要点说明与注意事项
1. 核对评估	◆ 环境清洁，温湿度适宜，无异味 ◆ 核对老年人基本信息，老年人身体状况、疾病情况、皮肤状况	● 关闭门窗，室温 22~26 ℃，冬季 18~22 ℃ ● 确认老年人信息正确
2. 解释目的	◆ 向老年人解释操作目的，使其愿意配合，协助老年人做好睡前个人卫生 ◆ 协助老年人服睡前口服药，询问老年人是否如厕	● 语言亲切，沟通有效 ● 有口服药时，必须确保老年人将药物吞咽
3. 协助睡眠	◆ 关窗户，拉窗帘，关电视或其他音响；整理床铺，协助老年人脱去衣裤，取舒适体位就寝，盖好棉被	● 必要时用暖水袋温暖床铺，然后撤掉暖水袋，防止烫伤 ● 找出睡眠障碍的原因并做针对性干预
4. 观察睡眠	◆ 定时巡视观察 ◆ 退出房间，关门	● 观察一般睡眠情况和异常睡眠情况 ● 避免惊醒老年人，注意"四轻"，身体状况不佳的老年人要缩短巡视时间，加强观察
5. 整理、记录	◆ 整理用物，洗手，记录	● 记录内容包括老年人入睡时间、觉醒时间、觉醒次数、总睡眠时间、睡眠质量、老年人主诉、异常睡眠的表现、采取的助眠措施等，记录内容详细，字迹清楚

四、评价

1. 语言表达清晰，亲切、温柔，理解老年人舒适睡眠的重要性并能积极配合。

2. 沟通方法正确，操作流程符合要求，无安全问题发生。

3. 老年人睡眠得到精心护理。

注意事项

1. 根据老年人的不同问题进行针对性的指导，区别对待，具体问题具体分析。

2. 护理老年人睡眠时要注意让老年人对照护人员产生安全感。

3. 协助老年人服用口服药前要咨询医护人员或老年人家属，防止出现误服药物，造成不良后果。

4. 记录老年人夜间睡眠情况要符合实际情况，不能主观臆造，或不询问直接描述。

知识拓展

世界睡眠日

为引起人们对睡眠重要性和睡眠质量的关注，国际精神卫生和神经科学基金会于 2001 年发起了一项全球睡眠和健康计划，并将每年的 3 月 21 日定为"世界睡眠日"。2003 年中国睡眠研究会将"世界睡眠日"正式引入中国。

历届世界睡眠日主题：

2021 年规律睡眠、健康未来。

2020 年更美好的睡眠，更美好的生活，更美好的地球。

2019 年健康睡眠，益智护脑。

2018 年规律作息，健康睡眠。

2017 年健康睡眠，远离慢病。

2016 年美好睡眠，放飞梦想。

2015 年健康心理，良好睡眠。

2014 年健康睡眠，平安出行。

2013 年关注睡眠，关爱心脏。

2012 年多睡 1 小时，关注睡眠品质。

2011 年关注中老年睡眠。

2010 年良好睡眠，健康人生。

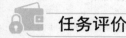 **综合实训**

请根据任务描述，给王爷爷进行睡眠照护。各小组分角色扮演，进行综合实训。

任务评价

见表 2-50。

表 2-50　任务评价表

项目	评价标准
知识掌握 （40 分）	说出老年人睡眠障碍常见的类型（5 分） 说出老年人睡眠障碍的原因（5 分） 说出睡眠障碍的照护内容（10 分） 说出睡眠障碍的观察内容（10 分）

续表

项目	评价标准
知识掌握 （40分）	协助老年人舒适睡眠的注意事项（10分） 回答熟练、全面、正确
操作能力 （40分）	能正确评估老年人的睡眠情况（5分） 能正确调节温湿度（5分） 能正确实施协助老年人睡眠流程（10分） 能对睡眠障碍的老年人解决具体问题，使老年人安然入睡（20分） 操作要娴熟、正确、到位
人文素养 （20分）	具有尊老、敬老、孝老的美德（10分） 态度和蔼可亲（5分） 操作细致、轻柔（5分）
总分（100分）	

 同步测试

一、单选题

1. 下列有利于睡眠的食物是（   　　）。

A. 牛奶　　　　　　　B. 咖啡　　　　　　　C. 浓茶　　　　　　　D. 酒精

2. 最常见的睡眠障碍是（   　　）。

A. 不宁腿综合征　　　　　　　　B. 睡眠呼吸暂停综合征

C. 嗜睡　　　　　　　　　　　　D. 失眠

二、填空题

不宁腿综合征的常见病因有（   　　）（   　　）（   　　）（   　　）等。

三、判断题

1. 异常睡眠障碍包括入睡困难、不能维持睡眠、昼夜颠倒现象、夜间阵发性呼吸困难、睡眠呼吸暂停和嗜睡等。　　　　　　　　　　　　　　　　　　　　　　（   　　）

2. 老年人睡眠障碍的原因有生理因素、病理因素、心理因素及其他因素。　（   　　）

3. 失眠主要表现为入睡困难、睡眠不稳、睡眠中途觉醒后不能再入睡。　（   　　）

4. 睡眠过多是指睡眠时间过长或长期处在渴望睡眠的状态。　　　　　（   　　）

模块三　老年人基础照护

项目一　老年人冷热疗法照护

【项目介绍】

冷热疗法的应用是老年照护中常用的一种物理方法。老年人随着年龄增长，感觉功能减退，生活自理能力下降，疾病引起的活动受限很容易引起烫伤或冻伤，从而影响老年人的健康水平。冷热疗法的应用是指用比人体温度稍高或稍低的物体作用于皮肤，使皮肤的温度升高或降低，促进或抑制老年人血液循环，达到给老年人取暖或降温等目的。在冷热疗实施前，要求照护人员要了解冷热疗法的相关知识，确保老年人的安全。

【知识目标】

了解热水袋的类型。熟悉冷热疗法的效应。掌握冷热疗法的作用及禁忌证，掌握老年人使用冷热疗法应用的注意事项及方法。

【技能目标】

能正确为老人进行热水袋、冰袋、湿热敷、温水拭浴的照护。能正确观察冷热疗法应用的异常情况并及时报告。

【素质目标】

能遵循安全第一的原则。能以细心、爱心、责任心辅助做好老年人冷热疗法的应用。具有尊老、爱老的理念。

任务一

热水袋使用

热水袋

任务描述

　　李奶奶，78岁，生活自理，2年前因无人照护入住老年公寓。冬天由于天气寒冷，因老年人末梢循环不良，李奶奶手脚发凉。可李奶奶有个习惯，喜欢用热水袋取暖，照护人员告知其使用热水袋容易发生烫伤，建议李奶奶开空调，可老人坚持使用热水袋。作为照护人员需要协助李奶奶使用热水袋并告知其使用热水袋的注意事项。

　　工作任务：照护人员帮助李奶奶正确使用热水袋。

任务分析

　　完成该任务需要照护人员具备人文关怀和高尚的伦理道德等职业素养；知悉热疗法效应、热疗的禁忌证、热水袋类型、正确安全使用热水袋等基本知识；实施核对解释、备热水袋、放置热水袋、观察效果、撤除热水袋、安置患者、整理用物等操作；达到保暖的目的。

　　任务重点：热疗法效应、禁忌证、正确安全使用热水袋。

　　任务难点：装好热水袋、放置热水袋、观察效果。

 ## 相关知识

一、冷热疗法的概念

　　冷热疗法是利用低于或高于人体温度的物质作用于体表皮肤，刺激皮肤周围神经感受器，通过神经传导引起皮肤和内脏器官的血管收缩和扩张，从而改变各系统的体液循环和新陈代谢，达到治疗目的的一种方法。

二、冷热疗法的效应

1. 生理效应

　　当机体用冷刺激时，这时交感神经对血管收缩的冲动增加，使受冷部位或全身小动脉收缩。由于血管收缩的改变，使血液黏稠度、流动速度、毛细血管通透性、细胞代谢率等发生变化，引起机体产生一系列生理效应。

2. 继发效应

　　用冷或用热刺激机体超过一定时间，产生与生理效应相反的作用，这种现象称继发效应。当机体持续用冷30~60分钟，则血管扩张，所以机体用冷时间以20~30分钟为宜。

三、热疗法的作用

1. 促进炎症消散及伤口愈合

老年人由于一些疾病，长期臀部肌内注射时，由于药物的刺激性，易形成硬结并伴疼痛红肿。这时用热水袋热敷患处，能促使药液吸收，预防或消除硬结硬块。所以炎症早期用热，可促进炎症渗出物的吸收和消散。炎症后期用热，有助于坏死组织清除与组织修复。适用于踝关节扭伤 48 小时后。

2. 缓解疼痛

热能能降低痛觉神经的兴奋性，改善血液循环，加快致痛物质的排出。老年人膝关节疼痛时用热水袋热敷，能缓解疼痛。热敷不仅可以缓解关节疼痛，对腰痛、坐骨神经痛等均有缓解作用。适用于胃肠痉挛、肾绞痛、腰肌劳损、乳腺炎等。

3. 减轻深部组织充血

热疗可使皮肤血管扩张，皮肤血流量增多，由于全身循环血量重新分布，导致用热处的深部组织血管收缩，血流量减少，从而减轻深部组织充血。

4. 保暖

热疗可促进血液循环，使体温升高，促进机体温暖舒适。适用于老年人、危重、早产儿及末梢循环差的患者。

四、热水袋的类型

1. 普通（橡胶）热水袋

热水袋是以橡胶制成的，使用时在袋中装入热水，根据老年人需要，放置到需要的部位，从而达到取暖的目的。

2. 电热水袋

使用前将电热水袋连接电源充电大约 5 分钟，充电指示灯灭后，断开电源即可放置在所需部位，用于取暖。

3. 其他致热用物——暖宝宝

使用前去掉外袋，让内袋（无纺布袋）充分暴露在空气中，贴至所需部位，立刻就能发热。使用时不能直接贴于老年人皮肤上，要贴于内衣的外侧。

五、正确安全使用热水袋保暖

1. 使用热水袋可能出现的危险

烫伤：皮肤长时间接触高于体温的高热物体，如接触 70 ℃的温度持续 1 分钟，接触近 60 ℃的温度持续 5 分钟以上时，就会造成烫伤。所以老年人用热不宜超过 50 ℃，用热持续时间不宜超过 30 分钟。

2. 使用热水袋安全的方法

（1）在使用热水袋取暖时，一定要把盖拧紧，在热水袋外面套一个防护布套。热水袋一旦出现破损、漏液现象不能使用。

（2）失智老年人由于痛觉、温觉减退或消失，存在感觉障碍，易发生意外烫伤，最好不要使用热水袋。

（3）使用热水袋时控制使用时间和水的温度，时间不要太长，水温不要太热；放置热水袋时不要直接接触皮肤，应放置于旁边。

任务实施

一、评估
1. 老年人的年龄，感觉、运动功能障碍，有无痛觉、温觉的减退或消失等情况。
2. 老年人有无皮肤破损情况。
3. 老年人的心理状况及合作程度。

二、计划
1. 环境准备　环境安静整洁，宽敞明亮，温湿度适宜，无异味。
2. 操作人员准备　着装整洁，修剪指甲，七步洗手法洗手，必要时戴口罩。
3. 老年人准备　排大便、排尿、洗漱完毕。
4. 用物准备　热水袋及布套、毛巾、水温计、水壶、量杯、手消毒液。

三、实施
见表3-1。

表3-1　使用热水袋的操作流程

操作步骤与操作过程		要点说明与注意事项
1. 核对解释 图3-1　核对解释	◆ 备齐用物携至床旁，核对老年人的基本信息，向老年人解释使用热水袋目的和注意事项，取得配合（图3-1）	• 确认老年人 • 语言亲切，沟通有效
2. 灌热水袋	◆ 调节水温，使用水温计正确测量水温，老年人水温调节至50 ℃ ◆ 检查热水袋外观完好后，灌入热水，一手持热水袋袋口边缘，另一手灌入热水至1/2～2/3满，边灌边提高热水袋 ◆ 旋紧塞子，外套热水袋布套，避免直接接触皮肤	• 灌水不宜过多，否则接触皮肤面积较小 • 确认无漏水或破损 • 套布套避免直接接触皮肤
3. 放置热水袋 图3-2　放置热水袋	◆ 携热水袋至老年人床旁，再次检查热水袋有无漏水 ◆ 掀开被尾放置于距离足部或身体10 cm处。袋口朝向身体外侧 ◆ 使用热水袋过程中要观察局部皮肤情况，如有潮红应立即停止使用 ◆ 告诉老年人热水袋已经放置好，若感觉不适应立即按铃呼叫照护人员（图3-2）	• 防止烫伤

操作步骤与操作过程		要点说明与注意事项
4. 观察效果 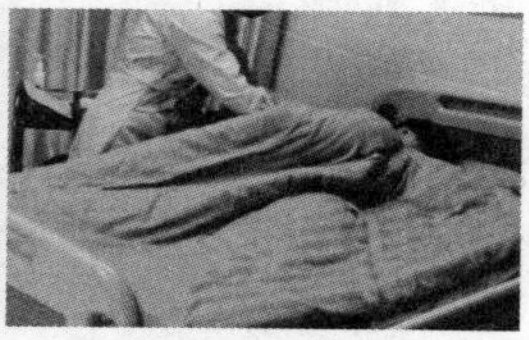 图 3-3　观察效果	◆ 观察使用热水袋效果、局部皮肤情况和全身反应（图 3-3）	• 局部皮肤出现潮红、疼痛则立即停止使用，局部涂凡士林保护皮肤
5. 取出热水袋 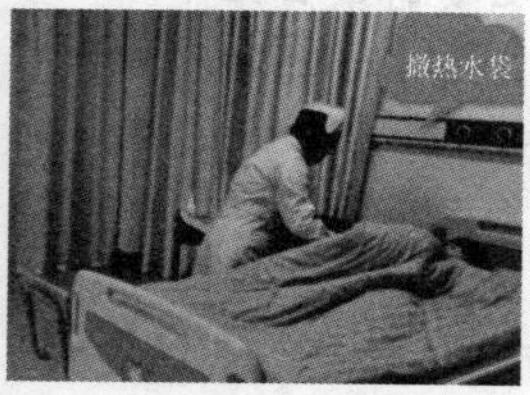 图 3-4　取出热水袋	◆ 放置热水袋30分钟后，取出热水袋（图 3-4） ◆ 观察老年人用热水袋后肢体是否温暖，用热水袋的周围皮肤有无潮红、水疱等情况的发生	• 放置时间不超过 30 分钟 • 以防发生继发效应
6. 安置卧位	◆ 整理床单位，安置老年人取舒适卧位	
7. 整理用物	◆ 将热水袋内的水倒空，倒挂晾干后，吹入空气旋紧塞子，放在阴凉干燥处备用	防止热水袋内粘连
8. 洗手记录	◆ 操作后用七步洗手法洗手 ◆ 记录：用热部位、热水袋放置时间、取出时间、老年人用热后效果	

四、评价

1. 照护员动作轻巧，操作熟练，老年人能积极配合。

2. 老年人用热后无烫伤，无不良反应。

3. 操作过程中体现了人文关怀素养和严谨认真的工作态度。

注意事项

1. 热水袋用于解痉、镇痛时，不超过30分钟；用于保暖时，应保持水温。

2. 老年人所用的热水袋内的水温调至50 ℃，热水袋套外应再包一块大毛巾，避免与老人皮肤直接接触，防止烫伤。

3. 在使用期间，应注意观察局部皮肤。一旦发现皮肤潮红、疼痛等反应，应立即停止使用，并在局部涂凡士林。

知识拓展

取暖贴

属于一次性取暖驱寒、热敷理疗的时尚保暖用品，撕开外袋即可发热，方便使用，薄如纸、轻如棉、柔软而富有弹性，广泛应用于人们生活中。对腰、肩、胃、腿及关节等部位疼痛均有缓解作用，所以特别适合老年人。在寒冷的冬季外出时防止冻伤、驱寒有很好的效果，携带方便，发热持久稳定，每天只要贴上薄薄的一片就能抵御一天的寒冷。取暖贴是使用最便捷、最安全的贴身发热器具。老年人皮肤敏感性较差，对痛、痒反应较慢，因此更易受到伤害。因此，在使用取暖贴时，应注意使用时间不要太长。

综合实训

请根据任务描述，帮助李奶奶正确使用热水袋。各组分组角色扮演，进行综合实训。

任务评价

见表 3-2。

表 3-2 任务评价表

项目	评价标准
知识掌握 （35）	说出冷热疗法效应（10分） 说出热水袋的类型（5分） 说出热疗法的注意事项（10分） 说出正确安全使用热水袋保暖的流程及注意事项（10分） 回答熟练、全面、正确
操作能力 （40）	能正确沟通评估（10分） 能正确装置热水袋（10分） 能正确放置热水袋（10分） 能正确实施老年人使用热水袋的基本流程（10分） 操作要娴熟、正确、到位
人文素养 （25）	具有尊老、敬老、孝老的理念（10分） 态度和蔼可亲，要有耐心、细心、责任心（10分） 操作细致、轻柔（5分）
总分（100分）	

同步测试

1. 为老年人用热水袋时，水温不应超过（　　）。

A. 40 ℃　　　　　B. 60 ℃　　　　　C. 50 ℃　　　　　D. 70 ℃　　　　　E. 45 ℃

2. 热水袋中灌入热水量为（　　）。

A. 1/3～1/2　　　B. 1/2～2/3　　　C. 1/4～1/3　　　D. 1/5～1/3　　　E. 2/5～1/3

3. 老年人使用热水袋时，首先应（　　）。

A. 评估老人　　　　　B. 教会使用热水袋　　C. 检查热水袋　　　　D. 防止烫伤发生

E. 将热水袋灌入袋中

4. 使用热水袋过程中发现皮肤潮红，应采取的措施是（　　）。

A. 立即停用，局部涂液状石蜡　　　　　　B. 立即停用，局部涂凡士林

C. 将水温调低　　　　　　　　　　　　　D. 改用湿热敷

E. 立即停用，局部涂甲紫

5. 昏迷老年人使用热水袋，下列操作方法不正确的是（　　）。

A. 测量水温　　　　　　　　　　　　　　B. 热水袋灌入 1/3～2/3 热水

C. 热水袋用布套套好后再用　　　　　　　D. 拧紧塞子前排尽袋内的空气

E. 使用热水袋，水温 70 ℃为宜

任务二

冰袋的使用

冰袋

任务描述

　　吕爷爷，70 岁，生活能自理，由于晨练受凉引起感冒，照护人员为老年人测腋温为 38.9 ℃，照护人员告知医师，遵医嘱给予口服退烧药物。医师嘱吕爷爷多饮水，并告知照护人员需使用冰袋为吕爷爷进行物理降温。作为照护人员需要协助吕爷爷使用冰袋，并告知使用冰袋的注意事项。

　　工作任务：照护人员帮助吕爷爷正确使用冰袋。

任务分析

　　完成该任务需要照护人员具备人文关怀和高尚的伦理道德等职业素养；知悉冷疗法效应、冷疗的禁忌证、冰袋类型、正确安全使用冰袋等基本知识；实施准备用物、装好冰袋、核对解释、放置冰袋、观察效果、撤除冰袋、安置患者、整理用物等操作；达到物理降温的目的。

　　任务重点：冷疗法效应、禁忌证、正确安全使用冰袋。

　　任务难点：装好冰袋、放置冰袋、观察效果。

 ### 相关知识

一、冷疗法作用

1. 控制炎症扩散

用冷后血管收缩，血流速度减慢，血流减少，降低细菌活力和细胞的新陈代谢，从而控制炎症扩散。适用于炎症早期，如踝关节扭伤 48 小时内。

2. 减轻疼痛

用冷可抑制机体细胞活动，使神经传导减慢，降低了其敏感性而减轻疼痛；同时冷疗可使血

管收缩，毛细血管壁的通透性降低，渗出减少，从而可减轻由于局部组织充血、肿胀、压迫神经末梢所引起的疼痛，适用于牙痛、烫伤等。

3. 减轻局部组织充血或出血

用冷后使血管收缩，减轻局部组织充血；血流速度减慢，血流减少，血液黏稠度增加，利于血液凝固、控制出血。适用于鼻出血和局部软组织损伤的早期，扁桃体摘除术后等。

4. 降温

冷疗时直接与皮肤接触，通过传导、蒸发的物理方式降低体温。适用于高热、中暑等。

二、冷疗法的禁忌证

1. 血液循环障碍

血液循环障碍的老年人冷疗时，由于冷疗使局部毛细血管收缩，血流量减少，致使组织营养不良，影响伤口愈合及炎症吸收；冷疗会加重血液循环障碍，导致局部组织缺血、缺氧，甚至出现变性、坏死。

2. 对冷过敏

有些老年人对冷刺激比较敏感，用冰袋后会出现皮疹、关节疼痛、肌肉痉挛等情况，因此不宜使用。

3. 慢性炎症或深部化脓性病灶

冷疗可使局部血流量减少，妨碍炎症吸收。

4. 组织损伤、破裂和开放性伤口

冷疗可使局部毛细血管收缩，血液循环不良，组织营养不足，从而加重组织损伤，影响伤口愈合。

5. 冷疗的禁忌部位

（1）枕后、耳廓、阴囊处：用冷后容易引起冻伤。
（2）心前区：用冷后会反射性地引起心律失常。
（3）腹部：用冷会造成腹痛、腹泻。
（4）足底：用冷不仅会使末梢血管收缩影响散热，还会出现一过性的冠状动脉收缩，可诱发心绞痛。

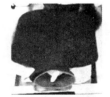

三、冰袋的类型

图 3-5 普通（橡胶）冰袋

1. 普通（橡胶）冰袋（图 3-5）

橡胶冰袋是以橡胶制成的。使用时在袋中装入冰块，根据老年人需要，放置到需要的部位，从而达到降温的目的。

2. 化学制冰袋（图 3-6）

化学制冰袋可反复使用，简单方便，制冷迅速。袋体比较柔软，冷敷时能最大限度地增加与人体的接触面。化学制冰袋无毒、无味、无腐蚀，是一种新颖的冷冻介质。

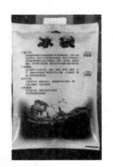

四、正确安全使用冰袋

1. 使用冰袋可能出现的危险

冻伤：使用冰袋时皮肤长时间接触低于体温的物体，使用不当可造成冻伤，所以老年用冷时间不宜超过 30 分钟。

图 3-6 化学制冰袋

2. 冰袋安全的使用方法

（1）冰袋一旦出现破损、漏液现象不能再使用，容易打湿床单位。

（2）对于失智老年人，由于痛觉、温觉的减退或消失，存在感觉障碍，极易发生意外冻伤，最好不要使用冰袋。

（3）使用冰袋时要注意使用时间不要太长，一般冷疗时间为 10~30 分钟，不宜超过 30 分钟，使用时套上布套，禁止和皮肤直接接触。

任务实施

一、评估

1. 老年人的年龄，感觉、运动功能障碍情况，有无痛觉、温觉的减退或消失等。

2. 老年人有无皮肤破损情况。

3. 老年人的心理状况及合作程度。

二、计划

1. 环境准备　环境安静整洁，宽敞明亮，温湿度适宜，无异味。

2. 操作人员准备　着装整洁，修剪指甲，七步洗手法洗手，必要时戴口罩。

3. 老年人准备　排大便、排尿、洗漱完毕。

4. 用物准备　冰袋及布套、毛巾、帆布袋、木槌、冰匙、脸盆及冷水、手消毒液。

三、实施

见表 3-3。

表 3-3　冰袋使用的操作流程

操作步骤与操作过程		要点说明与注意事项
1. 核对解释 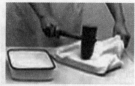 图 3-7　核对解释	◆ 备齐用物携至床旁，核对老年人的基本信息 ◆ 解释使用冰袋目的和注意事项，取得配合（图 3-7）	• 确认老年人 • 语言亲切，沟通有效
2. 装好冰袋 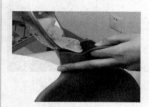 图 3-8　将冰块敲碎 图 3-9　将小冰块装入冰袋	◆ 将准备好的冰块装入帆布袋，用木槌将冰块敲碎，然后将敲碎的冰块倒入盆内用冷水冲去棱角（图 3-8） ◆ 将小冰块装入冰袋中，装至冰袋容量的 1/2~2/3 满即可（图 3-9） ◆ 将冰袋内的气体排出，夹紧冰袋口，用毛巾擦干冰袋，将冰袋倒提检查无漏水后装入布套	• 避免棱角损坏冰袋 • 确认无漏水或破损 • 套布套避免直接接触皮肤

操作步骤与操作过程		要点说明与注意事项
3. 放置冰袋 图3-10　放置冰袋	◆ 携冰袋至老年人床旁，再次检查冰袋 ◆ 照护人员用布套或干毛巾将冰袋包裹，置于老年人前额、头顶、体表大血管处，如腹股沟、腋下，禁止直接接触皮肤（图3-10） ◆ 告诉老年人冰袋已经放置好，若感觉不适应立即按铃呼叫照护人员	● 降温时，冰袋放置前额或头顶
4. 观察效果	◆ 观察使用冰袋效果。局部使用，皮肤情况和全身反应	● 使用冰袋时要加强观察巡视，10分钟观察1次，如局部皮肤苍白、青紫、疼痛或有麻木感须立即停止使用
5. 撤除冰袋	◆ 放置冰袋30分钟后，取出冰袋	● 以防发生继发效应
6. 安置卧位	◆ 整理床单位，安置老人取舒适卧位	
7. 复测体温	◆ 物理降温30分钟后复测体温，观察降温效果	● 密切观察老年人的体温变化，降温后的体温一般不低于36℃，如有异常及时报告
8. 整理用物	◆ 将冰袋内的水倒空，倒挂晾干后，吹入空气旋紧塞子，放在阴凉干燥处备用	● 防止冰袋内粘连
9. 洗手记录	◆ 操作后用七步洗手法洗手 ◆ 记录：用冰部位、冰袋放置时间和取出时间、老年人用冷后效果及体温变化	

四、评价

1. 照护人员动作轻巧，操作熟练，老年人能积极配合。

2. 老年人用冷后无冻伤，无不良反应。

3. 操作过程中体现了人文关怀素养和严谨认真的工作态度。

注意事项

1. 加强观察：冰袋有无漏水，袋口是否夹紧，冰块融化后要及时更换。

2. 在使用期间，应注意观察局部皮肤，一旦发现皮肤苍白、青紫等反应，应立即停止使用。

3. 用冷30分钟后复测体温，当体温降到37℃以下应取下冰袋，做好记录。

知识拓展

冰帽（冰槽）

用于降低脑组织代谢率，减少其耗氧量，提高脑细胞对缺氧的耐受性，减慢或抑制脑组织损害的进展，有利于脑细胞的恢复。用于高烧、脑出血，还有癌症患者化疗的物理降温。冰帽比传统的降温产品更方便、更有效、更舒适。使用冰帽时，要观察老年人头部皮肤的变化，尤其是耳廓部位，防止发生青紫及冻伤。使用时要观察老年人的体温及心率变化，每30分钟测量老年人的生命体征1次，肛温保持在33 ℃左右，不能低于30 ℃，以防出现心律失常。

 综合实训

请根据任务描述，帮助吕爷爷正确使用冰袋。各小组分角色扮演，进行综合实训。

任务评价

见表3-4。

表3-4　任务评价表

项目	评价标准
知识掌握 （40分）	说出冷疗法作用（10分） 说出冰袋的类型（10分） 说出冷疗法的禁忌证（10分） 说出正确安全使用冰袋降温的方法（10分） 回答熟练、全面、正确
操作能力 （35分）	能正确沟通评估（5分） 能正确装置冰袋（10分） 能正确复测体温（10分） 能正确实施老年人使用冰袋的基本流程（10分） 操作要娴熟、正确、到位
人文素养 （25分）	具有尊老、敬老、孝老的理念（10分） 态度和蔼可亲，要有耐心、细心、责任心（10分） 操作细致、轻柔（5分）
总分（100分）	

同步测试

1. 给老年人使用冰袋降温后，需测量体温的间隔时间是（　　）。

A. 15 分钟　　　　B. 20 分钟　　　　C. 30 分钟　　　　D. 40 分钟

E. 50 分钟

2. 为老年人物理降温时，腹部禁用冷疗是为了防止出现（　　）。

A. 腹泻　　　　　　　　B. 循环障碍　　　　　C. 心律失常　　　　　D. 体温骤降

E. 冠状动脉收缩

3. 老年人持续用冷疗超过 1 小时，会引起局部组织损伤，称为（　　　）。

A. 局部效应　　　　　B. 后续效应　　　　　C. 远处效应　　　　　D. 继发效应

E. 协同效应

4. 炎症初期用冷的目的是（　　　）。

A. 抑制炎症扩散　　　B. 血管扩张　　　　　C. 减少出血　　　　　D. 使炎症局限

E. 缓解疼痛

5. 老年人足底用冷可引起（　　　）。

A. 腹泻　　　　　　　　　　　　　　　　B. 反射性心率减慢

C. 心房纤颤　　　　　　　　　　　　　　D. 一过性冠状动脉收缩

E. 传导阻滞

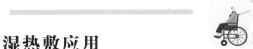

任务三

湿热敷应用

湿热敷

任务描述

　　王爷爷，80 岁，生活能自理，由于子女工作繁忙，无人照顾，入住养老机构。2 天前的晚上，老人下床时不慎摔倒，照护人员赶到房间查看，当时观察老人的皮肤未出现破损，上臂外侧发红并且有压痛感，照护人员急忙通知医师，医师询问情况，老人主诉除稍有疼痛外其他无异常，第 2 天早晨照护人员发现王爷爷上臂外侧出现青紫及肿胀，立即报告医师，医师叮嘱照护人员 48 小时后给予王爷爷湿热敷处理。

　　工作任务：照护人员帮助王爷爷正确使用湿热敷。

任务分析

　　完成该任务需要照护人员具备人文关怀和高尚的伦理道德等职业素养；知悉湿热敷的作用、禁忌证、适用范围、水温等基本知识；实施核对解释、安置体位、局部湿敷、观察效果、安置患者、整理用物等操作；达到消炎、消肿、解痉、镇痛的目的。

　　任务重点：湿热敷的作用、禁忌证、适用范围及水温。

　　任务难点：安置体位、局部湿敷、观察效果。

 ## 相关知识

一、老年人湿热敷的作用及禁忌证

1. 湿热敷的作用

（1）促进炎症吸收或消散：为老年人湿热敷，一般用湿布热敷法，此方法穿透力强，可使局部血管扩张，血流速度加快，利于组织中毒素的排出，帮助炎症吸收或促进消散。

（2）减轻疼痛：可作用于深层组织，能降低痛觉神经的兴奋性，改善血液循环，加快致痛物质排出，使痉挛的肌肉松弛而镇痛。常用于慢性炎症及痛症（患处没有发红或发热的症状），例如慢性腰颈痛、肌肉疲劳或痉挛等。

（3）常在中医推拿手法操作后辅以湿热敷，湿热敷有祛风散寒、温经通络、活血止痛的作用。

2. 湿热敷的禁忌证

（1）老年人患有急性炎症、皮肤炎症、血栓性静脉炎等湿热敷后可使局部的温度升高，循环血量增加，利于细菌繁殖，从而加重老年人的病情；外周血管疾病的老年人，患处有伤口、组织疼痛或肿胀，失智老年人等不宜使用湿热敷。

（2）老年人患有软组织扭伤或挫伤早期。软组织损伤48小时内，用热可使血管扩张，加重皮下出血和肿胀，从而加重疼痛。

（3）老年人未经确诊的急腹症，不能用热。用热后能减轻疼痛，但常掩盖病情，从而延误诊断和治疗。

（4）老年人面部危险三角区感染。此处的血管丰富，面部静脉常无静脉瓣，且与颅内海绵窦相通，湿热敷后可使血管扩张，血流增多，促进扩散，易引起颅内感染。

（5）各种脏器出血、恶性肿瘤、有金属移植物的老年人禁用湿热敷。

二、老年人湿热敷的适用范围

1. 非无菌性湿热敷

此适用范围非常广泛，常用于消炎、镇痛、解痉。

2. 无菌性湿热敷

用于有伤口部位的湿热敷，治疗后无菌操作处理伤口。

3. 药液湿热敷

用于辅助治疗。

三、湿热敷的温度

湿热敷的温度：水温50～60 ℃。使用时热水浸透敷布，用自己的手腕掌侧测试敷布温度，必须不烫手时才能敷于患部。

任务实施

一、评估

1. 老年人的年龄，感觉、运动功能障碍，有无痛觉、温觉的减退或消失等情况。

2. 老年人有无皮肤破损、有无伤口等情况。

3. 老年人的心理状况及合作程度。

二、计划

1. 环境准备　环境安静整洁，宽敞明亮，温湿度适宜，调节室温至22～24 ℃，无异味。

2. 操作人员准备　着装整洁，修剪指甲，七步洗手法洗手，必要时戴口罩。

3. 老年人准备　排大便、排尿、洗漱完毕。

4. 用物准备　敷布 2 块、凡士林、纱布、一次性治疗巾、棉签、棉垫、水温计、手套、热水瓶、小盆（内盛 50~60 ℃热水）、手消毒液。必要时备大毛巾、热水袋、屏风，有伤口者备换药用物。

三、实施

见表 3-5。

表 3-5　湿热敷的操作流程

操作步骤与操作过程		要点说明与注意事项
1. 核对解释 图 3-11　核对解释	◆ 备齐用物携至床旁，核对老年人的基本信息，向老年人解释正确使用湿热敷目的和注意事项，取得配合（图 3-11）	• 确认老年人信息 • 语言亲切，沟通有效
2. 安置体位 图 3-12　安置体位	◆ 协助老年人取舒适卧位，暴露治疗部位（图 3-12）	
3. 局部湿敷 图 3-13　局部湿敷 图 3-14　敷于患处	◆ 热敷部位下铺一次性垫巾，垫巾上铺大毛巾，局部涂凡士林，并在上面盖一层纱布（图 3-13） ◆ 将 1 块敷布浸在水盆中湿透，双手各持一把钳子，将敷布拧至不滴水为宜 ◆ 抖开，在自己的手腕掌侧测试敷布温度，无烫感后敷于患处，敷布上可加盖毛巾（图 3-14） ◆ 每 3~5 分钟更换一次敷布，水盆内随时添加热水，湿热敷 20~30 分钟	• 保护皮肤及床单位 • 拧至不滴水 • 老年人感到湿热敷部位烫热，可揭开敷布一角散热
4. 观察效果	◆ 观察局部皮肤情况及湿热敷效果	• 防止烫伤

续表

操作步骤与操作过程		要点说明与注意事项
5. 撤掉敷布 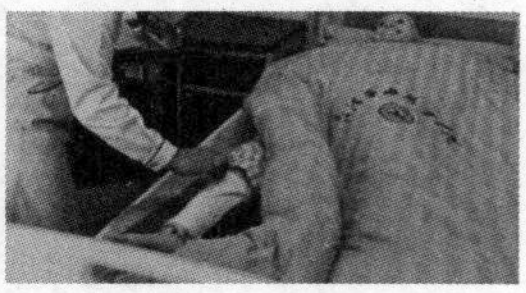 图 3-15　撤掉敷布	◆ 湿热敷完毕，用毛巾擦干局部皮肤，涂润肤油（图 3-15）	• 不要用力擦拭皮肤，以防受损
6. 安置卧位	◆ 整理床单位，安置舒适卧位	
7. 整理用物	◆ 整理用物，消毒后备用	
8. 洗手记录	◆ 操作后用七步洗手法洗手 ◆ 记录：湿敷部位、时间、效果、局部情况及老年人反应	

四、评价

1. 照护员动作轻巧，操作熟练，老年人能积极配合。

2. 老年人湿热敷后无烫伤，无不良反应。

3. 操作过程中体现了人文关怀素养和严谨认真的工作态度。

注意事项

1. 控制用热时间，一般 20~30 分钟。

2. 湿热敷过程中，随时与老年人交流，并检查敷布的温度及老年人的皮肤颜色，每 3~5 分钟更换一次敷布。

3. 若为开放性伤口，必须严格执行无菌技术操作。

4. 为老年人面部湿热敷后 30 分钟后方可外出，以防感冒。

知识拓展

冷湿敷

冷湿敷法是照护人员常用的一种简便、实用的治疗疾病的方法。冷湿敷法的应用是指用比人体温度稍低的物体作用于皮肤，使皮肤的温度降低，缓解老年人的症状。冷湿敷法的目的是消肿、止痛、消炎、降温。

综合实训

请根据任务描述，帮助王爷爷正确使用湿热敷法。各小组分角色扮演，进行综合实训。

任务评价

见表 3-6。

表 3-6 任务评价表

项目	评价标准
知识掌握 （40 分）	说出湿热敷的作用（10 分） 说出湿热敷的禁忌证（10 分） 说出正确安全使用湿热敷流程（10 分） 说出协助老年人使用湿热敷的注意事项（10 分） 回答熟练、全面、正确
操作能力 （35 分）	能正确沟通评估（5 分） 能正确暴露部位及准备（10 分） 能正确测试温度（10 分） 能正确实施老年人湿热敷法（10 分） 操作要娴熟、正确、到位
人文素养 （25 分）	具有尊老、敬老、孝老的理念（10 分） 态度和蔼可亲（10 分） 操作细致、轻柔（5 分）
总分（100 分）	

 同步测试

1. 一般湿热敷的持续时间是（   ）。

A. 10～15 分钟　　　　B. 15～20 分钟　　　　C. 20～30 分钟　　　　D. 25～30 分钟

E. 30～35 分钟

2. 面部热敷者，敷后 30 分钟方能外出，以防（   ）。

A. 腹泻　　　　B. 头痛　　　　C. 感冒　　　　D. 风湿热

E. 肾炎

3. 湿热敷操作不正确的是（   ）。

A. 涂凡士林于受敷部位　　　　　　　　B. 受敷部位不用盖上纱布

C. 手腕掌侧测试敷布温度　　　　　　　D. 盖布敷于患处

E. 观察皮肤颜色

4. 有伤口的部位做湿热敷时应（   ）。

A. 将敷料去掉再热敷　　　　　　　　　B. 在敷料上面直接放热水袋

C. 先热敷后换药　　　　　　　　　　　D. 注意无菌操作

E. 以上都不对

5. 有创面部位做热敷，不正确的是（   ）。

A. 床单上垫橡皮单　　　　　　　　　　B. 皮肤涂凡士林

C. 保持合适的温度　　　　　　　　　　D. 掌握无菌技术

E. 以上都不对

任务四

温水拭浴

温水拭浴

　　程奶奶，85岁，生活能自理，由于子女工作忙，将老人送入养老机构。老人沐浴后受凉感冒，照护人员为老人测体温，腋温 38.9 ℃，出现体温升高、皮肤潮红、呼吸加快、头痛、头晕等症状，医师给予老人口服退烧药，但程奶奶不愿服药退烧，医师嘱照护人员为老年人采用温水拭浴进行物理降温。作为程奶奶的照护员，请你对其进行温水拭浴。

　　工作任务：照护人员帮助程奶奶正确使用温水拭浴进行物理降温。

 任务分析

　　完成该任务需要照护人员具备人文关怀和高尚的伦理道德等职业素养；知悉温水拭浴的作用、温水拭浴的操作要点等基本知识；实施核对解释、安置体位、正确拭浴、观察效果、安置患者、整理用物等操作；达到物理降温的目的。

　　任务重点：温水拭浴的作用、温水拭浴的操作要点。

　　任务难点：温水拭浴的温度、观察效果。

 相关知识

　　温水拭浴的应用是照护人员常使用的一种操作技能，照护人员用低于老年人皮肤温度的温水进行拭浴，通过传导散发，很快将皮肤的温度降低。皮肤经过冷刺激后，初期可使毛细血管收缩，继而扩张，可加倍促进热的散发。

一、温水拭浴的作用及原理

　　温水拭浴适用于为高热老年人降低体温，是利用温水接触身体皮肤，通过温水的蒸发、传导作用增加机体的散热，达到降温的目的。

二、温水拭浴的操作要点

1. 拭浴水温、水量

温水拭浴的水温设定为 32~34 ℃，脸盆内温水盛 2/3 满。

2. 拭浴手法

小毛巾缠在手上成手套式，以离心方向边擦边按摩。

3. 拭浴部位

擦拭腋下、掌心、腹股沟、腘窝、脚心等部位，用力可略大，时间可稍长，以促进散热，有利于降温。

4. 拭浴的禁忌部位

禁擦胸前区、腹部、颈后、足底。这些部位对冷刺激敏感，易引起不良反应。

5. 拭浴时间

温水拭浴的时间全程不超过 20 分钟。

任务实施

一、评估

1. 老年人的年龄、体温、肢体活动等情况。

2. 评估老年人的皮肤情况，如局部皮肤颜色、温度。

3. 老年人的心理状况及合作程度。

二、计划

1. 环境准备　环境安静整洁，宽敞明亮，温湿度适宜，无异味。

2. 操作人员准备　着装整洁，修剪指甲，七步洗手法洗手，必要时戴口罩。

3. 老年人准备　排空大小便，穿着合适的衣服，平卧在床上。

4. 用物准备　小毛巾 2 条、大毛巾 1 条，热水袋及布套、冰袋及布套、脸盆内盛放 32~34 ℃温水 2/3 满、手消毒液。必要时备清洁衣裤、屏风、便器。

三、实施

见表 3-7。

表 3-7　温水拭浴物理降温的操作流程

操作步骤与操作过程		要点说明与注意事项
1. 核对解释 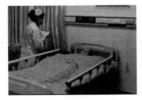 图 3-16　核对解释	◆ 备齐用物携至床旁，核对老年人的基本信息 ◆ 向老年人解释使用温水拭浴的目的和注意事项，取得其配合（图 3-16）	• 确认老年人信息 • 语言亲切，沟通有效
2. 安置体位 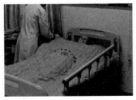 图 3-17　安置体位	◆ 协助老年人取舒适卧位，松开盖被，脱去上衣，必要时屏风遮挡（图 3-17）	• 注意保暖，保护老年人隐私

操作步骤与操作过程		要点说明与注意事项
3. 正确置袋 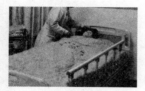 图 3-18　正确置袋	◆ 将准备好的冰袋、热水袋用布套包裹，冰袋放于头部、热水袋放于足底部（图 3-18）	• 热水袋放于足底，减经头部充血，促进老年人舒适 • 冰袋放于头部，有助于降温，可以防止头部充血引起的头痛
4. 实施拭浴 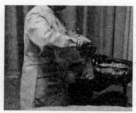 图 3-19　手套式 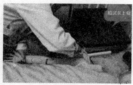 图 3-20　擦拭双上肢 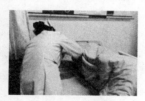 图 3-21　擦拭背 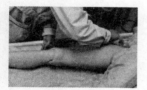 图 3-22　擦拭下肢	◆ 协助老年人露出擦拭部位，下垫大毛巾，将小毛巾浸入热水中，拧至半干缠在手上成手套式，以离心方向边擦边按摩（图 3-19） ◆ 每步拭浴后，用大毛巾给老年人擦干皮肤，擦洗顺序如下： ◇ 双上肢。露出一侧上肢，依次擦洗：颈外侧部—肩—上臂外侧—前臂外侧—手背；侧胸—腋窝—上臂内侧—肘窝—前臂内侧—手心；同法擦拭另一上肢（图 3-20） ◆ 背部。使老年人侧卧，露出背部，自颈下擦拭全背部，擦干后穿好上衣（图 3-21） ◆ 双下肢。露出一侧下肢，擦洗顺序是髋部—下肢外侧—足背；腹股沟—下肢内侧—踝部；自股下经腘窝擦至足跟；同法擦拭对侧下肢，擦干后穿好裤子（图 3-22） ◆ 移去足底热水袋，协助老年人盖好被子	• 每擦拭一个部位更换一次小毛巾，维持拭浴温度 • 擦拭腋窝、肘窝、手心处时延长时间，促进散热 • 穿衣原则：无肢体活动障碍时，先远侧，后近侧 • 脱衣原则：一侧肢体活动障碍时，先患侧，后健侧 • 擦拭腹股沟、腘窝时延长时间，促进散热 全程约 20 分钟
5. 观察效果	◆ 拭浴过程中观察效果、局部皮肤情况和全身反应	• 如有异常停止拭浴

续表

操作步骤与操作过程		要点说明与注意事项
6. 撤除冰袋复测体温 图3-23　撤除冰袋复测体温	◆ 30分钟后给老年人测体温，观察降温效果，如果体温降到39 ℃以下，头部取下冰袋（图3-23）	
7. 安置卧位	◆ 整理床单位，安置好老人舒适卧位	
8. 整理用物	◆ 按规定消毒处理	
9. 洗手记录	◆ 操作后用七步洗手法洗手 ◆ 记录：拭浴部位、时间、效果、局部反应、老年人用冷后反应，体温变化	

四、评价

1. 照护员动作轻巧，操作熟练，老年人能积极配合。

2. 老年人温水拭浴后效果良好，达到降温的目的，无不良反应。

3. 操作过程中体现了人文关怀素养和严谨认真的工作态度。

五、注意事项

1. 老年人拭浴过程中要加强观察，在拭浴过程中老年人一旦出现面色苍白、寒战、呼吸异常等，要立即停止并通知医生。

2. 拭浴的总时间不超过20分钟。

3. 禁忌部位：给老年人拭浴过程中禁忌擦拭胸前区、腹部、足心等部位以防引起不良反应。

知识拓展

冰毯机的使用

医用冰毯全身降温仪（简称冰毯机）是利用半导体制冷原理，将水箱内蒸馏水冷却后通过主机与冰毯内的水进行循环交换，促进与毯面接触的皮肤进行散热，以达到降温的目的。冰毯机上连有肛温传感器，可设定肛温的上下限，根据肛温的变化自动切换"制冷"开关，将肛温控制在设定的范围内。使用时，在毯面上覆盖中单，协助病人脱去上衣，将冰毯置于病人整个背部。在使用过程中，应密切观察病人的病情变化。冰毯机的使用，有单纯降温法和亚低温治疗法两种，前者用于高热患者，后者用于重型颅脑损伤患者。

综合实训

请根据任务描述，帮助程奶奶正确进行温水拭浴。各小组分角色扮演，进行综合实训。

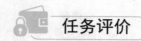 任务评价

见表3-8。

表3-8 任务评价表

项目	评价标准
知识掌握 （40分）	说出温水拭浴的作用（10分） 说出温水拭浴的操作要点（10分） 说出协助老年人温水拭浴的基本流程（10分） 说出协助老年人温水拭浴的注意事项（10分） 回答熟练、全面、正确
操作能力 （35分）	能正确沟通评估（5分） 能正确置冰袋及热水袋（10分） 能正确复测体温（10分） 能正确实施为老年人温水拭浴（10分） 操作要娴熟、正确、到位
人文素养 （25分）	具有尊老、敬老、孝老的理念（10分） 态度和蔼可亲（10分） 操作细致、轻柔（5分）
总分（100分）	

 同步测试

1. 给老年人温水拭浴降温后，需测量体温的时间是（　　）后。

A. 15分钟　　　　　　　B. 20分钟　　　　　　　C. 30分钟

D. 40分钟　　　　　　　E. 50分钟

2. 为高热患者做温水拭浴降温时，水温宜选用（　　）。

A. 28~30 ℃　　　　　　B. 32~34 ℃　　　　　　C. 40~45 ℃

D. 37~40 ℃　　　　　　E. 29~32 ℃

3. 温水拭浴前，先置冰袋于头部的目的是（　　）。

A. 防止脑水肿　　　　　B. 防止头痛　　　　　　C. 使脑血流量增多

D. 防止脑缺血　　　　　E. 防止颅内压降低

4. 温水拭浴时热水袋放置的位置是（　　）。

A. 头部　　　　　　　　B. 腹部　　　　　　　　C. 腹股沟

D. 足底　　　　　　　　E. 腋窝

5. 为高热老年人用拭浴降温其原理是（　　）。

A. 传导　　　　　　　　B. 对流　　　　　　　　C. 蒸发

D. 辐射　　　　　　　　E. 抑制下丘脑

项目二　老年人用药照护

【项目介绍】

　　药物在预防、治疗疾病方面起着重要的作用。老年人随着年龄增长，机体的老化，再加上衰老所致的记忆力减退、躯体活动障碍等因素的影响，老年人常常患有多种疾病。由于老年人的用药依从性差，需要照护人员协助老年人进行正确用药。用药之前要求照护人员了解常用药的药物剂型，掌握药品的用药原则，从而协助老年人正确用药，用药后及时观察老年人用药的反应，保证用药的安全。

【知识目标】

　　了解老年人用药的原则、雾化吸入给药的目的、眼部外用药种类。熟悉老年人常用药的基本知识、外用药的基本要求。掌握协助老年人用药照护的使用方法和注意事项。

【技能目标】

　　能正确实施为老年人协助用药、雾化吸入、眼部外用药的使用的操作。能协助老年人用药照护的操作流程。

【素质目标】

　　具有尊老、爱老、孝老的理念。具有服务第一、爱岗敬业职业精神。具有耐心、细心和责任心，为老人实施用药照护。

任务一

协助用药

协助口服给药

任务描述

　　张奶奶，70岁，高血压7年，平时记性不好，不能按时服用降压药。今晨起来感觉头疼、眩晕、心悸，去医院测血压为 165/105 mmHg，医师下医嘱给予硝苯地平 10 mg 口服，每天2次，并嘱其坚持规律用药。你作为一名照护员应如何正确协助老人用药？

　　工作任务：照护人员协助张奶奶正确口服药物。

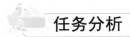

任务分析

　　完成该任务需要照护人员具备人文关怀和爱伤观念等职业素养；知悉用药的原则、常用药物的基本知识、老年人用药照护的方法等；实施核对解释、协助用药体位准备、测试水温、协助口服给药等操作；达到治疗疾病的目的。

任务重点： 协助用药体位准备、测试水温、协助口服给药。
任务难点： 为不能自理的老年人协助口服给药。

 相关知识

一、用药原则

1. 根据医嘱用药
用药前严格遵医嘱协助老年人使用药物，如有不清楚用药应先确认清楚，不擅自更改，也不能盲目给药。一旦给错药及时上报，并严密观察老年人用药的反应。

2. 严格执行查对制度
查对制度是安全给药的保障，必须严格遵守。
（1）三查：操作前、操作中、操作后查（三查八对的内容）。
（2）八对：床号、姓名、药名、给药浓度、剂量、用法、时间、有效期。
（3）严格检查药物的质量，如有变质的药物不能使用。

3. 准确用药
备好的药物及时协助老人服下，做到五个准确：准确的药物、准确的剂量、准确的方法、准确的时间、准确的病人，确保用药安全。

4. 观察用药反应
协助老人服药后，注意观察药物疗效和不良反应，若有异常及时上报。

二、老年人常用药物的基本知识

1. 药物种类
（1）心血管系统药：常用硝酸甘油、速效救心丸、消心痛等；让老人随身携带，尤其速效救心丸是心绞痛急性发作的首选药。
（2）降压药：卡托普利、倍他乐克、硝苯地平等，用药前应了解老人的基础血压，防止血压降得过快或过低，造成脑血流量的不足而引起头晕、低血压或诱发脑梗死。
（3）降糖药：磺脲类、二甲双胍类、格列奈类、胰岛素增敏剂等；严格遵守服药时间，注意低血糖等并发症，嘱老人外出需要随身携带糖果。
（4）平喘止咳药：沙丁胺醇气雾剂、鲜竹沥口服液、止咳糖浆等；用药期间定期雾化，保持老人气道湿润，利于排痰。

2. 常用口服药剂型及服用方法
口服药是指需经口吞服或舌下含服的药物。老年人常用口服药有溶液、片剂、丸剂、胶囊、合剂等剂型。
（1）口含片与舌下片：又称含片，多用于口腔及咽喉疾病，有局部消炎、杀菌、收敛、止痛作用；如西瓜霜润喉片、草珊瑚含片、西地碘含片等。使用时应在口腔内含化，不可咀嚼、吞咽，含服中和含服后不可饮用液体，以延长疗效。
（2）口服片剂：指经口腔服药后，在胃肠道吸收。服药时用温开水送服，但维生素类、助消化药、止咳糖浆类不宜用温水送服。
（3）口服胶囊：胶囊外层用明胶制成，无毒，将药物填装在空心硬质胶囊中制成的药剂。服用时不能将胶囊破坏，应整粒吞服。

（4）口服溶液：多见于糖浆类药物，如急支糖浆、复方甘草合剂、枇杷膏等。指导老年人服用时不宜用温开水送服，因服药后药物可在病变咽喉部黏膜表面形成保护膜。

三、老年人服药照护方法

1. 老年人有吞咽障碍及神志不清的

可通过鼻饲管给药，药物需研碎后从鼻饲管给药；未经医师许可的药物不可研碎、掰开或嚼碎服用。

2. 老年人有肢体活动功能障碍的

协助老人用健侧肢体服药，病情严重者协助老人服药。

3. 老年人有精神疾患、老年痴呆者

应送药到口，并观察老人确认咽下后再离开。

任务实施

一、评估

1. 老年人的年龄、病情、意识、自理能力水平、肢体活动等情况。

2. 有无影响服药的因素及用药需求。

3. 老年人的心理状况及合作程度。

二、计划

1. 环境准备 环境安静、整洁，通风良好、温湿度适宜。

2. 操作人员准备 着装整洁，修剪指甲，洗净双手，操作时戴口罩。

3. 老年人准备 老年人理解、配合，取舒适体位。

4. 用物准备 遵医嘱准备药物、药杯、服药单、药匙、量杯、滴管、吸管、温开水、治疗巾、小水壶（内盛温开水）、手消毒液等。

三、实施

见表3-9。

表3-9 协助老年人口服给药的操作流程

操作步骤与操作过程		要点说明与注意事项
1. 核对解释 图3-24 核对解释	◆ 备齐用物携至床旁，核对老年人的基本信息 ◆ 向老年人解释服药时间、服药方法、药物名称、可能出现的不良反应及应对方法（图3-24）	• 确认老年人信息 • 语言亲切，沟通有效
2. 准备药物 图3-25 准备药物	◆ 严格遵医嘱给药，根据服药本的姓名、药名、浓度、剂量、时间准备药物（图3-25）	• 严格执行查对制度

操作步骤与操作过程		要点说明与注意事项
3. 体位准备 图 3-26　体位准备	◆ 协助老年人取坐位或半坐卧位。坐位时，坐正、上身稍前倾，头略低，下颌稍向前 ◆ 半坐卧位时，头偏向照护人员，背后垫软枕，抬高床头 30°～50°（图 3-26）	• 保证患者舒适
4. 协助服药 图 3-27　协助服药	◆ 协助自理老年人服药时，先让老人喝一口水，协助老人将药物放入口中，再喝水嘱其咽下，确认老人服下 ◆ 协助不能自理的老年人服药时，用吸管或汤匙先喂水，将药放于口中，再给水送服（图 3-27） ◆ 若遇拒绝服药的老年人，要耐心解释、沟通，消除老年人的思想顾虑	• 不能自理的老年人确认是否吞服
5. 安置卧位 图 3-28　安置卧位	◆ 协助老年人擦净口周围，安置舒适卧位（图 3-28）	• 擦拭时用力不宜过大
6. 再次核对	◆ 服药后再次核对所服药物是否正确	
7. 用药观察	◆ 用药后注意观察药物疗效和不良反应，发现异常及时报告	
8. 整理、记录 图 3-29　整理、记录	◆ 整理用物，药杯洗净消毒后，将物品放回原处 ◆ 洗手 ◆ 记录：姓名、药名、剂量、给药时间及给药途径等（图 3-29）	

四、评价

1. 语言表达清晰、亲切温柔，老年人知道用药的重要性并能积极配合。

2. 能根据老人的自理程度协助老人准确、安全地服药。

3. 能认真观察，及时发现药物的不良反应。

注意事项

1. 遵照医嘱协助老年人服药，不得私自加、减药物或停药。发现给错药，应立即报告医护人员；老年人对药品有疑问时，需要再次核对无误方能给药，并向老年人解释说明。

2. 老年人有吞咽困难时，将药物切割成小块或研碎给老人服用。

3. 给老人服药后应观察疗效和反应，若发现异常应及时和医生联系并酌情处理。

4. 协助失智老年人服药，要检查药物全部咽下，方可离开。

5. 口服药应用适量的温开水送服，不宜用茶水、牛奶和饮料送服。

6. 对胃黏膜刺激性较强的药物宜在饭后服用；健脾及刺激食欲的药物宜饭前服。

7. 服用止咳糖浆时，由于止咳糖浆对呼吸道有安抚作用，所以服用后不宜立即饮水，以免冲淡药液，降低疗效；若同时服用多种药物时，应最后服用止咳糖浆。

知识拓展

胃管给药

除了注射药物之外，一般的药物都是通过口腔进入人体消化系统，进入血液循环从而被人体吸收。当老年人重度失智后，无法经口腔自行摄取药物时，可以通过鼻饲给药治疗疾病。并不是所有的药物都可以通过鼻饲服用。不宜鼻饲给药的药物有：

1. 含片和舌下片　此类药物经由口腔黏膜吸收，如果经鼻饲管给药，剂量相对较小，常达不到疗效，如硝酸甘油片等。

2. 酶制剂　研磨会使酶变性失活，如多酶片、复方消化酶胶囊等。

3. 易堵塞鼻饲管的药　如布洛芬（混悬液、颗粒）、多种维生素片、碳酸钙片、硫糖铝片、兰索拉唑片、各类止咳糖浆剂等。

综合实训

请根据任务描述，协助张奶奶口服给药。各小组分角色扮演，进行综合实训。

任务评价

见表3-10。

表3-10　任务评价表

项目	评价标准
知识掌握（40分）	说出口服药的剂型（10分） 说出老年人用药的原则（10分） 说出老年人常用药物的基本知识（10分） 说出协助老年人口服用药的注意事项（10分） 回答熟练、全面、正确
操作能力（35分）	能正确评估老年吞咽反射情况（5分） 能正确摆放用药体位（10分） 能正确测试水温（10分）

项目	评价标准
操作能力 （35分）	能正确实施协助老年人用药（10分） 操作要娴熟、正确、到位
人文素养 （25分）	具有尊老、敬老、孝老的理念（10分） 态度和蔼可亲（10分） 操作细致、轻柔（5分）
总分（100分）	

 同步测试

单选题

1. 老年人对药品有疑问时正确处理的方法是（　　）。

A. 需要再次核对无误方能给药　　　　　　B. 不需要向老年人解释说明

C. 不理睬　　　　　　　　　　　　　　　D. 告诉老人可以先服用

E. 不需要核对直接给药

2. 实施给药正确的是（　　）。

A. 准确的时间　　　　B. 准确的剂量　　　　C. 准确的浓度　　　　D. 准确的病人

E. 以上均对

3. 宜在饭前服用的药物是（　　）。

A. 维生素C　　　　　　B. 咳嗽合剂　　　　　C. 颠茄合剂　　　　　D. 胃蛋白酶合剂

E. 磺胺类药物

4. 服用止咳糖浆的正确方法是（　　）。

A. 饭前服，服后立即饮少量水　　　　　　B. 饭后服，服后立即饮少量水

C. 睡前服，服后立即饮少量水　　　　　　D. 咳嗽时服，服后立即饮少量水

E. 在其他药物后服，服后不立即饮水

5. 照护人员在协助老年人服药时，应注意核对，以下不属于核对内容的是（　　）。

A. 老年人姓名　　　　B. 给药途径　　　　C. 药物名称　　　　D. 药物剂量

E. 药物作用

任务二

雾化吸入法

超声波雾化吸入

任务描述

　　毛爷爷，71岁，吸烟20多年，每日吸烟量大约1盒，间断咳嗽、咳痰8年。近两天出现咳嗽、咳痰，黏稠不易咳出，精神食欲差，烦躁不安。医嘱予以α糜蛋白酶4 000U+庆大霉素8万U+生理盐水20 mL，超声波雾化吸入治疗，每天2次。

　　工作任务：照护人员协助毛爷爷进行超声雾化吸入。

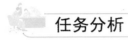

任务分析

完成该任务需要照护人员具备人文关怀和爱伤观念等职业素养；知悉超声波雾化吸入法的作用原理及特点、雾化吸入给药的目的、常用药物及作用等基本知识；实施检查设备、水槽加水、罐内加药、开机调节、雾化吸入、结束雾化等操作；达到治疗疾病的目的。

任务重点： 雾化吸入给药的目的、常用药物及作用。

任务难点： 水槽加水、罐内加药、开机调节、雾化吸入。

相关知识

一、超声波雾化吸入法作用原理及特点

超声波雾化吸入给药法能将电能转化成超声波声能，从而将药液变成细微的气雾，经鼻、口吸入到呼吸道和肺部，再经过深而慢的吸气到达终末支气管及肺泡，从而达到治疗目的。

雾化的特点是雾化液温暖舒适，雾滴小而均匀，雾量大小可调节。目前常用的雾化吸入法有超声波雾化吸入法、氧气雾化吸入法和压缩空气雾化吸入法等。

二、雾化吸入给药的目的

（1）预防控制呼吸道感染，消除炎症和水肿。

（2）控制支气管痉挛，通畅气道，改善通气功能。

（3）湿化气道，稀释痰液，祛痰。

三、雾化吸入常用药物及作用

（1）抗生素：如庆大霉素、卡那霉素等，其作用是控制呼吸道感染，消除炎症。

（2）支气管解痉药物：如氨茶碱、舒喘灵等，其作用是解除支气管痉挛。

（3）稀释痰液、祛痰药物：糜蛋白酶、痰易净、沐舒坦等，其作用是稀释痰液。

（4）减轻水肿药物：地塞米松等，其作用是减轻呼吸道黏膜水肿。

任务实施

一、评估

1. 老年人的年龄、病情、意识、呼吸道状况等。

2. 老年人的心理状况及合作程度。

二、计划

1. 环境准备　环境安静、整洁，通风良好、温湿度适宜。

2. 操作人员准备　着装整洁，修剪指甲，洗净双手，操作时戴口罩。

3. 老年人准备　老年人理解、配合，取舒适体位。

4. 用物准备　超声波雾化器一套、雾化药物、冷蒸馏水、无菌生理盐水、20 mL注射器、螺纹管、口含嘴、手消毒液。

三、实施

见表3-11。

表3-11 超声波雾化吸入法的操作流程

操作步骤与操作过程		要点说明与注意事项
1. 检查设备	◆ 检查超声波雾化器（图3-30）	• 确保设备功能正常
图3-30 检查超声波雾化器		
2. 水槽加水	◆ 向水槽内加入冷蒸馏水，水量约250 mL，液面浸没透声膜	• 不可向水槽内加热水，不能无水开机，以免损坏机器
3. 雾化罐内加药	◆ 将药液稀释至30~50 mL时加入雾化罐内，将雾化罐放入水槽，盖紧水槽盖，连接雾化管（图3-31） ◆ 将雾化器的主机与各部件连接，选择口含嘴	• 加药量要准确
图3-31 雾化罐内加药		
4. 核对解释	◆ 备齐用物携至床旁，核对老年人的基本信息 ◆ 向老年人解释雾化吸入的时间、方法、药物名称、吸入过程中注意事项（图3-32）	• 确认老年人信息 • 语言亲切，沟通有效
图3-32 核对解释		
5. 摆放体位	◆ 协助老年人取坐位或半坐卧位，毛巾围于颌下（图3-33）	
图3-33 摆放体位		
6. 雾化吸入	◆ 接通电源，打开电源开关，先预热3~5分钟 ◆ 再打开雾化开头，调节好雾量 ◆ 设定雾化时间 ◆ 当气雾喷出时，将口含嘴放入老年人口中，嘱老年人用嘴深吸气，用鼻子呼气（图3-34）	• 时间为15~20分钟
图3-34 雾化吸入		

续表

操作步骤与操作过程		要点说明与注意事项
7. 巡视观察	◆ 观察治疗效果及仪器工作情况	● 水槽内水温超过 50 ℃ 或水量不足应及时加入冷蒸馏水
8. 结束雾化	◆ 雾化结束后取下口含嘴，先关雾化开关，再关电源开关（图 3-35） 图 3-35　结束雾化	
9. 安置卧位	◆ 协助老年人漱口，擦干面部，安置舒适卧位	● 擦拭时用力不宜过大
10. 整理记录	◆ 倒掉水槽内水，擦干雾化罐、螺纹管、口含嘴消毒 ◆ 洗手 ◆ 记录老年人姓名、雾化药物、雾化方式、雾化吸入时间、雾化后反应	

四、评价

1. 老人理解操作目的，能正确配合雾化吸入。
2. 老人感觉舒适，治疗效果好。
3. 操作规范、安全，达到预期目标。

注意事项

1. 超声波雾化器使用前，应先检查机器各部件有无松动，脱落等异常情况；水槽底部的晶体换能器和雾化罐底部的透声膜薄而质脆，易破碎，不能用力过猛。

2. 水槽和雾化罐切忌加热水，水温不超过 50 度；因特殊情况需连续使用时，中间间歇时间应为 30 分钟。

3. 每次使用完毕后，将雾化罐、口含嘴浸泡消毒 60 分钟。

知识拓展

氧气雾化吸入法

氧气雾化吸入法也是老年人常用的雾化吸入方法，它是利用高速氧气气流使药液形成雾状，经鼻、口吸入呼吸道和肺部，控制呼吸道感染和改善通气功能，达到治疗目的。其特点是药液直接到达终末支气管和肺泡，效果好，见效快，用药量少，不良反应也小。特别适用于老年人和儿童，因此照护老年人进行雾化吸入是照护人员必备的一项技能。

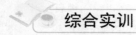

综合实训

请根据任务描述，协助毛爷爷超声波雾化吸入给药。各小组分角色扮演，进行综合实训。

任务评价

见表 3-12。

表 3-12　任务评价表

项目	评价标准
知识掌握 （40分）	说出超声波雾化器作用原理及特点（10分） 说出超声波雾化给药目的及常用药物（10分） 说出协助老年人雾化吸入的基本流程（10分） 说出协助老年人雾化吸入的注意事项（10分） 回答熟练、全面、正确
操作能力 （35分）	能正确评估老年人呼吸道状况（5分） 能正确摆放用药体位（10分） 能正确开机（10分） 能正确实施协助老年人雾化用药（10分） 操作要娴熟、正确、到位
人文素养 （25分）	具有尊老、敬老、孝老的理念（10分） 态度和蔼可亲（10分） 操作细致、轻柔（5分）
总分（100分）	

同步测试

单选题

1. 超声雾化罐内放药液稀释至（　　　）。

A. 2~5 mL　　　　B. 6~10 mL　　　　C. 30~50 mL　　　　D. 10~20 mL

E. 10~15 mL

2. 使用超声波雾化器过程中，水槽内蒸馏水的温度超过（　　　）度时，要及时换冷蒸馏水。

A. 60 ℃　　　　B. 60 ℃　　　　C. 80 ℃　　　　D. 40 ℃

E. 50 ℃

3. 使用超声波雾化器时，打开电源开关先预热（　　　）。

A. 1~2 分钟　　　　B. 2~3 分钟　　　　C. 3~4 分钟　　　　D. 3~5 分钟

E. 5~6 分钟

4. 雾化吸入治疗结束后，不需消毒的物品是（　　　）。

A. 雾化罐　　　　B. 水槽　　　　C. 螺纹管　　　　D. 口含嘴

E. 面罩

...

5. 使用超声波雾化器，水槽内加（　　）。

A. 冷蒸馏水　　　　　B. 自来水　　　　　C. 温水　　　　　D. 热水

E. 50%的葡萄糖溶液

外用药

任务三

外用药的给药照护

任务描述

　　王奶奶，77岁，被诊断为右眼青光眼合并白内障，2天前刚做完白内障手术，为了消炎和促进伤口愈合，医师下医嘱予以眼部用凝胶、左氧氟沙星滴眼液滴眼，1次1~2滴，1天3次。作为照护员，请为老人正确使用眼膏和眼药水。

　　工作任务：照护人员协助王奶奶正确使用外用药、滴眼剂。

任务分析

　　完成该任务需要照护人员具备人文关怀和爱伤观念等职业素养；知悉外用药的概述、外用药的种类、基本要求、滴眼剂概述等基本知识；实施核对解释、摆放体位、清洁眼部、协助滴眼药等操作；达到治疗疾病的目的。

　　任务重点：外用药的种类、基本要求、滴眼剂概述。

　　任务难点：摆放体位、清洁眼部、协助滴眼药。

 ## 相关知识

一、外用药概述

　　通过调查分析：年龄大者使用眼药水相对困难，50岁以上的人50%无法正确滴眼药水，80岁以上则100%无法正确使用。所以，要协助老年人正确使用滴眼剂。

　　外用给药是指以贴、洗、擦、敷等方式作用于皮肤或五官，经局部吸收后发挥药物作用的一种给药方法，给药后在局部起到保护和治疗作用。

二、常用外用药的种类

　　常见的外用药有滴眼剂、皮肤用药、滴耳剂、滴鼻剂等类型。

三、使用外用药的基本要求

　　（1）外用药均为灭菌制剂，用完后应盖紧瓶盖，置于通风、阴凉处。

（2）操作前注意手卫生，按规范要求洗手，必要时戴医用手套。

（3）遵医嘱用药，用药前认真核对姓名、药名、用法、给药途径、给药时间、药品质量。

（4）用药时，注意药品开口后不要直接接触，以免污染药物。

（5）多种药同时使用时，中间须间隔 5~10 分钟。

四、滴眼剂概述

滴眼剂俗称眼药水，是药物的一种剂型，滴眼剂属于灭菌制剂，由眼结膜直接吸收，常用于治疗眼部疾病、散瞳或缩瞳。

五、滴眼剂类型

1. 激素类

如地塞米松眼药水等应该遵医嘱使用，不应自行购买。长期使用有药物不良反应，会导致青光眼等眼病。

2. 散瞳类

散瞳类药物的扩瞳作用有导致老年人青光眼发作的可能。

3. 缩血管类

抗疲劳滴眼剂（如萘非滴眼液、复方门冬维甘滴眼液等）含有萘甲唑啉等肾上腺素类成分，可以扩大瞳孔，老年人使用有诱发青光眼的潜在风险。

六、眼药膏的概述

（1）为了增加眼部用药与眼表结构的接触时间，可选用眼膏。

（2）当角膜受损时，要使用眼膏，使用眼膏可起到润滑和衬垫作用。

（3）使用时剪瓶口要先消毒瓶口，要少剪一些，能有效地减轻眼部的刺激症状。用完后盖紧瓶口，于通风、阴凉处保存。

任务实施

一、评估

1. 评估滴眼液、眼药膏的性状、有效期等。

2. 评估老年人眼部卫生状况及有无破损、红肿等。

3. 老年人的心理状况及合作程度。

二、计划

1. 环境准备　环境安静、整洁，通风良好、温湿度适宜。

2. 操作人员准备　着装整洁，修剪指甲，洗净双手，操作时戴口罩。

3. 老年人准备　老年人理解、配合，取舒适体位。

4. 用物准备　给药单、治疗盘内备眼药水或眼药膏、消毒棉球或棉签、污物桶。

三、实施

见表3-13。

表3-13　使用滴眼剂的操作流程

操作步骤与操作过程		要点说明与注意事项
1. 核对解释 图3-36　核对解释	◆ 备齐用物携至床旁，核对老年人的基本信息 ◆ 向老年人解释眼药水的使用方法、注意事项（图3-36）	• 确认老年人信息 • 语言亲切，沟通有效
2. 摆放体位 图3-37　摆放体位	◆ 协助老年人取坐位或仰卧位（图3-37）	• 促进老人舒适度
3. 清洁眼部 图3-38　清洁眼部	◆ 先用无菌棉签拭净眼部分泌物，嘱老人头后仰，眼睛往上看（图3-38）	
4. 协助滴药 图3-39　协助滴药	◆ 摇匀眼药水，旋开瓶盖 ◆ 护理员左手取一个无菌棉球放在老人的眼睑处，食指固定上眼睑，拇指将下眼睑向下牵拉。右手持眼药水距离眼睛上方2~3 cm轻轻将药水1~2滴入结膜下穹隆中央，然后轻提上眼睑，嘱老人轻轻闭眼并转动眼球（图3-39） ◆ 用棉签轻轻拭去老人眼部外溢的眼药水（膏）	• 使用眼药水前应先混匀药液 • 上药动作应轻柔，避免损伤黏膜 • 两眼都滴药时，先滴健侧眼、后滴患侧眼，先滴病情轻的眼、后滴病情重的眼
5. 涂眼药膏 图3-40　涂眼药膏	◆ 相隔5~10分钟后，同上方法给老人挤入眼药膏 ◆ 涂眼膏：左手向下轻拉眼睑，右手垂直向下挤少许药膏挤入下穹隆，先使下眼睑恢复原位，再轻提上眼睑，药膏充分分布在结膜内（图3-40）	• 白天宜用滴眼剂，眼膏宜在晚上睡前用

续表

操作步骤与操作过程		要点说明与注意事项
6. 巡视观察	观察老人上药后的主观感受，有无不适等	
7. 安置卧位	◆ 安置舒适卧位，整理床单位	
8. 整理记录	◆ 清理用物，清理污物 ◆ 洗手 ◆ 记录老年人姓名、药名、给药方式、给药剂量、时间、反应、操作者签名	

四、评价

1. 老人理解操作目的，能正确配合滴眼药。

2. 老人感觉舒适，治疗效果好。

3. 操作规范安全，达到预期目标。

注意事项

1. 使用滴眼剂前后都要注意洗手。眼药水一旦打开使用，一般 20~30 天后就应该丢弃；合理放置眼药水，及时清理或丢弃过期眼药水；包装盒上的保质期是指没有打开使用的有效期。

2. 要认真做好查对工作，用药过程中要观察老年人的全身反应。

3. 遵医嘱使用眼药水。

4. 多种眼药水（膏）一起使用时，两种之间相隔 5~10 分钟。

知识拓展

滴鼻剂

老年人由于鼻腔的老化，免疫功能降低使其更容易患鼻部疾病，照护人员应该掌握照护老年人使用滴鼻剂的操作技术，更好地为老年人服务。

滴鼻剂是在鼻腔内使用，经鼻黏膜吸收而发挥局部和全身作用的制剂，常见的滴鼻剂有滴剂和喷雾剂。

滴耳剂

老年人由于免疫力低下，易发生耳部感染，常常使用滴耳剂。滴耳剂是用于耳道内的液体药剂，主要用于治疗耳道感染或局部疾患。

综合实训

请根据任务描述，协助王奶奶使用眼药水（膏），各组分组角色扮演，进行综合实训。

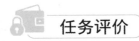

任务评价

见表 3-14。

表 3-14　任务评价表

项目	评价标准
知识掌握 （40 分）	说出外用药概述（10 分） 说出外用药种类及基本要求（10 分） 说出协助老年人滴眼剂的基本流程（10 分） 说出协助老年人滴眼剂使用的注意事项（10 分） 回答熟练、全面、正确
操作能力 （35 分）	能正确评估老年人患眼状况（5 分） 能正确摆放用药体位（10 分） 能清洁眼部（10 分） 能正确实施协助老年人眼部用药（10 分） 操作要娴熟、正确、到位
人文素养 （25 分）	具有尊老、敬老、孝老的理念（10 分） 态度和蔼可亲（10 分） 操作细致、轻柔（5 分）
总分（100 分）	

 同步测试

单选题

1. 眼药水一次滴入眼结膜囊（　　）滴。

A. 2~3　　　　　　　B. 1~2　　　　　　　C. 2~4　　　　　　　D. 2~5

E. 4~5

2. 使用眼药水和眼药膏的间隔时间是（　　）。

A. 5~10 分钟　　　B. 2~3 分钟　　　　C. 1~2 分钟　　　　D. 3~4 分钟

E. 5 分钟

3. 眼药水一旦打开使用后，一般（　　）后就应该丢弃。

A. 20~35 天　　　B. 30~60 天　　　　C. 20~30 天　　　　D. 10~15 天

E. 15~20 天

4. 两眼都滴药时，错误的方法是（　　）。

A. 先滴患眼　　　B. 先滴健眼　　　C. 先滴病情轻的眼　　D. 后滴病情重的眼

E. 以上都不对

5. 照护老年人使用滴眼剂，为防止双眼交叉感染，应采取的措施是（　　）。

A. 核对评估　　　B. 先滴健侧眼　　　C. 先滴患侧眼　　　D. 先滴病情较重侧

E. 无所谓哪一侧

项目三　老年人生命体征评估与照护

【项目介绍】

　　生命体征是体温、呼吸、脉搏、血压的总称，是评价生命活动是否存在和生命活动质量的重要指标；正常情况下，生命体征相对稳定，而在病理状态下则比较敏感。照护人员在对老年人进行照护时，要学会基本的生命体征评估方法，认真观察了解细微的变化，及时发现异常情况，为老年人提供有效照护。

【知识目标】

　　了解老年人体温、脉搏、呼吸、血压的正常值及生理性变化；掌握老年人异常体温、脉搏、呼吸、血压的评估与照护。

【技能目标】

　　能正确测量老年人的体温、脉搏、呼吸、血压；能够为体征异常的老年人提供有效照护。

【素质目标】

　　具有良好的职业道德与职业责任感，服务意识强、服务态度好、服务能力高，积极促进健康教育，教会老年人养成健康生活方式，做好自我保健；具有质量意识、环保意识、安全意识、信息技术素养、创新思维及"尊老、敬老、孝老"的职业意识，具备"爱心、耐心、细心、恒心、责任心"的奉献精神，永远保持积极向上的心态。

任务一　体温评估与照护

体温评估与照护

任务描述

　　李奶奶78岁，居住在养老院，平时身体健康。某日因天气炎热，夜间持续使用空调，早上起床后感觉咽喉不适、头晕、咳嗽、流鼻涕、发热、浑身酸疼、四肢乏力。

　　工作任务：1. 养老机构的照护人员该如何测量李奶奶的体温？

　　2. 李奶奶体温过高，照护人员应如何处理？

任务分析

　　为完成任务需要知道体温的生理变化及正常体温范围和测量方法；了解体温异常的生活照护技能。照护人员需掌握如何测量体温。如果老人出现发热，在等待医生过程中请老人卧床休息，给予物理降温。

　　任务重点：正确测体温。

任务难点：学会帮助不能自理的老年人测体温。

在任务实施过程中对待老年人的态度始终亲切、热情；安慰老年人，减轻不适，耐心、细心，具有尊老、敬老、孝老的理念。

 相关知识

一、体温

体温包括体核温度和体表温度。通常说的体温是体核温度，即体内胸腔、腹腔的温度，相对稳定且较体表温度高。体表温度也称皮肤温度，一般低于体核温度且不太稳定。

二、正常体温

食物营养成分糖类、脂肪、蛋白质在体内氧化过程中释放能量，一半以上能量迅速转化为热能用于维持体温，其余的能量转变为化学能维持人体各种生命活动，最终也转化为热量散发到体外。

（一）产热与散热

1. 产热过程

主要包括基础代谢、食物的热效应、肌肉活动产生的热量。基础代谢是机体维持最基本的生命活动状态所必需的最低能量消耗。人体通过化学方式产热，肝脏和骨骼肌是人体主要的产热器官。人在活动时，肌肉是主要的产热器官。

2. 散热过程

人体散热的最主要的器官是皮肤，另外呼吸、排泄也散发少部分热量。人体主要通过辐射、传导、对流、蒸发这四种方式将机体各组织器官产生的热量散发出去。当外界环境温度低于人体皮肤温度时，机体大部分热量可通过辐射、传导、对流等方式散热。水的导热性好，一般常利用水的传导散热原理为高热老年人进行物理降温，如冰袋、冰帽、冷湿敷等。当外界温度等于或高于人体皮肤温度，蒸发就成了人体唯一的散热形式；一般对高热老年人常采用乙醇拭浴，通过乙醇的蒸发达到降温的作用。

（二）体温的调节

人的体温主要通过生理性体温调节和行为性体温调节两种形式来保持相对恒定，使产热和散热处于动态平衡中。生理性体温调节是在体温调节中枢控制下，通过增减皮肤的血流量、发汗或者寒战等生理性反应，维持产热和散热的动态平衡。行为性体温调节是指有意识的调节体温平衡，如跑步取暖等。

（三）正常体温范围

正常体温是一个范围而不是一个固定的数值，常以腋窝、口腔、直肠等处的测温来表示体温。直肠温度最接近人体内部温度，而测腋下温度更为安全方便。体温的正常范围及平均值（表3-15）。

表3-15 成人体温的正常范围及平均值

部位	平均温度	正常范围
腋窝	36.5 ℃	36.0~37.0 ℃
口腔	37.0 ℃	36.3~37.2 ℃
直肠	37.5 ℃	36.5~37.7 ℃

体温在一些因素影响下会出现生理性波动，一般波动不超过0.5~1℃。正常人体温在24小时内呈现周期性波动，一般清晨2：00~6：00时最低，下午14：00~20：00时最高；老年人新陈代谢率低，体温处于正常范围的低值，但也有个别高龄老人体温处于正常范围的偏高值；一般女性平均体温比男性略高，且随着月经周期呈现规律性变化，排卵后体温会升高；另外进食、运动、沐浴、情绪激动、精神紧张等因素都会导致体温出现暂时升高；使用麻醉药物等其他镇静剂会使体温降低。

三、异常体温

（一）体温过高

体温过高又称发热，当成人腋下体温超过37.0℃或者口腔温度超过37.5℃，一昼夜体温波动在1℃以上时即可称为发热。对于老年人，腋下体温高于37.2℃便可视为发热。若午后体温比早上高1℃以上，也可视为发热。70岁以上的老年人出现感染常常没有发热的表现。引起体温过高的原因有感染性发热和非感染性发热。见表3-16。

表3-16　发热的程度（以口腔温度为例）

发热程度	正常范围
低热	37.3~38.0℃
中等热	38.1~39.0℃
高热	39.1~41.0℃
超高热	>41.0℃

（二）发热过程

1. 体温上升期

特点是产热大于散热，体温不断升高。老人主要表现为畏寒、皮肤苍白、无汗，有时甚至出现寒战。

2. 高热持续期

产热与散热在较高水平上趋于平衡。主要表现为面色潮红、口唇干燥、呼吸加快、心率加快、尿量减少、头晕头痛、食欲不振、软弱乏力、全身不适。

3. 退热期

散热增加，产热趋于正常，体温逐渐恢复至正常水平。主要表现为大量出汗和皮肤温度降低。大量出汗带走热量的同时会出现体液丢失过多，对于年老体弱和患有心血管疾病的老年人容易出现血压下降、脉搏细数等虚脱或休克表现，应密切观察及时处理。

（三）体温计的种类

1. 水银体温计

水银温度计是机构和家庭最常用的体温计。根据测量部位不同，体温计分为口表、肛表、腋表3种。口表和肛表的水银端呈圆柱状，腋表的水银端呈扁平状。口表和腋表的球部较细长，有助于测温时扩大接触面；肛表的球部较粗短，便于插入肛门。口表也可代替腋表使用。

2. 电子体温计

电子温度计采用电子感温探头来测量体温，测得的温度直接由数字显示，使用方便，有笔式、奶嘴式等，以适应不同需要（图3-41）

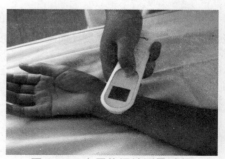

图3-41　电子体温计测量过程

知识拓展

体温计的消毒与检查

1. 体温计的消毒　为防止交叉感染，对用过的体温计应消毒处理。常用的消毒液有 70% 乙醇、1% 过氧乙酸、碘伏、含氯消毒剂等。口表、腋表使用后浸泡于消毒液中，5分钟后取出，清水冲洗，擦干，放于另一消毒液中浸泡 30 分钟后取出，用冷水冲洗擦干，用离心机或手腕部的力量甩至 35 ℃以下，存放于清洁盒内备用；肛表先用消毒液纱布擦净，再按上述方法单独进行消毒。

2. 体温计检查法　为保证测量体温准确，在使用前应检查体温计或使用后也要定期检查体温计。将体温计的水银柱甩至 35 ℃以下，同时放入已测好的 36~40 ℃的水中，3分钟后取出检视，凡误差在 0.2 ℃以上、玻璃管有裂痕、水银柱自动下降等情况，不能再使用。合格体温计用纱布擦干，放入清洁容器内备用。

四、体温异常的照护措施

（一）发热老人的照护

（1）一般照护　高热的老年人应卧床休息，低热者可适当减少活动。每天开窗通风，及时调节室温，保持温湿度适宜，预防呼吸道感染。

（2）降温　根据老年人的情况选用物理降温和药物降温的方法。当体温超过 39.0 ℃时，可采用局部冷疗的方法，如冷毛巾、冰袋、温水擦拭等；当体温超过 39.5 ℃时，可采用全身冷疗，如乙醇或温水拭浴，防止老年人出现高热惊厥。根据医嘱用药降温时，密切观察老年人的反应，防止虚脱或者休克等其他的不良反应。使用物理降温或药物降温 30 分钟后测量体温。

（3）饮食　鼓励老年人进食高蛋白、高热量、高维生素、易消化的流质或半流质饮食，如蛋羹、小米粥、面条等。老人发热时往往食欲下降，建议少食多餐。鼓励老年人多饮水，每天饮水 2 500~3 000 mL，以补充大量流失的水分和电解质，同时有利于毒素和代谢废物的排出。

（4）保持老年人口腔清洁　高热时，唾液分泌减少，口腔黏膜干燥，身体抵抗力下降，易于细菌繁殖，引发口腔感染。根据需要每天进行 1~2 次的口腔清洁。

（5）皮肤照护　发热老人体温下降时大量出汗，对于高热老年人应及时更换衣物和床单，保持皮肤清洁干燥，防止受凉。注意体位变换，防止压疮。

（6）密切观察病情　定时测量体温，一般每日测量 4 次，高热的老年人每 4 个小时测量 1 次体温，待体温恢复正常 3 天后，可改为每天 1~2 次。同时还应注意观察老年人的呼吸，脉搏，血压的变化等。

（7）心理照护　对发热老年人要耐心、细心照护，为老年人简单讲解与发热有关的知识，不盲目用药，尽量满足其合理的要求，给予有效的心理支持。

（二）体温过低老年人照护

体温低于正常范围称为体温过低。老年人体温低于 35.5 ℃时可视为体温过低。常见于重度营养不良以及极度衰竭的老年人。表现为发抖、四肢冰冷、皮肤苍白、呼吸减慢、脉搏细弱、血压下降、反应迟钝、嗜睡甚至昏迷。

1. 保温

提高室温至 24~26 ℃，给予棉被、毛毯、热水袋、电热毯等，提高机体温度。可以适当多饮热水。用热水袋等保暖时要严密监护，以免烫伤。

2. 加强观察

每小时测量一次体温，并观察老年人的体温、呼吸、脉搏、血压的变化直到体温恢复正常。

3. 健康指导

对清醒的老年人做好心理照护，向老年人了解出现体温过低的原因，简要讲述体温过低的危害，做好自我保健工作，让老年人感受到你的爱心。

任务实施

一、评估

1. 老年人年龄、情绪、意识等情况；

2. 30分钟内有无影响体温准确性的因素。

3. 老年人的心理反应及合作程度。

二、计划

1. 环境准备　安静整洁、光线充足；温度、湿度适宜，必要时拉上围帘。

2. 照护人员准备　衣帽整洁、修剪指甲、洗手、戴口罩。

3. 老年人准备　取合适体位，保证在安静状态下测量。老人若有运动、进食饮水、做冷热敷、洗澡、坐浴等，应休息30分钟后再测量体温。

4. 用物准备　护理推车1台，速干洗手液1瓶，治疗盘内备2个容器，一个容器放置已消毒的体温计，另一个容器放已使用过的体温计。消毒液纱布、弯盘（内垫纱布）、秒表、记录本、笔。若测肛温，另备润滑油、棉签、卫生纸。

三、实施

见表3-17。

表3-17　老年人三种体温测量操作流程

操作步骤与操作过程		要点说明与注意事项
1. 安置体位	◆ 舒适坐位：未失能老人可选舒适坐位 ◆ 舒适卧位：失能和半失能老人可选舒适卧位，平卧或侧卧 ◆ 肛温体位：让老人侧身卧、俯卧或屈膝仰卧，暴露肛门	● 保持环境全部符合要求，做好安慰沟通，让老人放松。 ● 解释测量目的，语言亲切，沟通有效，取得合作
2. 口温 图3-42　测口温	照护人员立于老人对侧，实施测量 ◆ 放置部位：口表水银端斜放在舌下热窝处； ◆ 测量过程：嘱咐老人闭口含住体温计，用鼻呼吸，必要时用手托住体温计（图3-42） ◆ 时间：3分钟	● 测量方便 ● 舌下热窝在舌系带两侧，左右各一，是口腔中温度最高部位 ● 不要用牙咬体温计，不要说话，防止体温计滑落或咬断，造成损伤

续表

操作步骤与操作过程		要点说明与注意事项
3. 腋温 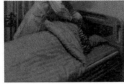 A 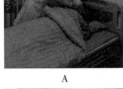 B 图 3-43　测腋温	◆ 照护人员立于老人一侧，实施测量 ◆ 放置部位：体温计水银端放腋窝深处 ◆ 测量过程： 协助老人解开衣扣，将体温计置于腋下正中，紧贴皮肤 嘱老人屈臂过胸，手搭在对侧肩膀上，夹紧体温计，不配合者可协助其夹紧上臂(图 3-43) ◆ 时间：10 分钟	• 测量较安全 • 腋下有汗，需用毛巾拭干，以免影响所测体温的准确性 • 夹紧腋窝，形成人工体腔，从而保证测量准确性，防止体温计滑落 • 时间相对较长，这样才能使腋下的温度更接近体核温度
4. 肛温 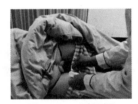 图 3-44　测肛温	◆ 体位：让老人侧卧、俯卧或屈膝仰卧，暴露肛门 ◆ 测量过程： 用棉签蘸液体石蜡润滑肛表的水银端 用卫生纸或纱布分开臀部，将肛表旋转并缓慢地插入肛门 3~4 cm，并用手固定肛表(图 3-44) ◆ 时间：3 分钟	• 用屏风或围帘遮挡，注意保护老人隐私 • 润滑肛表便于插入肛门，避免摩擦引起的不适或损伤组织 • 嘱咐老人不要乱动，尤其要注意固定肛表，以防止肛表滑落或插入过深
5. 测量结束	◆ 取出体温计，用卫生纸或消毒纱布擦拭 ◆ 告知老人测得体温值	• 帮助老人穿好衣服，安置舒适卧位，整理好床铺
6. 整理记录	整理用物，洗手，记录所测体温，异常体温要注意观察或通知医师	• 体温计收回后，口表和肛表应分别进行消毒

四、评价

1. 与老人沟通后，老人理解操作的目的并能积极配合。

2. 测量方法正确，测量值能反映老人的真实体温。

3. 测量过程中保证老人测量姿势舒适，注意保护老人隐私。

注意事项

1. 测量体温前认真清点体温计的数量，并检查体温计是否完好，水银柱是否在 35 ℃以下。

2. 根据老年人情况选择合适的测量方法。

3. 如果老年人测体温前有饮水、进食、吸烟等，应在 30 分钟后再测量相应部位的体温。

4. 若老年人不慎咬破体温计，需立即清除玻璃碎屑，以免划伤；口服蛋清或牛奶以延缓汞的吸收；或食粗纤维食物，如芹菜、韭菜便于加速汞的排出。

5. 当老年人体温过高或过低时，应及时送医院或通知家庭医生、值班医生或护士。

综合实训

请根据任务描述，分小组分角色扮演，进行综合实训。

任务评价

见表 3-18。

表 3-18　任务评价表

项目	评价标准
知识掌握（40分）	说出体温的一般知识（10分） 说出老年人正常体温范围（10分） 说出测量体温的基本流程（10分） 说出协助老年人测量体温的注意事项（10分） 回答熟练、全面、正确
操作能力（35分）	能正确评估老人是否处于合适的测量状态（5分） 能正确摆放适合测量的舒适体位（10分） 正确选择体温计，观察刻度位置（10分） 体温计放置位置准确，测量结果正确（10分） 操作要娴熟、正确、到位
人文素养（25分）	态度和蔼，注意保护老人隐私（10分） 尊重老人，沟通交流融洽和谐（10分） 操作细致、轻柔（5分）；
总分（100分）	

同步测试

一、单项选择题

1. 腋窝的正常体温范围是（　　）。

A. 36.0~37.0 ℃

B. 36.3~37.2 ℃

C. 37.3~38.0 ℃

D. 36.5~37.7 ℃

2. 以口腔温度为例，低热的范围是（　　）。

A. 38.1~39.0 ℃

B. 37.3~38.0 ℃

C. 39.1~41.0 ℃

D. 36.5~37.7 ℃

3. 体温调节的主要形式是（　　）。

A. 生理性体温调节和行为性体温调节

B. 生理性体温调节和发汗

C. 冰袋散热和跑步取暖   D. 打寒战和体表蒸发

二、多选题

1. 发热过程包括（   ）。

A. 高热持续期   B. 体温上升期

C. 退热期   D. 体温波动期

2. 有关发热的老年人叙述正确的是（   ）。

A. 发热的老年人易发生口腔感染

B. 发热的老年人应补充大量水分

C. 发热的老年人应多活动发汗，利于散热

D. 发热老年人可采用物理降温

任务二 脉搏评估与照护

脉搏评估与照护

任务描述

张奶奶有 5 年余冠心病史，某日在家看电视剧，情绪激动，突然感觉心跳加速、心慌不适、头晕乏力伴有出汗，赶忙呼喊家政服务员为其检测，脉搏为 120 次/分钟。

工作任务： 1. 判断张奶奶脉搏有无异常？

2. 如果张奶奶脉搏异常，你将如何进行照护？

任务分析

为完成任务需要了解脉搏的一般知识及如何测量脉搏等。照护人员需掌握脉搏测量方法及注意事项。在任务实施过程中对待老年人的态度始终亲切、热情；耐心、细心地安慰老年人，减轻不适，具有尊老、敬老、孝老的理念。如果脉搏轻微异常，测量体温观察呼吸，寻找原因，如果体温超过 39.1 ℃ 以上，报告医生或老年人去医院。

任务重点： 正确测量脉搏。

任务难点： 异常脉搏评估。

 ### 相关知识

一、脉搏

脉搏即动脉搏动，在每个心动周期中，随着心脏的收缩和舒张，动脉管壁产生有节律的搏动，称为脉搏。正常情况下，脉率和心率是一致的。

（一）正常脉搏

脉率指每分钟脉搏搏动的次数，正常成人在安静状态下脉率为 60～100 次/分；脉律指脉搏的节律性，正常脉搏跳动均匀且规律，间隔时间相等；正常情况下动脉壁光滑、柔软且有弹性，

脉搏跳动强弱相同。

随着年龄的增长脉率会逐渐降低，老年人脉率较慢，相对于男性，女性稍快，80岁的老年人脉率可低至59次/分。一般来说，体表面积越小，脉搏越快；另外，运动、进食、兴奋、紧张、焦虑等可使脉率加快；休息、睡眠使脉率减慢。

（二）异常脉搏的评估

1. 脉率异常

（1）心动过速：老年人在安静状态下脉率超过100次/分。

（2）心动过缓：老年人在安静状态下脉率少于60次/分，称为心动过缓。常见于患有颅内压增高、房室传导阻滞等疾病的老年人。老年人随着年龄的增加，神经的调节能力下降，容易出现心律失常。

2. 脉律异常

（1）间歇脉：在一系列正常规则的脉搏中，出现1次提前而较弱的搏动，其后有一较长的间歇（代偿间歇）。常见于患有各种器质性心脏病的老年人。

（2）脉搏短绌：在单位时间内脉率少于心率，称为脉搏短绌。其特点是心律完全不规则，心率快慢不一，心音强弱不等。常见于心房颤动的老年人。

3. 脉搏强弱的异常

（1）洪脉：当心输出量增加，周围动脉阻力较小，动脉充盈度和脉压较大时，则脉搏强而大，称为洪脉。常见于高热、甲亢及主动脉瓣关闭不全等疾病。

（2）细脉（丝脉）：当心输出量减少，周围动脉阻力较大，动脉充盈度降低时，脉搏弱而小，扪之如细丝，称细脉。常见于心功能不全、大出血、休克、主动脉瓣狭窄等老年人。

（3）交替脉：指节律正常，而强弱交替出现的脉搏。常见患有高血压心脏病、冠心病等的老年人。

（4）水冲脉：脉搏骤起骤降，急促而有力，故称水冲脉。主要由于收缩压偏高，舒张压偏低使脉压增大所致。常见于患有主动脉瓣关闭不全、甲亢等疾病的老年人。

4. 动脉壁异常

动脉硬化时，动脉壁变硬，失去弹性，用手触摸有紧张条索感，严重时则动脉迂曲甚至有结节。常见于动脉硬化的老年人。

二、异常脉搏的照护

1. 休息

根据老年人情况指导其适量活动，必要时增加卧床时间，以减少心肌耗氧量。

2. 观察

观察老年人脉搏的频率、节律、强弱及动脉壁情况，并注意有无伴随症状。指导老年人按时服药并观察疗效与不良反应。对高血压的老年人，血压平稳后要遵守医嘱，不要擅自停药以免加重病情。

3. 心理照护

关注老年人心理健康状况，细心呵护，耐心解释，缓解老年人恐惧、紧张心理。

4. 健康人文关怀

指导老年人及家属合理饮食，注意少盐低脂、饮食清淡、戒烟限酒、保持情绪稳定；教会老年人及家属检测脉搏的方法及简单的急救方法。由于疾病导致的脉搏异常应及时去医院治疗，遵医嘱用药并做好定期复查。

三、脉搏的测量法

浅表、靠近骨骼的大动脉均可作为测量脉搏的部位，如颈动脉、肱动脉、桡动脉、腘动脉；常用的测量部位是桡动脉（图3-45）。

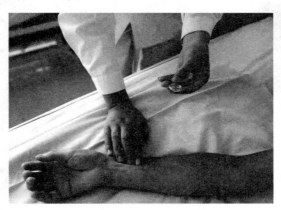

图3-45　脉搏测量部位

任务实施

一、评估

1. 老年人年龄、情绪、意识等情况；
2. 在30分钟内有无影响脉搏测量的因素。
3. 老年人的心理状态及合作程度。

二、计划

1. 环境准备　安静整洁、光线充足，温度、湿度适宜。
2. 照护人员准备　衣帽整洁、修剪指甲、洗手、戴口罩。
3. 老年人准备　取合适体位，保证在安静状态下测量。老人若有运动、进食饮水、做冷热敷、洗澡、坐浴等，应休息30分钟后再测量。
4. 用物准备　护理推车1台，速干洗手液1瓶，秒表、记录本、笔等。

三、实施

见表3-19。

表3-19　老年人脉搏测量操作流程

操作步骤与操作过程		要点说明与注意事项
1. 安置体位 图3-46　安置体位	◆ 舒适坐位：未失能老人可选舒适坐位 ◆ 舒适卧位：失能、半失能老人可选舒适平卧位（图3-46）	• 保持环境等全部符合要求，做好有效沟通，让老人放松 • 解释测量目的，语言亲切，沟通有效，取得合作

续表

操作步骤与操作过程		要点说明与注意事项
2. 测量脉搏 图 3-47　测量脉搏	◆ 端坐于老人一侧，实施测量 ◆ 让老年人手腕伸直，手臂自然放于舒适位置 ◆ 测量者以食指、中指、无名指的指端按压桡动脉处（图 3-47）	• 按压力量适中，能触到脉搏搏动 • 正常脉搏测 30 秒，乘以 2，即为脉率 • 异常脉搏应测 1 分钟
3. 测量结束	◆ 告知老人测量结束和测量值；帮助老人恢复舒适体位	• 帮助老人安置舒适体位，或整理好床铺
4. 整理记录	◆ 洗手，记录所测脉搏	• 异常脉搏要注意观察或报告医生

四、评价

1. 与老人沟通后，老人理解操作的目的并能积极配合。

2. 测量方法正确，测量值能反映老人的真实情况。

注意事项

1. 勿用拇指诊脉，拇指动脉搏动较强，易与老年人的脉搏相混淆。

2. 测量老年人脉搏的时间每次不应少于 30 秒，若有异常应测量 1 分钟。

3. 测量前若老年人有剧烈运动、紧张、恐惧等情况，应让其安静休息 20～30 分钟再测量。

4. 偏瘫老年人在测量脉搏时，应选择健侧肢体测量。

综合实训

请根据任务描述，分组分角色扮演，进行综合实训。

任务评价

见表 3-20。

表 3-20　任务评价表

项目	评价标准
知识掌握 （40 分）	说出脉搏的一般知识（10 分） 说出测量脉搏的部位（10 分） 说出测量脉搏的基本流程（10 分） 说出协助老年人测量脉搏的注意事项（10 分） 回答熟练、全面、正确

续表

项目	评价标准
操作能力 （35 分）	能正确评估老人是否处于合适的测量状态（10 分） 能正确摆放适合测量的舒适体位（5 分） 测量方法正确，测量时间准确（10 分） 测量位置准确，测量结果正确（10 分） 操作要娴熟、正确、到位
人文素养 （25 分）	态度和蔼，让老人明白脉搏测量的重要性（10 分） 尊重老人，沟通交流融洽和谐（10 分） 操作细致、轻柔（5 分）
总分（100 分）	

 同步测试

单项选择题

1. 下面有关脉搏的叙述正确的是（　　　）。

A. 脉搏就是脉率　　　　　　　　　　　B. 脉搏是动脉管壁产生的有节律的搏动

C. 脉搏是静脉管壁产生的有节律的搏动　　D. 正常情况下，脉搏跳动的强弱是不同的

2. 正常成人在安静状态下脉率为（　　　）。

A. 50~100 次/分　　　　　　　　　　　B. 60~100 次/分

C. ≤60 次/分　　　　　　　　　　　　　D. ≥80 次/分

3. 每次测量老年人脉搏的时间应该为（　　　）。

A. 正常测量 30 秒以上　　　　　　　　　B. 正常测量 1 分钟以上

C. 正常测量 3 分钟以上　　　　　　　　　D. 正常测量 1~3 分钟

4. 测量脉搏时要注意的事项是（　　　）。

A. 要用拇指测量脉搏

B. 老人剧烈活动结束后要休息 5 分钟再测量

C. 偏瘫老年人在测量脉搏时，应选择健侧肢体测量

D. 测量时间要掌握在 1 分钟以上

任务三

呼吸评估与照护

呼吸评估与照护

任务描述

刘爷爷患有慢性支气管炎 10 余年，常常咳嗽，咳痰，受凉或冬季加重。一般晨间咳嗽较重，白天较轻，临睡前有阵咳，痰较多，通常为白色黏痰，有时呈浆液泡沫状，黏稠不易咳出。

工作任务：
1. 家庭照护员应如何照护刘爷爷？
2. 如何帮助刘爷爷有效咳痰，减轻刘爷爷的痛苦感？

 任务分析

为完成任务需要熟悉有关呼吸的基本知识，了解呼吸异常的评估及照护原则；家政服务员需完成对老年人身体状况的初步判断、监测呼吸变化，判断是否需要去医院。在任务实施过程中对待老年人的态度始终亲切、热情，安慰老年人；不怕脏，不怕累，让老人有安全感和依赖感。

任务重点：掌握呼吸测量的正确方法。

任务难点：异常呼吸的判断与照护。

 相关知识

生命过程中，机体需要不断地从外界环境中摄取氧气，并把自身产生的二氧化碳排出体外，这种机体与环境之间进行气体交换的过程称为呼吸。由于呼吸受意识控制，照护员需根据老年人的状态客观评价老年人的呼吸情况。

一、正常呼吸

健康人在安静状态下的呼吸频率为16~20次/分，呼吸与脉搏的比例为1：4~1：5。呼吸频率与年龄、性别、活动、情绪、血压等有关；老年人正常的呼吸频率为16~25次/分，呼吸均匀且节律规则。

二、异常呼吸的评估

（一）频率异常

1. 呼吸过速

呼吸频率超过25次/分。常见于发热、疼痛、充血性的心力衰竭等。一般体温每升高1℃，呼吸频率增加3~4次/分。

2. 呼吸过缓

呼吸频率低于12次/分。常见于颅内压增高、镇静剂过量等。

（二）深度异常

1. 深度呼吸

深度呼吸又称库斯莫尔呼吸，是一种深而规则的大呼吸。常见于糖尿病酮症酸中毒和尿毒症酸中毒的老年人。

2. 浅快呼吸

浅快呼吸是一种浅表而不规则的呼吸，有时呈叹息样，常见于呼吸肌麻痹、肺与胸膜疾病，也可见于濒死者。

（三）节律异常

1. 潮式呼吸

潮式呼吸又称陈—施呼吸，其特点是呼吸由浅慢逐渐变为深快，然后再由深快转为浅慢，再经一段呼吸暂停（5~30秒）后，又开始重复以上的呼吸过程，如潮涨潮落（图3-48），多见于脑炎、脑膜炎、颅内压增高等中枢神经系统疾病患者。

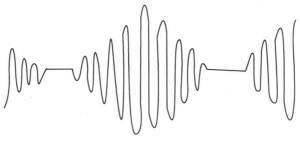

图3-48　潮式呼吸

2. 间断呼吸

间断呼吸又称毕奥呼吸，表现为有规律的呼吸几次后，突然停止呼吸，间隔较短时间后又开始呼吸，如此反复交替（图3-49），常在临终前发生。

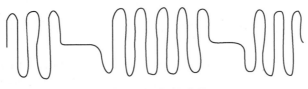

图3-49　间断呼吸

（四）声音异常

1. 蝉鸣样呼吸

吸气时产生一种极高的似蝉鸣样音响。常见于喉头水肿、痉挛、喉头异物等。

2. 鼾声呼吸

呼吸时发出一种粗大的鼾声。多见于昏迷的老年人。

（五）形态异常

1. 胸式呼吸减弱，腹式呼吸增强

多见于肺炎、胸膜炎、肋骨骨折等疾病患者。

2. 腹式呼吸减弱，胸式呼吸增强

多见于腹膜炎、大量腹水、腹腔内肿瘤等患者。

（六）呼吸困难

指呼吸频率、深度、节律的异常，是老年人常见的症状。主要是由于气体交换不足，机体缺氧所致。老年人感到空气不足、胸闷，呼吸费力，不能平卧，可出现烦躁、张口耸肩、口唇及指（趾）甲发绀、鼻翼扇动、端坐呼吸，辅助呼吸肌参与呼吸活动等。

三、异常呼吸的照护

1. 提供安静舒适的环境

室内温度和湿度适宜，保持空气清新，防止灰尘和螨虫，减少呼吸道不适感。

2. 卧位观察

采取适当的体位，如半卧位或端坐位有利于老年人呼吸；重点观察老年人呼吸频率、节律、

声音、形态有无异常；观察有无咳嗽、咳痰、咯血、发绀的症状和呼吸困难。身体虚弱、咯血的老年人应采取健侧卧位或者头偏向一侧。

3. 保持呼吸道通畅

及时清除呼吸道分泌物，指导老年人有效咳嗽。

4. 用药照护

根据医嘱给药，口服或雾化吸入，必要时遵医嘱进行吸氧。

5. 饮食照护

提供足够的营养和水分，不吃过饱，选择易咀嚼和吞咽的食物，避免产气的食物。

6. 健康指导

消除老年人紧张、恐惧心理，养成良好的生活习惯，戒烟限酒，教会老年人有效咳嗽的方法和腹式呼吸等训练呼吸肌的方法。

四、清除痰液照护技术

1. 协助老人有效排痰

排痰可保持呼吸道通畅、促进呼吸功能，当老年人呼吸道分泌物多又排不出时，照护员应及时采取有效措施

（1）痰液黏稠不易咳出时，可遵医嘱雾化吸入，促进气道湿化，利于排痰。

（2）对神志清醒能进行自主咳嗽、痰多黏稠的老年人，指导老人有效咳嗽。咳嗽是一种防御性反射，可以排出呼吸道的分泌物，从而保持呼吸道通畅，增加有效通气。具体措施如下：

协助老年人取坐位或半坐位，屈膝，上身前倾，双手抱膝或在胸和膝盖之间放置枕头并用两胁夹紧；嘱老年人进行5~6次深呼吸，在最后一次深呼吸的吸气末屏气3s，然后身体前倾，胸腹肌收缩，用力做爆破性咳嗽，张口将痰咳出。在咳嗽的过程中可用双臂施加压力，以帮助咳嗽。照护者可在老人咳嗽时，用双手稳定按压老人胸壁下侧，帮助咳嗽。

2. 叩背排痰

对于长期卧床，痰多并无力咳出的老年人，可用叩击法排痰。

（1）协助老年人取坐位或侧卧位，面向照护员，注意安全。

（2）暴露老年人背部，着单衣，也可在叩击部位垫毛巾。

（3）照护员一手固定老年人，保持体位稳定，一手的手指弯曲并拢呈握杯状，利用手腕的力量，指腹和大小鱼际着落，自下而上，从外向内叩击背部，力量适中均匀，避开肾部和脊柱（图3-50），每个部位叩击1~3分钟，120~130次/分钟。

（4）叩背应在饭后2小时或饭前30分钟进行。

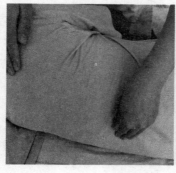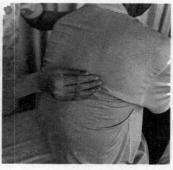

图3-50 叩背排痰

任务实施

一、评估

1. 老年人的年龄、病情、意识、治疗等情况。

2. 在测量前 30 分钟有无影响呼吸测量的因素。

3. 老年人精神、心理状态及合作程度。

二、计划

1. 环境准备　整洁、安静、舒适、温湿度适宜，光线充足。

2. 家政服务员准备　衣帽整洁、洗手、戴口罩。

3. 老人准备　体位舒适、情绪稳定。

4. 用物准备　记录纸、笔、带有秒针的表，床旁椅等。

三、实施

见表 3-21。

表 3-21　老年人呼吸测量操作流程

操作步骤与操作过程		要点说明与注意事项
1. 安置体位 图 3-51　安置体位	◆ 舒适坐位：未失能老人可选舒适坐位 ◆ 舒适卧位：失能、半失能老人可选舒适平卧位（图 3-51）	• 保持环境全部符合要求，让老人放松。 • 由于呼吸受意识控制，不能提前告知老人，以免影响正常呼吸的形态
2. 测量过程 图 3-52　测量呼吸	◆ 端坐于老人一侧，实施测量 ◆ 让老年人手腕伸直，手臂自然放于舒适位置，测量者以食指、中指、无名指的指端按压桡动脉处，按压力量适中，能触到脉搏搏动 ◆ 保持诊脉手势（桡动脉），观察老人胸部或腹部的起伏，一起一伏为一次呼吸（图 3-52）	• 正常呼吸测量 30 秒乘以 2，即为呼吸频率 • 测量时注意观察呼吸频率、深度、节律等 • 男性以腹式呼吸为主，女性以胸式呼吸为主 • 异常呼吸测 1 分钟 • 呼吸微弱或严重呼吸困难者报告医生或护师，家人送其去医院或根据情况呼叫 120
3. 测量结束	◆ 告知老人测量结束和测量值；帮助老人恢复舒适体位	• 帮助老人安置舒适体位，整理好床铺
4. 整理记录	洗手，记录所测呼吸值，异常呼吸要注意观察或报告医生	

四、评价

1. 老年人精神状态、心理状态正常。

2. 测量方法正确，测量值能反映老年人的真实情况。

注意事项

1. 由于呼吸受意识控制，在测量时不必让老年人察觉，保证测量的准确。
2. 测量前如果老年人有剧烈运动、情绪激动，应让其休息30分钟再测量。

 综合实训

请根据任务描述，分组分角色扮演，进行综合实训。

任务评价

见表3-22。

表3-22 任务评价表

项目	评价标准
知识掌握 （40分）	说出呼吸的一般知识（10分） 说出正常呼吸和异常呼吸的特点（10分） 说出异常呼吸照护技术（10分） 说出如何协助老年人有效排痰（10分） 回答熟练、全面、正确
操作能力 （35分）	能正确评估老人是否处于合适的测量状态（5分） 能正确摆放适合测量的舒适体位（10分） 能正确判断呼吸是否异常（10分） 掌握有效的叩背排痰技术（10分） 操作要娴熟、正确、到位
人文素养 （25分）	态度和蔼，注意保暖和保护老人隐私（10分） 尊重老人，沟通交流融洽和谐（10分） 操作细致、轻柔（5分）
总分（100分）	

 同步测试

单项选择题

1. 老年人的正常呼吸频率是（　　）。

A. 16~20 次/分
B. 16~25 次/分
C. 19~28 次/分
D. 12~16 次/分

2. 呼吸频率异常包括（　　）。

A. 呼吸过速和呼吸过缓
B. 深度呼吸和浅快呼吸
C. 潮式呼吸和间断呼吸
D. 蝉鸣样呼吸和鼾声呼吸

3. 叩背排痰要点为（　　）。

A. 从上到下，由内向外叩击背部
B. 自下而上，由外向内叩击背部

C. 自下而上，从内向外叩击背部　　　　D. 叩击沿脊柱自下而上进行

4. 照护有呼吸系统疾患的老人，要注意的事项，描述正确的是（　　）。

A. 要多吃能产气的食物

B. 要提供安静舒适的环境，室内温度和湿度都要求高一些

C. 要及时清除呼吸道分泌物，指导老年人有效咳嗽

D. 指导老年人多采用胸式呼吸

任务四

血压评估与照护

血压评估与照护

任务描述

李奶奶今年81岁，有10余年高血压病史，一直规律服用降压药，血压维持在正常范围内，某日因家庭琐事与家人发生争吵后未休息好，晨起感觉头晕头痛，伴有出汗乏力。

工作任务：1. 家庭照护员应该如何为李奶奶测量血压？

2. 如何判断李奶奶的血压有无异常？

任务分析

为完成任务需要了解血压的一般知识以及血压测量、正常范围等。掌握血压异常的评估及照护原则，家庭饮食注意清淡；照护人员需完成对老年人身体状况的初步判断、掌握血压测量方法及注意事项。在任务实施过程中对待老年人的态度始终亲切、热情；安慰老年人；不怕脏，不怕累，让老人有安全感和依赖感。

任务重点：掌握血压测量的正确方法。

任务难点：缠绕袖带，判断血压。

相关知识

血压是指血液在血管内流动时对单位面积血管壁的侧压力。通常指的是动脉血压。在一个心动周期中，动脉血压随着心室的收缩和舒张而发生规律性的波动。在心室收缩时，动脉血压上升达到的最高值称为收缩压。心室舒张末期，动脉血压下降达到的最低值称为舒张压，收缩压与舒张压之差称为脉压。

一、正常血压

一般以肱动脉为标准。正常成人在安静状态下收缩压为 90～139 mmHg，舒张压为 60～89 mmHg，脉压为 30～40 mmHg。血压的单位还有千帕（kPa），换算公式：1 mmHg = 0.133 kPa。

血压受多种生理因素影响：随着年龄的增长，血压有逐渐增高的趋势，收缩压升高比舒张压升高的更明显；女性在更年期之前血压低于男性，更年期之后，血压会升高；血压呈现明显的昼

夜波动，多数清晨最低，傍晚最高；低温、睡眠质量差时血压会升高；体型高大肥胖者血压偏高；站位血压高于坐位，坐位血压高于卧位。对于长期卧床或使用降压药物的老年人，服药后若变换体位可出现头晕、心慌等直立性低血压的表现；情绪激动、恐惧、剧烈运动、吸烟等可出现血压升高。饮酒、摄盐过多、服用药物也会对血压产生影响。

二、异常血压

1. 高血压

指在未服用降压药物的情况下，成人收缩压≥140 mmHg 和（或）舒张压≥90 mmHg。根据中国高血压防治指南（2010 年修订版）的标准如表 3-23 所示。

表 3-23　中国高血压分类

分级		收缩压（mmHg）	舒张压（mmHg）
正常血压		90～139	60～89
正常高值		120～139	80～89
高血压		≥140	≥90
高血压	1 级（轻度）	140～159	90～99
	2 级（中度）	160～179	100～109
	3 级（重度）	≥180	≥110
单纯收缩期高血压		≥140	<90

2. 低血压

指收缩压低于 90 mmHg，舒张压低于 60 mmHg。常见于大量失血、休克、急性心衰等疾病。

三、异常血压的照护

1. 监测血压

注意监测血压变化，同时密切观察伴随症状。

2. 注意休息

根据老年人血压情况合理安排休息与活动，血压较高时应遵医嘱服用降压药物，帮助老人卧床休息；血压过低时，应迅速采用平卧位，防止出现体位性低血压并呼叫医生或护士。

3. 饮食

膳食营养以低脂、高维生素、高纤维素为主，根据老年人身体状况配餐；少食高盐、辛辣食物。

4. 健康教育

关爱老人心理健康，消除紧张、恐惧心理，指导老年人建立良好的生活方式，戒烟限酒、生活规律、保持大便通畅。

四、血压计的种类

血压计主要有水银血压计、电子血压计和表式血压计。家庭常用电子血压计和表式血压计。

1. 电子血压计

电子血压计运用自动采样、电脑控制方式，有自动放气程序。数秒钟内可得到血压及脉搏数值。特点是操作方便，不用听诊器，但准确性较差。

2. 表式血压计

表式血压计又称无液血压计，弹簧式血压计。外形似表，呈圆盘状，正面盘上标有刻度，盘中央有一指针提示血压数值。其优点是携带方便，但准确度差。

3. 台式水银血压计

台式水银血压计由玻璃管、标尺、水银槽 3 部分组成。玻璃管面标有双刻度：0~300 mmHg（0~40 kPa），每小格相当于 2 mmHg（0.5 kPa）。优点是测得数值准确可靠，但不易携带且玻璃管部分易碎。

知识拓展

血压计的构造

血压计是利用血液通过狭窄血管所形成的涡流发出的声响设计的。主要由 3 部分组成：输气球，压力阀门和袖带。袖带标准规格长 22~24 cm、宽 12 cm、外层布套长 48 cm。体形消瘦的老年人和体型肥胖的老年人可选择小号或大号袖带，以保证测量血压的准确性。袖带太窄，测得数值偏高；袖带太宽，测得数值偏低。袖带上有两根橡胶管，一根与加压气球相连，另一根与压力表相通。

任务实施

一、评估

1. 老年人年龄、精神、心理状态、意识等情况。

2. 有无影响血压测量的因素，如吸烟、进食、情绪激动等。

3. 老年人情绪及合作程度。

二、计划

1. 环境准备　房间安静整洁、光线充足，温度、湿度适宜。

2. 照护员准备　衣帽整洁、修剪指甲、洗手后温暖双手、戴口罩。

3. 老年人准备　取合适体位，保证在安静状态下测量。老人若运动、进食饮水、做冷热敷、洗澡、坐浴等，应休息 30 分钟后再考虑测量。

4. 用物准备　护理推车 1 台，速干洗手液 1 瓶，水银血压计、听诊器、记录本、笔。

三、实施

见表 3-24。

表 3-24　老年人血压测量操作流程

操作步骤与操作过程		要点说明与注意事项
1. 安置体位	◆ 舒适坐位：协助老人取坐位，坐位时血压计平第 4 肋 ◆ 舒适卧位：协助老人取仰卧位，仰卧位时平腋中线 ◆ 了解情况：了解老年人情况和基础血压用药等	• 保持环境全部符合要求 • 安抚老年人情绪，解释测量目的，语言亲切，沟通有效，取得合作 • 全程保暖，情绪平稳，若取平卧位，建议平卧 10 分钟再测量。
2. 检查血压计	◆ 打开血压计垂直放稳，检查血压计完好并开启水银槽开关	

操作步骤与操作过程		要点说明与注意事项
3. 测量前准备 图 3-53　测量前准备	◆ 暴露上臂：将老人衣袖卷至肩部，手掌向上，肘部伸直，上臂呈 45° 外展，放平血压计于上臂旁 ◆ 缠绕袖带：打开水银开关，驱尽袖带内空气，将袖带橡胶管向下正对老人肘窝，避开肱动脉搏动最明显处，平整地缠于上臂中部 ◆ 戴好听诊器：触摸老人肱动脉搏动，再将听诊器胸件置于搏动最明显处（图 3-53）	• 必要时脱去衣袖，以免衣袖过紧影响血压准确性 • 袖带下缘距肘窝 2~3 cm，松紧度以容纳一指为宜 • 听诊器胸件不能塞入袖带内
4. 充气 图 3-54　充气	◆ 关闭充气阀门，均匀充气至肱动脉搏动音消失再升高 20~30 mmHg（图 3-54）	• 充气不能过快过猛，以免影响测量血压的效果
5. 放气	◆ 缓慢放气，以每秒 4 mmHg 的速度缓慢放气，注意肱动脉搏动音与水银柱刻度变化 ◆ 放气时仔细聆听动脉搏动音	• 放气速度太快，读数不准；放气太慢，测得血压值偏高
6. 判断血压	◆ 以动脉搏动音的出现或消失作为判断血压的标准，当听到第一声搏动音时水银柱所指的刻度为收缩压，当搏动音突然减弱或消失，此时水银柱所指的刻度为舒张压	• 视线应与水银柱所指刻度保持同一高度，视线低于水银柱所指刻度，读数偏高，反之偏低
7. 测量结束 图 3-55　血压测量结束	◆ 测完取下袖带，整理袖带，排尽袖带内空气，放入盒内 ◆ 将血压计右倾 45°，使水银全部流入槽内，关闭水银槽开关（图 3-55）	
8. 安置老人	◆ 协助老人穿好衣服，恢复舒适体位 ◆ 告知老人测量结束和测量值	• 帮助老人安置舒适体位，或整理好床铺
9. 整理记录	◆ 洗手，记录所测血压值，如有血压异常，可报告医生查看	• 如果是机构，作好汇报

四、评价

1. 与老人沟通，理解操作的目的并能积极配合。
2. 测量过程中老年人维持舒适体位。
3. 测量方法正确，测量值准确。

注意事项

1. 每次测量前应检查血压计，玻璃柱有无破损，水银有无泄漏，橡胶管有无老化，听诊器是否完好等。
2. 测量血压前，如果老年人有剧烈运动、情绪激动、吸烟、进食等活动，应让老人安静休息20~30分钟再测量。
3. 为了测得血压值准确要做到"四定"，即定时间、定部位、定体位、定血压计。
4. 对于偏瘫、肢体外伤的老年人测血压时选择健侧肢体测量。
5. 发现血压异常或听不清时，应重新测量。重测时，应将袖带内空气驱尽，水银柱降到"0"点，休息片刻后再测量，一般连续测2~3次，取最低值。
6. 测量时水银柱"0"刻度与心脏处于同一水平线。若肢体高于心脏，测得血压值偏低；肢体低于心脏，测得血压值偏高。
7. 袖带过宽，测得血压值偏低；袖带过窄，测得血压值偏高；袖带过紧，测得血压值偏低；袖带过松，测得血压值偏高。

综合实训

请根据任务描述，分组分角色扮演，进行综合实训。

任务评价

见表3-35。

表 3-25 任务评价表

项目	评价标准
知识掌握 （40分）	说出血压异常老人照护要点（10分） 说出高血压的分级（10分） 说出测量血压的要点（10分） 说出为老年人测量血压的注意事项（10分） 回答熟练、全面、正确
操作能力 （40分）	能正确评估老人是否处于合适的测量状态（10分） 备齐用物，放置妥当，检查血压计听诊器方法正确（10分） 血压计放置合理，测量方法正确，测量结果准确（10分） 测量结束取下袖带，先帮老人整好衣袖，再整理血压计（10分） 操作要娴熟、正确、到位

项目	评价标准
人文素养 （20分）	与老人沟通态度和蔼，老人明白血压测量的重要性（10分） 老年人体位舒适安全（5分） 操作细致、轻柔（5分）
总分（100分）	

 同步测试

单项选择题

1. 正常成人安静状态下收缩压为（　　　）。

A. 60~139 mmHg
B. 90~139 mmHg
C. 30~40 mmHg
D. 120~139 mmHg

2. 下面有关血压的论述正确的是（　　　）。

A. 血压通常指的是动脉血压

B. 血压通常指的是静脉血压

C. 血压指的是收缩压和舒张压之差

D. 在心室收缩时，动脉血压上升达到的最高值称为舒张压

3. 对影响血压的因素描述正确的是（　　　）。

A. 同一个人血压昼夜基本没有变化

B. 随着年龄的增长，血压有逐渐增高的趋势

C. 低温、睡眠质量差时血压会降低

D. 一般地血压傍晚最低，清晨最高

4. 对测量血压应注意的事项描述正确的是（　　　）。

A. 老人情绪激动时要休息10分钟再测量

B. 发现血压异常或听不清时要重新测量，取最高值

C. 对于偏瘫的老年人测血压时选择健侧测量

D. 用台式水银血压计测血压时，为准确测量要将听诊器胸件塞入袖带内

模块四 老年人转运与陪同服务

项目一 老年人转运照护

【项目介绍】

步入老年后，不少老人在不同程度上经历了肌肉痉挛、酸痛、关节僵硬、活动范围降低等病症的困扰。辅助器具对于补偿老年人的身体功能退化和缺损，维持原有的生活状态具有重要的意义，在一定程度上消除或弥补了老年人活动的缺陷和不足，克服了他们自身的功能障碍，完善其社会活动，保障老人的安全。

【知识目标】

了解助行器、轮椅的概念。熟悉助行器的种类、轮椅的性能及要求。掌握助行器、轮椅使用的操作要点。

【技能目标】

能协助老人正确实施助行器。能正确实施轮椅转运操作。

【素质目标】

善于观察老人身体状况。具有同理心，帮助老人提高生活质量。对自我要求高，不断学习新知识。善于与老人沟通。

老年人侯东宇
陪同服务

任务一

助行器使用

　　张奶奶，85岁，近日总感觉头晕，到医院诊断头晕的原因为脑供血不足，医生建议老人今后下楼活动需有人陪伴，防止摔跤等意外发生，并建议老人平时行走使用拐杖。

　　工作任务：家政人员在张奶奶使用拐杖时给予帮助指导并做好辅具安全检查工作。

任务分析

　　完成该任务需要家政服务员具备爱护老人和及时识别风险的职业素养；知悉助行器的作用、种类及性能；实施助行器检查、演示操作、老人保护等操作；达到老人能安全正确使用助行器的目的。

　　任务重点：老人使用助行器过程安全，无摔跤等意外发生。

　　任务难点：老人能正确使用助行器。

相关知识

一、助行器基本知识

（一）概念

　　助行器：辅助人体支撑体重、保持平衡和行走的器具称为助行器，也可称为步行器、步行架或步行辅助器。

（二）助行器的种类、性能及要求

1. 手杖

　　是一种手握式的辅助用具，常用于不能完全负重的老年人。手杖应由健侧手臂握住用力，其长度应符合以下要求：老年人站立时，肘关节屈曲15°～30°，腕关节背伸，小趾外侧15 cm处至背伸手掌面的距离即为拐杖的适时高度。

　　手杖的分类主要有以下4种（图4-1）：

　　（1）普通手杖：特点是整体呈 f 形，轻便简单，携带方便。适用于一般行走不便的老人。

　　（2）支架式手杖：特点是上端有支撑手腕的装置，可固定腕部和前臂。适用于腕部支撑力弱或腕部关节强直的老人。

　　（3）T 字形手杖：特点是上端呈 T 字形。有些带软环，加大了手杖与手的接触面积，从而增加了行走时的稳定性。

　　（4）四脚式手杖：特点是手杖下端有四个支点，进一步增加了稳定性。适用于稳定性和平衡能力差的老人。

2. 拐杖（图4-2）

有腋下和手腕两处支撑，稳定性比较好，适用于下肢肌张力弱、关节变形或下肢骨折不能支撑体重且臂力较好的老人。选择拐杖最重要的是长度合适、安全稳妥。拐杖的长度包括腋垫和杖底橡胶垫的厚度，简易计算方法为身高减去40 cm的长度为腋杖的长度，站立时大转子的高度即为把手的位置。

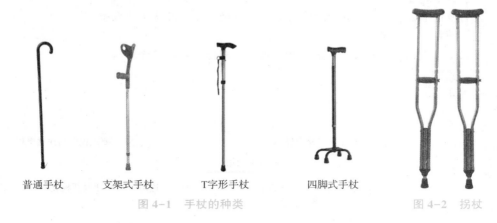

普通手杖	支架式手杖	T字形手杖	四脚式手杖

图4-1　手杖的种类　　　　　　　　　　　图4-2　拐杖

3. 步行器

步行器是指用来辅助下肢功能障碍者（偏瘫、截瘫、截肢、全髋关节置换术后等人员）步行的工具，可以用来保持平衡，支撑体重和增强上肢伸肌肌力的作用。步行器的长度应符合以下要求：老年人直立，双手握住步行器把手、肘关节屈曲15°～30°的高度为宜。

步行器的种类大体有以下三种（图4-3）：

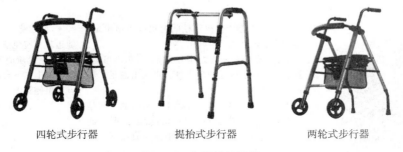

四轮式步行器　　　　　　提抬式步行器　　　　　　两轮式步行器

图4-3　步行器的种类

（1）四轮式步行器：特点是有4个轮子，可随时拉动，适用于迈步有困难的老人。但由于轮子易滑动，用力方向不准时易发生危险，因此，应慎重使用。

（2）提抬式步行器：特点是稳定性好，但行走时需将步行器提起放到正前方，再向前移动身体，故站立时稳定性较好的老人可选用此种步行器。

（3）两轮式步行器：特点是稳定性好，移动方便。行走时应先将轮子移向前，再移动身体，此时需用步行器的支点着地。

二、识别异常情况并及时报告

老年人活动后如出现下肢肿胀、紫斑等情况时，应注意调整步态，减少活动时间，并及时通知护士和医生。若老年人主诉持拐下地后手腕无力，不能持物，则应及时通知护士和医生。

任务实施

一、评估周围环境

周围环境要安静，光线要充足，活动区域无障碍物，地面要干燥且没有水迹、油渍。

二、评估老年人

有行走的意愿，身体状况允许，穿合适长度的裤子以及防滑的鞋子。

三、照护人员准备

要求着装整洁，了解老年人的一般情况、活动能力及疾病诊断。

四、实施

见表4-1。

表4-1　助行器使用操作流程

操作步骤与操作过程		要点说明与注意事项
手杖的使用		
1. 检查手杖 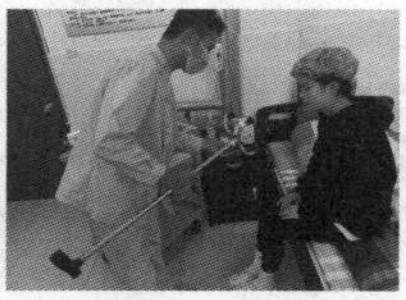 图4-4　检查手杖	◆ 照护人员携带手杖来到老年人面前，边检查边讲解、演示手杖的使用方法（图4-4，图4-5）	● 手杖要检查无误
2. 演示讲解 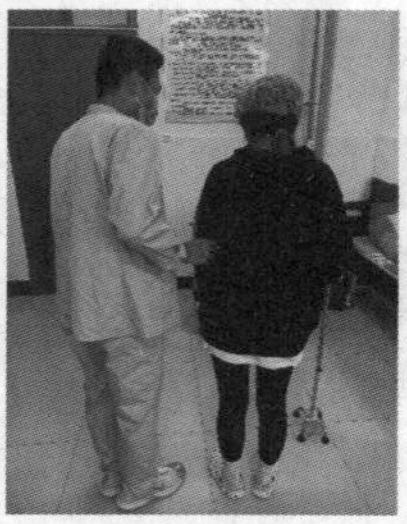 图4-5　演示讲解	◆ 2点步行　伸出手杖同时抬腿迈出患足，再迈出健足 ◆ 3点步行　老人先伸出手杖，再迈出患足，最后迈出健足或先伸出手杖，再迈出健足，最后迈出患足 ◆ 上下台阶的训练　正确上下台阶的原则是上台阶时手杖先放在上一个台阶上，再上健腿，后上患腿；下台阶时，手杖先放在下一个台阶，再下患腿，后下健腿	● 要求老人努力做到抬腿迈步，避免拖拉。 ● 上台阶时移动重点在健侧脚上，下台阶时移动重点在患侧脚上
3. 保护行走 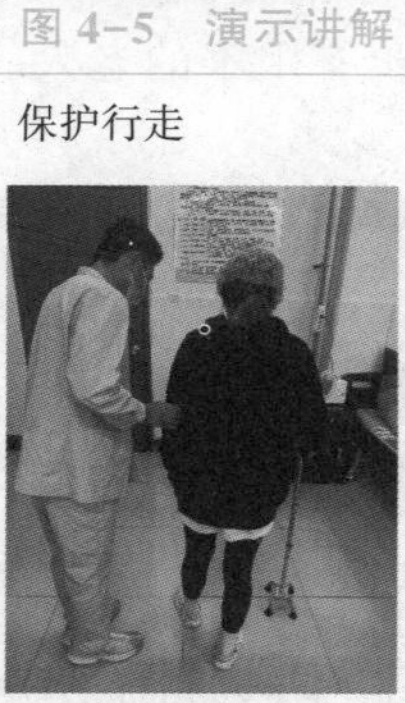 图4-6　保护行走	◆ 照护人员搀扶老年人握住手杖站起，检查手杖高度是否合适。手杖放在脚的前外侧，目视前方，按照3点步或2点步行走（图4-6） ◆照护人员拉住老年人的腰带或特制的保护腰带保护；或者，照护人员从后方将手伸到老人腋下，拇指放到腋窝后，用手支托老人腋下保护	● 照护人员站在患侧，以防老人跌倒

续表

操作步骤与操作过程		要点说明与注意事项
拐杖的使用		
1. 检查拐杖 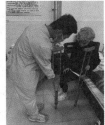 图 4-7　检查拐杖	照护人员携带拐杖来到老年面前，边检查边讲解、演示拐杖的使用方法（图 4-7）	• 检查拐杖是否完好
2. 演示讲解 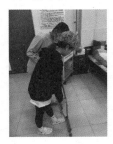 图 4-8　演示讲解	照护人员边演示边讲解，向老人说明配合要点，取得配合（图 4-8） ◆ 站立　站立时双拐并到一起，立于患侧，一手握住拐杖把手，另一手按住椅子扶手或床面，双手用力将身体撑起，依靠健侧下肢完成站立，将一支拐杖交于健侧手中，双拐平行放置于身体前方，开始行走 ◆ 4 点步行法　先向前移动患侧拐杖，再迈出健侧下肢，再移动健侧拐杖，最后迈出患侧下肢，相同的方法循环往复向前行走 ◆ 3 点步行法　一般用于患侧下肢不能负重的情况，两侧拐杖一同向前，然后患侧下肢向前迈出，最后健侧向前跟上患侧下肢 ◆ 2 点步行法　向前移动患侧拐杖的同时迈出健侧下肢，向前移动健侧拐杖的同时迈出患侧下肢循环往复向前行走 ◆ 上下阶梯　健腿先上，患腿先下。上台阶时，双臂用力撑住双拐，健侧下肢迈到台阶上，健侧下肢用力伸直，身体稍向前倾，同时将患侧下肢和双拐带到台阶上；下台阶时，先把双拐平行放在下一级台阶上，将患侧下肢前移，双臂用力撑起，健侧下肢屈曲移到下一台阶，呈站立位，再将双拐下移	• 使用辅助器具时双肩放松，身体挺直站立 • 避免在湿滑的地面行走，尽量放慢脚步 • 双手易发生疼痛或疲劳时，可加厚衬垫 • 行走时，身体略前倾，双拐前移 30 厘米左右 　行走时，要目视前方，不要看脚下 • 上、下阶梯时，健腿先上，患腿先下
步行器的使用		
1. 检查步行器 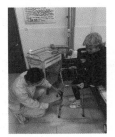 图 4-9　检查步行器	◆ 检查步行器是否完好，螺丝是否有松动，支脚垫是否完好适用，高度是否适合（图 4-9）	• 步行器扶手要以防滑为原则，保证扶手抓握松软舒适，防止手部磨损

续表

操作步骤与操作过程	要点说明与注意事项
2. 演示讲解 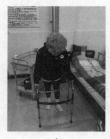 A 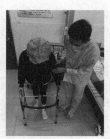 B 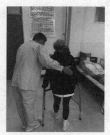 C 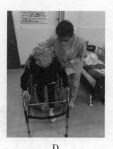 D 图4-10 演示讲解	◆ 准备 步行器置于老人面前，站立框中，左右两边包围，将步行器四个脚放置地上摆稳（图4-10A） ◆ 4步法 步行器一侧向前移动一步，对侧下肢抬高后迈出，约落在步行器横向的中线偏后方。然后，步行器另一侧向前移动一步，迈出另一下肢（图4-10B） ◆ 3步法 抬头挺胸，双手同时将步行器举起向前移动一步，患肢抬高后迈出半步，约在步行器横向的中线偏后方，双手臂伸直支撑身体，迈出健肢与患肢平行（图4-10C） ◆ 坐下/起身站立 移步到待坐椅子前，扶住步行器，背对椅子，后移健侧下肢，使下肢后方碰到椅子，患肢略滑向前伸，双手向后扶住椅子扶手，重心后移，慢慢弯曲健侧下肢，降低身体坐到椅子上，反过来做可以起身站立（图4-10D）	• 行走前先穿好鞋 • 患足努力做到抬腿迈步，避免拖拉 • 行走中避免拉、拽老年人胳膊，以免老年人跌倒、骨折 • 避开路线上的水渍及障碍物 • 不要坐在不稳固或者过低的椅子上

五、评价

1. 老人处于安全保护中，未发生意外损伤及并发症。

2. 使用助行器后生命体征平稳。

3. 肌力和耐力有改善，使用助行器锻炼时间延长。

注意事项

1. 使用前检查辅助器具各部位是否牢固，橡皮头及螺丝有无变形或损坏，有无毛边、尖锐突出部分。如发现问题，应更换或维修以保证其安全性。

2. 避免地面潮湿、光线不足及有障碍物时行走，以免滑倒或绊倒。

3. 使用助行器时应避免穿拖鞋或高跟鞋。

4. 行走前先站稳，步伐不要太大，眼睛向前看，不要向下看。

5. 不宜长时间使用辅助器具，以免造成肌肉僵硬和关节挛缩。

6. 使用后检查皮肤是否有红肿或压迫的症状，如出现症状应停止使用。

同步测试

1. 无直立困难的老年人，站立时（　　）的高度即为手杖的长度和把手的位置。

A. 股骨大转子 　　　　　　　　　　　B. 股骨小转子

C. 髂前上棘 　　　　　　　　　　　　D. 髂后上棘

E. 根据老人喜好随意调节

2. 手杖 3 点步的顺序是（　　）。

A. 手杖—健足—患足 　　　　　　　　B. 健足—手杖—患足

C. 患足—手杖—健足 　　　　　　　　D. 手杖—患足—健足

E. 根据老人习惯，没有固定顺序

3. 关于拐杖的叙述错误的是（　　）。

A. 能较好地改善平衡 　　　　　　　　B. 为负重受限者提供功能步行

C. 上下楼梯时可以使用 　　　　　　　D. 使用不当易损伤腋下神经和血管

E. 适合在狭小拥挤的地方使用

4. 确定腋杖长度的方法，身高减去（　　）厘米。

A. 20 　　　　B. 30 　　　　C. 40 　　　　D. 50 　　　　E. 60

5. 拄手杖时肘关节屈曲（　　）为理想的手杖高度。

A. 10° 　　　　B. 20° 　　　　C. 30° 　　　　D. 40° 　　　　E. 50°

任务二

轮椅转运

老年人活动
与陪同服务

任务描述

王爷爷，72岁，行动不便，每天上午大部分时间卧床休息或在房间看电视，为丰富老人生活，午觉后家政服务人员用轮椅推送老人到楼下小花园散步。

工作任务：家政服务人员为老人进行轮椅转运。

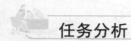 **任务分析**

完成该任务需要体贴关心老人和具备及时觉察危险的职业素养；知悉轮椅检查、运送等基本知识；实施轮椅转运操作；达到提高老人生活质量，没有出现意外事故的目的。

任务重点：使用轮椅转运老年人的要点。

任务难点：实施轮椅转运中的技能操作。

 相关知识

轮椅是装有轮子、可以替代行走的椅子，分为电动和手动折叠轮椅。是用于伤员、患者、残疾人居家康复，周转运输、就诊、外出活动的重要移动工具。轮椅不仅满足肢体伤残者和行动不便人士的代步，更重要的是方便家属移动和照顾患者，使患者借助于轮椅进行身体锻炼和参与社会活动。

一、轮椅的种类（图 4-11）

1. 普通轮椅

主要由轮椅架、轮、制动等装置构成。

适用范围：下肢残疾、偏瘫、胸以下截瘫患者及行动不便的老年人。

特点：使用者可自己操作固定式扶手或可拆卸式扶手，固定式脚踏板或可拆卸式脚踏板，外出携带或不用时可折叠放置。

2. 高靠背可躺式轮椅

适用范围：高位截瘫者及年老体弱多病者。

特点：可躺式轮椅的靠背高至乘坐者头部，有可拆卸式扶手和旋扣式脚踏板，踏板可升降，做 90° 旋转，头背部支架可调整至水平位置。靠背可分段调整角度或可不分段任意调整至水平状（相当一张床）。使用者可在轮椅上休息，还可拆卸头枕。

3. 电动轮椅车

适用范围：供高位截瘫或偏瘫但有单手控制能力的人使用。

电动轮椅由蓄电池提供动力，一次充电续航能力在 20 km 左右，有单手控制装置，能够前进、后退和转弯，可在室内外使用，价格较高。

4. 坐厕轮椅

适用范围：供不能自行如厕的肢残人和老年人使用。

座厕类型：分为小轮式坐厕椅和带便桶的轮椅，可根据使用的场合选择。

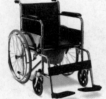 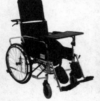 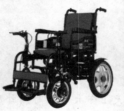 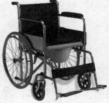 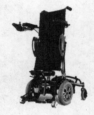

普通轮椅　　　高靠背可躺式轮椅　　　电动轮椅车　　　坐厕轮椅　　　助站轮椅

图 4-11　轮椅的种类

5. 助站轮椅

助站轮椅：是一种站、坐两用轮椅。

适用范围：供截瘫或脑瘫老年人进行站立训练。通过训练，一是防止老年人骨质疏松，促进血液循环和加强肌力训练。二是可方便老年人取物。

二、使用轮椅转运老年人要点

1. 轮椅的检查

轮椅使用前应进行检查，首先打开与收起应顺畅；其次，刹车灵敏，充气轮胎的胎压正常。最后，坐垫、安全带、脚踏板等完好。

2. 轮椅打开与收起方法

（1）打开轮椅：双手握住轮椅两侧扶手外展，然后手掌向下按压轮椅坐垫即可。

（2）收起轮椅：双手握住坐垫中间的前后两端，同时向上提拉即可收起。

3. 轮椅使用的要点

（1）推轮椅时速度要慢，要叮嘱老年人的头及背向后靠，并抓紧扶手，勿向前倾或自行下车。

（2）遇到障碍物或拐弯时，照护人员应提前告知并提示。

4. 识别异常情况并及时报告

转运过程中，观察老年人的表现并询问感受。如老年人感觉疲乏或不适，应就近休息或尽快返回，并通知医护人员。

任务实施

一、评估周围环境

要求环境安静，光线充足，行进途中无障碍物。

二、评估老年人

评估老年人身体状况，结合身体状况选择轮椅。如具备基本行走能力，但是长期行走有困难的人，这类人适合选用普通轮椅。普通轮椅重量轻，一般可折叠，携带方便。骨科疗伤时期的老人使用低靠背轮椅，会使臀部、腰部以及颈部承受的压力过大，可能导致腰部、臀部受损，不利于老人的康复，所以轮椅的靠背要略高，一般在肩胛骨下2 cm左右，这样可以减轻脊柱和臀部压力，减少二次伤害。腰部以下瘫痪、大小便无法自控的人群，要选择大轮带手推圈的轮椅，最好是坐便轮椅。

三、照护人员准备

要求着装整洁，了解老年人的一般情况、活动能力及疾病诊断。

四、实施

见表4-2。

表 4-2　轮椅使用的操作流程

操作步骤与操作过程		要点说明与注意事项
1. 检查与核对 2. 协助老年人上轮椅 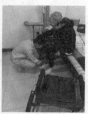 A 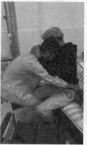 B 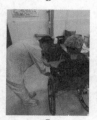 C 图 4-12　协助老年人上轮椅	◆ 检查与核对。由上至下检查轮椅装置：手刹—座椅表面—轮胎—制动—后杠—护腿带—脚踏板。将床面抬到与轮椅座位高度一致的位置 ◆ 推轮椅到床旁，与床呈 30°～45°角，轮椅放置于靠近老人坐位的健侧，刹住车闸，拉起脚踏板（图 4-12A） ◆ 协助老人坐床边，先将老人患侧下肢于健侧下肢上，健侧手拉患侧手搭于家政服务员颈后，照护人员一手托肩部，一手托膝部，先将老人平移至靠近轮椅侧床前，协助老人坐起，躯干前倾，两腿与地面呈直角，叮嘱老年人健侧手臂扶住照护人员肩部（图 4-12B） ◆ 照护人员一条腿立于老人双膝中间，另一条腿立于轮椅侧，重心下移，呈弓步，腰部呈直线，双臂夹紧老人腰部，让老人双手搂抱照护人员肩部，并将头置于照护人员远离轮椅侧的肩上，身体贴紧，尽量使两人重心呈一直线，照护人员则慢慢伸腰，站直腿，将老人扶为站位 ◆ 待老人站稳后，照护人员以立于老人中间的足为轴旋转躯干，老人以健侧足为轴旋转躯干，使老人臀部正对轮椅正面，然后使老人慢慢弯腰，平稳坐于轮椅上，如果老人能参与移位，指导老人使用轮椅扶手来支撑身体（图 4-12C） ◆ 帮助老人调整体位，尽量向后坐并挺直身，整理衣物，翻下脚踏板，注意保暖，必要时系上安全带，注意老人是否有足够的活动空间并保证安全带在紧急情况下能够快速解开	• 用轮椅前必须检查轮椅各部件的性能及安全 • 照护人员做弯腰负重动作时，要注意节力，保护自身腰肌，两臂前后叉开，屈膝向下蹲用力，这样可降低重心，增加支持面，使腰椎始终处于直立状，防止腰部扭伤 • 照护人员扶老人站起时，尽量使老人的身体靠近搬运者，以便稳定和节力 • 老人坐轮椅欲起立前或坐前，应先将轮椅的闸刹住，轮椅闸的性能要好，防止轮椅滑动 • 对身体不能保持平稳的老人，乘坐轮椅时要使用保护带，防止老人跌伤 • 操作中要注意老人的安全、舒适与保暖，动作轻稳
3. 使用轮椅转运老年人 A 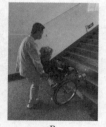 B 图 4-13　使用轮椅转运老年人	◆ 上、下坡道的轮椅推行方法 上坡道：照护人员手握椅背把手均匀用力，两臂保持屈曲，身体前倾，平稳向上推行（图 4-13A） 下坡道：采用倒退下坡的方法。照护人员叮嘱老年人抓紧轮椅扶手，身体靠近椅背 ◆ 上、下台阶的轮椅推行方法 上台阶：脚踩踏轮椅后侧的杠杆，抬起前轮，以两后轮为支点，使前轮翘起移上台阶，再以两前轮为支点，双手抬车把带起后轮，平稳地移上台阶（图 4-13B） 下台阶：采用倒退下台阶的方法，照护人员叮嘱老年人抓紧扶手，提起车把，缓慢地将后轮移到台阶下，再以两后轮为支点，稍稍翘起前轮，轻拖轮椅的前轮到台阶下 ◆ 上、下电梯推行的方法 上电梯：照护人员在前，轮椅在后即轮椅以倒退形式进入电梯，并及时刹车制动 下电梯：确认电梯停稳，松开刹车，推行出电梯	• 推行过程平稳匀速 • 推轮椅时速度要慢，要叮嘱老年人头及背向后靠，并抓紧扶手，勿向前倾或自行下车 • 遇到障碍物或拐弯时，家政服务人员应提前告知并提示 • 老年人乘坐轮椅每隔30分钟应变换体位，避免局部长期受压造成压疮 • 转运过程中注意观察老人，并询问感受，如果感觉不适，应就近休息或尽快返回，通知医务人员 • 进出门或遇到障碍物时，勿用轮椅撞门或障碍物

续表

操作步骤与操作过程		要点说明与注意事项
4. 协助老年人下轮椅 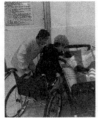 A 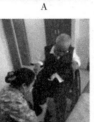 B 图 4-14　协助老年人下轮椅	◆ 活动结束或到达目的地，刹车制动 ◆ 轮椅与床夹角呈 30°～45°，刹车制动，脚踏板向上翻起。老年人双脚平稳踏在地面上，打开安全带（图 4-14） ◆ 叮嘱老年人身体前倾，健侧手臂扶住照护人员肩臂部。健侧下肢足跟与轮椅坐垫前沿平齐，照护人员屈膝下蹲，双膝夹紧老年人健侧膝部，双手环抱老年人腰部或抓紧背侧裤腰，双腿用力带动老年人平稳站起 ◆ 照护人员以靠近床侧足跟为轴转身带动老年人转体，将老年人移至床前，平稳坐下	● 下轮椅时刹车制动

五、评价

1. 照护人员运用人体力学原理，操作规范、正确，动作轻、稳、协调，安全运送老人。

2. 老人能主动配合，无疲劳感及不舒适。

3. 操作中照护人员与老人进行有效沟通。

注意事项

1. 使用前应仔细检查轮椅性能，确保老人安全。

2. 老人上、下轮椅时，必须固定好车闸，以防发生跌倒。

3. 推轮椅时速度要慢，嘱老人手握扶手，尽量靠后坐，勿向前倾或自行下轮椅。下坡时减慢速度，过门槛时先抬起前轮，使老人的头、背后倾，避免产生不适和发生意外。

4. 推行过程中注意观察病情，询问有无不适，寒冷季节注意保暖。

 ## 任务评价

见表 4-3。

表 4-3　任务评价表

项目	评价标准
知识掌握 （36 分）	说出助行器的种类（5 分） 说出助行器的性能（8 分） 说出轮椅的种类（5 分） 说出轮椅的使用范围（8 分） 使用轮椅转运老年人要点（10 分）

续表

项目	评价标准
操作能力 （40分）	能正确示范手杖的使用（10分） 能正确示范拐杖的使用（10分） 能正确示范步行器的使用（10分） 能正确使用轮椅转运（10分）
人文素养 （24分）	及时觉察未知风险（6分） 能及时识别异常情况（8分） 具有细心、关心、爱心意识（5分） 从细节上提高老人使用助行器的舒适度（5分）
总分（100分）	

 同步测试

1. 下列哪项不属于使用轮椅转运老年人上台阶的做法：（　　）。

A. 先以两后轮为支点，抬前轮上台阶　　　B. 先以两前轮为支点，抬后轮上台阶

C. 再以前轮为支点，抬后轮上台阶　　　　D. 采用前进式方法

E. 采用后退式方法

2. 使用轮椅转运老年人时，遇到障碍物时操作错误的是（　　）。

A. 可以借助轮椅将障碍物撞开　　　　　　B. 接近障碍物时，照护人员自行避开即可

C. 照护人员可与老年人一起，移开障碍物　D. 照护人员不得告知老年人，避免其惊慌

E. 以上都是

3. 关于使用轮椅前的准备，正确的是（　　）。

A. 刹车灵敏　　　　　　　　　　　　　　B. 不用检查胎压

C. 脚踏板有一只损坏　　　　　　　　　　D. 打开与收起不顺畅

E. 安全带可有可无

4. 每（　　）为乘坐轮椅的老年人变换体位可预防压疮的发生。

A. 2 小时　　　　　　B. 1.5 小时　　　　C. 1 小时　　　　　　D. 30 分钟

E. 以上均是

5. 使用轮椅上台阶时，正确的是（　　）。

A. 嘱老年人下车，直接将轮椅抬上台阶　　B. 直接抬起前轮放在台阶上

C. 将轮椅倒着推上台阶　　　　　　　　　D. 叮嘱老年人身体前倾

E. 以上都错

6. 使用轮椅上下电梯时，正确的是（　　）。

A. 直接将轮椅抬进电梯　　　　　　　　　B. 刹车不可制动

C. 照护人员在前，轮椅在后，倒退进电梯　D. 轮椅可撞开电梯门

E. 可提前松开刹车

7. 床到轮椅的转移过程中，轮椅与床的夹角描述正确的是（　　）。

A. 25°～35°　　　　　　B. 15°～35°　　　　C. 30°～45°　　　　　　D. 45°～60°

E. 60°～75°

老年人活动与
陪同服务

项目二　老年人陪同服务

【项目介绍】

　　老年人陪同服务是现在社区居家养老服务当中重要的一项服务内容。提供高品质的陪同服务，对于一个有需要的家庭来说意义重大。在一个家庭中，当家人不能担当相应责任或实际现状已不具备家庭实质功能的时候，陪同服务给予了有需要的人一个可以停靠、信赖的港湾，让老人依旧可以享受生命存在的价值和意义，引导他们积极地面对生活，有尊严、有品质地生活。

【知识目标】

　　了解陪同服务评估、服务方案及协议、满意度。熟悉陪同休闲活动的评估、设计、安排和陪读陪聊的评估。掌握陪同服务内容相关的操作要点及注意事项。

【技能目标】

　　能熟练使用陪同服务的相关技能。能够独自判断及评估老年人的陪同服务需求。在陪同服务时段，遇到突发事件能够有足够的应急处理能力。

【素质目标】

　　认识到老年人陪同服务的迫切性、重要性。能够在进行陪同服务的时期保护好自身。

任务一

陪同评估

任务描述

　　王阿姨今年82岁，是一名退休干部，患有慢性支气管炎；老伴已去世，近几年都是一个人生活，能自理。王阿姨有个收养的女儿，在外地工作和生活，虽不能常在身边伺候，但是经济条件很好，可以支持王阿姨进入养老院或雇保姆照顾她。为难的是王阿姨并不接受进养老院，也不适应家里住个保姆照顾自己。因此找到了社区的家庭支持资源中心寻求帮助。

　　工作任务：家政服务员对王阿姨进行陪同服务评估。

任务分析

　　完成该任务需要家政服务员具备善于沟通和敬业爱岗的职业素养；知悉家庭信息表、陪同服务合同等基本知识；根据服务对象制定评估表；达到全面评估服务老人的目的。

任务重点： 全面具体评估老年人的情况。

任务难点： 家政服务人员制定出最佳陪同方案。

 ## 相关知识

一、家庭基本信息

见表4-4。

表4-4　家庭基本信息

档案编号：

服务对象姓名		性别		出生日期		民族	
家庭住址				联系电话			
生活自理情况	□能自理　　　□半失能（智）　　　□全失能（智）						
病史	高血压：无□　有□；老年性痴呆：无□　有□；消化道疾病：无□　有； 冠心病：无□　有□；中风后遗症：无□　有□；食物过敏史：无□　有□； 糖尿病：无□　有□；骨折后遗症：无□　有□；支气管炎：无□　有□； 传染病：无□　有□；遗传病史：无□　有□； 脑梗塞：无□　有□；手术史：无□　有□； 其他：　　　　（用文字标示）						
禁忌							
婚姻状况			家庭人口（人）				
监护联系人	姓名		服务对象 与监护联 系人关系	配偶□　子女□　兄弟姊妹□ 其他（用文字表述）：			
	联系 电话						
服务时间	每天3小时□　每天4小时□　每天8小时□　每天10小时□　全天24小时□　其他□						
特殊要求							
需求陪同服务内容	陪同就医□　从　　　到　　　　陪同购物□　从　　　到　　　 陪同休闲活动　　室内□　　　户外□，地点　　　 陪读陪聊□ 陪同服务需要几个人：1人□　2人□　3人□						
配偶、子女情况	姓名	关系	工作单位	联系电话	备注		
家庭居住环境	居住环境差□　居住环境一般□　居住环境良好□						
经济状况	贫困——购买不起服务□　中等水平——购买得起陪同服务□ 高收入家庭——购买服务无压力□						

二、陪同服务方案及协议

见表4-5。

表 4-5　陪同合同

陪 护 合 同

甲方（雇佣方）：　　　　　　身份证号：　　　　　　电话：

乙方（受雇方）：　　　　　　身份证号：　　　　　　电话：

根据《中华人民共和国合同法》及相关法律，法规，双方在平等自愿，协商一致基础上，就乙方向甲方提供老人陪护服务一事达成如下协议，并共同遵守。

1. 陪护内容：乙方为甲方老人提供　　　　　小时生活照料和陪护，内容包括：××××陪同服务。

服务时间：每周　　　　　天，每天　　　　　次，每次　　　　　分钟

2. 工作报酬：　　　　　元/月（大写：　　　　　　）。

缴费时间：20 日/月。

3. 甲方的权利与责任：

（1）权利

乙方具有下列情形之一，甲方有权随时解除陪护合同：

①乙方违反法律、法规或有刁难、不善待老人的行为；

②乙方擅离职守导致老人在身心健康上受到损害。

对于乙方不忠于职守而使老人身体健康受损或发生意外，或者不尽职导致甲方利益受损者，甲方有向乙方追索损失的权利。

（2）责任

甲方负责提供给乙方与护理有关的便利条件；

为乙方提供食宿，但乙方医疗费用需全额自理；

每月　　　　　日以前支付上月工作报酬。

4. 乙方的权利与责任：

（1）权利

1）有权向甲方收取工作报酬；

2）有权就老人投诉的情况进行澄清和说明；

3）若乙方病情较重，陪人无法单独处置，有权要求乙方家属提供适当协助；

4）有权拒绝约定服务内容以外的工作。

（2）责任

1）乙方应视甲方老人为亲人，细心陪护，主动与老人沟通，尽职尽责对老人生活起居进行××小时的照料和陪护；

2）尽职尽责的协助老人进行康复锻炼；

3）陪伴老人多交流沟通，解除老人的寂寞感；

4）如实及时汇报老人身体状况，承担因处置延误和疏忽导致的不良后果；

5）不得以任何方式从身体和心理上虐待老人；

6）不得透露甲方家人隐私；

7）如因乙方操作不当或者疏忽大意导致老人摔伤、烫伤或引起其他问题，责任由乙方承担；

8）乙方不得容留其家属或者亲属在老人房间居留，乙方亲属如需要探亲拜访，以不影响老人休息和生活为限；

9）如遇不可抗力等因素而导致甲方的财产损失及老人健康问题，乙方不承担责任。

5. 合同执行

（1）双方应严格履行协议内容，任何一方不得擅自更改和解除协议。如有特殊原因，必须提前 15 天告知对方。

（2）甲方老人的身体状况发生变化需要变更护理标准或增减费用时，由甲、乙双方协商另立变更协议。

（3）如有对合同未尽事宜发生分歧，双方应本着互谅互让的方式协商解决。

（4）本合同一式两份，甲乙双方各执一份，具有同等法律效力。合同经双方签字盖章后生效。

　　　　甲方：　　　　　　　　　　　　　　　　　乙方：

　　　　签字（盖章）　　　　　　　　　　　　　　签字（盖章）

　　　年　　月　　日　　　　　　　　　　　　　年　　月　　日

三、陪同服务记录卡

具体如下：

陪同人员姓名：_____　　　联络手机：_____

服务时间：每周×，上／下午 10：00—14：00，时长：4 小时

到达情况：

准时□　　迟到 15 分钟□　　迟到 30 分钟□

×××陪同服务完成情况：

顺利完成□

出现问题□　　说明：_____

处理方案：_____

服务日期：_____

被服务老年人签字：_____

四、陪同服务满意度测评

具体如下：

非常不满意□

原因：服务态度□　　行为□　　其他：_____

不满意□

原因：服务态度□　　行为□　　其他：_____

满意□　原因：_____

非常满意□　原因：_____

任务二

陪同休闲活动

任务描述

　　王阿姨，今年 77 岁，中风偏瘫，一侧手部功能差，一侧尚好，精神有些抑郁，对生活兴趣不高。照护人员在与王阿姨接触过程中，发现王阿姨很喜欢她的头发，也很喜欢看年轻时的照片。

　　工作任务：照护人员设计出适合王阿姨的休闲活动。

 任务分析

　　完成该任务需要家政服务员具备爱心、耐心和乐意沟通等职业素养；知悉陪同中注意事项和技巧等基本知识；结合老人实际情况制定陪同活动；达到丰富老人生活质量的目的。

　　任务重点：结合老人实际情况制定陪同活动。

任务难点：陪同活动中突发意外能够灵活处理。

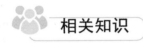 **相关知识**

一、休闲活动

休闲活动是人的活动形式，这本身就意味着休闲活动与人密不可分。那么，我们应该怎样来界定休闲活动？众所周知，人的生命活动的时间可分为劳动时间和自由支配时间两大部分，而人的休闲活动正是作为一定社会关系中的人基于自己的需要，在劳动之外的自由支配时间里所从事的有意义、有目的的闲暇活动。

二、"有意义休闲活动"的定义、价值和意义

"有意义休闲活动"是指能给人们带来满足感，让人们能够乐于参与其中的活动。而这里所提到的有意义的休闲活动，主体是可以参与其中的老年人。

陪同的工作人员需要帮助老年人找到或参与到有意义的休闲活动中去，这样可以使他们有感受到身心愉悦的机会，并找到自我肯定的源泉，产生归属感、存在感及价值所在。

三、怎样评估、设计和安排"有意义的休闲活动"

（1）评估老年人的兴趣、身体活动能力、参与活动的意愿。

（2）老年人乐于参与，能够体会到满足感，所参加或设计的活动和老年人自身能力相匹配。另外，设计时要加入老年人个人的兴趣喜好。

四、了解"有意义的休闲活动"的类型

1. 学习

智能手机、书法、手工（盆栽、剪纸、中国结）。

2. 文娱类

社区"我是歌手"歌唱活动；晨读小组；时尚达人秀；乒乓球活动；"最美社区人/故事"社区摄影展活动。

3. 健康养生类

老年人体检活动；咨询服务（心理咨询、法律咨询等）；养生食谱讲座；防骗宣传讲座；家居安全讲座。

五、陪同老年人"有意义的休闲活动"的操作要点及注意事项

（一）操作要点

（1）确定活动性质、内容和注意事项，选择合适的交通工具，确保老人安全。

（2）协助老人活动，注意老人的心理需求，维护老人的尊严。

（3）尊重老人的爱好，不武断干涉老人的活动。

（4）避免老人心身过劳，活动中间要适当休息。如遇竞赛性活动，注意老人心理，不因输赢而大悲大喜。

（5）注意气候因素，防止老人受凉。

（二）注意事项

1. 老年人活动应注意安全第一

家政服务员在为老年人选择运动项目时，应根据老人的年龄、体质状况、场地条件来为老人制定运动项目计划，而家政服务员在为老年人活动进行计划时，应考虑到活动方式、方法须与老年人的生理、心理相适应，同时还应确保老年人的安全性。例如家政服务员在为老年人制作运动项目时，采用医养结合的护理技术，在老年人运动前，家政服务员会鼓励老人进行 5~10 分钟的热身和整理活动，以防老人突发疾病，而造成老人机体的损伤。

2. 循序渐进与持之以恒的原则

老年人可采用有氧运动，达到机体功能的逐步提高，但老年人活动的运动量和强度应根据老年人的体能和健康状况，由少到多，逐步进行。同时养老院老年人参加运动也需要保证一定的频率，在恢复体能之后还应继续进行锻炼，这样才可达到增强老人的体质、防治疾病的目的。

3. 老年人活动的场地

老年人参加活动时，应尽量选择空气清新、安静清幽的地方进行锻炼。当遇到恶劣的空气或是气候变化时，家政服务员应鼓励老年人在室内进行锻炼。如发现老人有感冒、发热、失眠等不适的状况发生时，建议老年人停止运动锻炼，以免造成不良后果。

4. 突发情况

如果发生突发情况或意外时，及时与所在机构、老年人的家人联络，拨打急救电话进行救护。

任务三
陪读陪聊

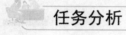

李爷爷，77 岁，老伴去世，子女不在身边，李爷爷迫切需要有人陪同聊天交流。家政服务人员在和李爷爷沟通过程中，发现李爷爷总是反复地讲他当年的事情，还说现在的年轻人不懂得珍惜眼下的幸福生活。

工作任务：家政服务员能有效、高质量地满足李爷爷沟通交流的需求。

任务分析

完成该任务需要家政服务员具备尊老、爱老的观点，并且有耐心和关心老人的职业素养；熟知陪读陪聊艺术的基本知识；实施有效地沟通交流；达到满足老人被认同、被重视、被关注的存在感和价值感。

任务重点：陪读陪聊的沟通艺术。

任务难点：有效高质量地与老人沟通，并获得老人的信任感。

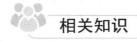 **相关知识**

一、陪读陪聊的评估

（1）老人沟通交流有无困难，能否表达自己的需求及理解别人的话。

（2）老人的听力是否正常。若平时佩戴助听器，应在佩戴助听器的情况下评估。

（3）老人的视力能否看清书报上的标准字体。若平时带老花镜或近视镜，应在佩戴眼镜的情况下评估。

（4）老人的神志是否清醒。

二、陪读陪聊的沟通艺术

（1）位置。不要让老人抬起头或远距离跟你说话，应该近距离弯下腰去与老人交谈。

（2）语言。说话的速度要相对慢些，语调要适中。

（3）了解老人。老人是什么性格、经历过什么样的生活，通过了解这些信息，家政服务员就可以有针对性地制定更加适合老人身心状况的护理方案。

（4）拓展话题。可以了解老年人的故乡（或出生地），其次了解老人的人生经历也非常重要。

（5）老人的看法。照护员通过了解自己在对方眼中的印象，去寻找能让老人接受的沟通方法。

（6）获得老人的信赖。如果家政服务员不能得到老人的信赖，沟通时也不会得到真心的回应，沟通也就无法顺利地进行。

（7）经常和老人打招呼。通过经常向老人打招呼、问候，来向老人表达"我一直在你身边陪伴你"这样的服务态度。有时老人可能不会回应，家政服务员千万不要放弃，要坚持下去，通过每天贴心的问候，让老人始终能感受到自己被关心、被关注，时间久了就会逐渐对家政服务员产生信赖，为老人能够主动和家政服务员打招呼或交谈创造机会。

（8）创造向老人表达感谢的机会。照护员可以拜托老人稍微做一点力所能及的事情（注意：必须是老人可以轻松做到的），这样可以创造让照护员向老人说"谢谢"的机会。这是因为，人不仅需要别人为自己做事，同时也希望自己能够帮助别人。

（9）不要胡乱夸奖老人。照护员和老人之间的关系，是成年人之间的伙伴关系，有时即使想表示夸奖，也不要说"哎呀、真听话啊"这种对孩子才使用的夸奖方式。受到这种不恰当的夸奖后，有的老人会感到被当做了傻瓜或无用、低能的人，这样反而会损害双方相互信赖的关系。

（10）询问前先谈自己。为了引出老人的话题，首先试着谈一谈自己，"其实我也……""我也不……"等，引出话题，然后尽量谈对方感兴趣的内容。例如：家政服务员问："我很怕热，您呢，怕热还是怕冷？"老人："我也怕热。"

（11）询问老人后要记住他们说的话。

（12）掌握好谈话的节奏和时机。老人需要一定的时间去理解谈话内容，还需要一定的时间思考才能明白。所以照护员要给老人留有这段时间，把握好谈话的节奏再继续话题，这样可以更好地和老人沟通。

（13）要注意老人的心情。当老人注意力不在谈话上或者心情不好时，不愿有太多回应时，此时不要勉强老人继续交谈。

（14）敬语与方言。接受护理的老人一般要比照护员年长，尊敬老人是最基本的礼仪常识。但是，使用敬语虽然较为礼貌，但也有不易建立起亲密关系的弊端，可以尝试在谈话中加入老人家乡的方言，这也是一个能够建立起亲密关系的方法。

三、陪读陪聊的量与时间控制

1. 每次陪读内容不要过多，也不要过少
过多会使老年人疲倦，过少则老年人兴致未得到满足。需要根据陪读工作人员对老年人了解后，掌握合适的"度"。

2. 陪读陪聊的时间，最好是在上午进行
一般不要超过 45 分钟，可以选择在 30 分钟至 45 分钟。若是下午，可以选择在15:00—16:00。

四、陪读职聊的注意事项

1. 多倾听
和老年人聊天的时候，不要自己滔滔不绝地说。人老了就喜欢怀旧，特别爱说曾经的往事。作为晚辈，你要注意倾听，如果能够适当插几句话，老人觉得你爱听他的事迹，对你的印象可能就更好了。

2. 语速要慢
和老年人聊天，不要说话太快，太快老人听不明白。陪老人聊天本身就是一种情感交流，不妨放慢节奏，悠闲度过这段美好的时光。

3. 要保持耐心
和老年人沟通一定要保持耐心，上了年纪的人总会絮絮叨叨，有时候记东西也是丢三落四的。谁都会有日薄西山的时候，尊重老年人就是尊重未来的自己。

4. 不要争执对错
人老了，思维僵化，很难认识到自己是错的。这种情况下，如果老年人说你两句，你笑笑就可以了，千万不要和老年人争论，否则就走进了死胡同。

5. 多请教
如果有自己拿不定的事情，一定要向老年人请教。如果你经常和老年人请教问题，老人就能找到自己的存在感了。老人也可以借助自己多年经验给你建议。

6. 失智老人沟通注意事项
（1）失智老人注意力往往不集中，因此在交流过程中应尽可能地降低周围环境的干扰，如旁边不要有太多人，将电视或收音机的声音调至最低。谈话时要注视老人，表示对他的尊重和关注。叫他的名字或正确称呼，使老人注意到你。

（2）尽量使用简单易懂的词语，一次只说一件事情，只需老人简单回答"是"或"不是"，不要让老人选择回答，否则会造成他的困难。如果必须让老人做出选择，提出的问题不宜超过2个，例如问老人"你是吃苹果还是橘子"。当老人记不起整个句子时，可以重复句子中的重要部分作为提示，如"苹果""橘子"。要给老人足够的时间回答问题。当老人短期内做不出适当的回答时，也可以配合用一些相应的图片、照片或一些非语言沟通的方法来表示。若老人不愿意交谈或不耐烦时，可暂时离开或换另外一个人，等老人愿意合作时再交谈，不可以勉强老人做他不愿意做的事。

7. 注意安全

陪读陪聊服务在服务对象家里进行时，照护人员要在进入家庭时了解门窗等方便出入的通道，一旦遇到意外情况能及时逃生。

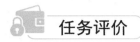 **任务评价**

见表 4-6。

表 4-6　任务评价表

项目	评价标准
知识掌握 （60分）	老年人陪同评估（8分） "有意义休闲活动"的价值和定义（3分） 怎样评估、设计和安排"有意义的休闲活动"（8分） 了解"有意义的休闲活动"的类型（3分） 陪同老年人"有意义的休闲活动"的操作要点及注意事项（12分） 陪读陪聊的评估（5分） 陪读陪聊的沟通艺术（10分） 陪读陪聊的量与时间控制（3分） 陪读陪聊的注意事项（8分）
操作能力 （25分）	能独自判断及评估老年人的陪同服务需求（5分） 能安全陪老年人做休闲活动（10分） 能有效地陪老年人读书、聊天（10分）
人文素养 （15分）	善于与人沟通（5分） 保护好自己（5分） 认识到陪伴的重要性（5分）
总分（100分）	

 同步测试

一、选择题（选项不限）

1. 陪老人做休闲活动时，要注意（　　　）。

A. 老年人活动应注意安全第一

B. 鼓励老人多参加竞赛性活动

C. 尊重老人的爱好

D. 应尽量选择人多、娱乐场所的地方进行锻炼

E. 如果发生突发情况或意外时，及时拨打急救电话进行救护

2. 照护人员陪老年人读书聊天时，沟通艺术有（　　　）。

A. 交流时距离不要太远

B. 经常和老人沟通交流

C. 家政服务员不需要了解老人对自己的看法

D. 经常向老人请教问题

E. 尝试在谈话中加入老人家乡的方言

3. 家政服务员陪老年人读书聊天时，时间最好在（　　　）。

A. 一般不要超过 45 分钟

B. 可以选择在 3 点至 4 点

C. 可以选择 2 个小时以上

D. 若是下午，可以选择在 15：00—16：00

E. 最好可以选择晚上

4. 陪老人聊天时沟通注意的事项有（　　　）。

A. 语速要慢

B. 不要和老年人争执对错

C. 与失智老人沟通时，尽量使用简单易懂的词语

D. 为了防止冷场，家政服务员可以一直找话题来聊天

E. 要经常夸老人

二、简答题

1. 简述陪同服务过程中需要注意的事项。

2. 简述陪同服务给家庭或个人带来的影响。

模块五　　老年人心理照护

项目一　老年人心理健康照护

【项目介绍】

　　随着年龄的增长，老年人的身体机能逐渐退化，这也导致老年群体的整体身体健康状况逐渐下降，出现腿脚不便、视力减退、听力下降、失眠等严重影响生活质量的情况，同时机体免疫功能也会出现一定程度的降低，从而使老年人更容易患各种疾病。受到身体状况变化的影响，老年人在心理上也会变得较为敏感，出现各种不良心理问题，并进一步对自身的健康状况以及生活质量造成负面影响。因此，为了改善老年人的生活质量，对他们做好心理照护显得尤为重要。人口老龄化问题日益加剧，老年人的身心问题及社会环境引发的各种问题也日益突出，为了使老年人可以度过快乐的晚年生活，在注重加强老年人的疾病治疗以及身体护理的同时，还需要关注老年人的心理健康问题。而通过加强对老年人的心理护理，有助于缓解老年人的不良情绪，促进老年人的身心健康。

【知识目标】

　　了解老年人心理健康特点；熟悉老年人心理健康标准。掌握不同心理量表的评估。

【技能目标】

　　能使用心理量表评估老年人心理健康问题。能判断老年人心理健康状况。

【素质目标】

　　具有耐心、爱心和责任心，了解老年人心理状况；具有保护老年人隐私的意识，具有爱伤观念。

任务
老年人心理健康特点和心理健康评估

老年人心理健康特点
和心理健康评估

任务描述

　　王奶奶，72岁，由于老伴过世，子女工作较忙，没有时间照顾王奶奶，于是雇佣家政中心的照护人员入户进行照护工作。照护人员需要在照护前对王奶奶的身体和心理状况进行评估。

　　工作任务：根据老年人的心理健康标准评估王奶奶的健康状况，了解王奶奶可能会出现哪些心理健康问题。

 任务分析

　　完成该任务需要照护人员热爱本职工作，具有严谨认真的工作态度；知悉老年人的心理健康标准、老年人的心理健康特点。

　　任务重点：老年人心理健康特点。

　　任务难点：判断老年人心理健康程度和需求。

 相关知识

一、老年人的心理健康标准

　　我国中国科学院心理学研究所吴振云教授，从心理学角度出发，提出了老年心理健康的五个方面。

　　（1）性格健全，开朗乐观。

　　（2）情绪稳定，善于调适。

　　（3）社会适应良好，能应对应激事件。

　　（4）有一定交往能力，人际关系和谐。

　　（5）认知功能基本正常。

二、老年人的心理健康特点

（一）老年人认知的特点

　　认知，是指人们获得知识或应用知识，或信息加工的过程，这是人的最基本的心理过程。它包括感觉、知觉、记忆、思维等。人脑接收外界输入的信息，经过头脑的加工处理，转换成内在的心理活动，进而支配人的行为，这个过程就是信息加工的过程，也就是认知过程。老年人的认知能力随着年龄增长出现以下变化。

1. 感知觉的变化

感知是一个人心理活动的初始阶段，是最简单的心理活动，包括视觉、听觉、味觉、触觉等。老年人因为身体生理的老化，导致视、听、嗅、味觉下降，从而出现反应迟钝、易跌倒、行动迟缓、注意力不集中等情况，使老年人感到悲观、沮丧、孤独等心理。

2. 记忆力的变化

老年人记忆力的变化是一个易于发现并较为敏感的指标，老年人的记忆会随着衰老逐渐下降。老年人的记忆有很明显的特点，一般理解为记忆保存较好，机械记忆、短时记忆和回忆能力明显衰退，远事记忆良好，近事记忆衰退。

（1）从记忆过程来看：次级记忆随年龄增长而衰退，而初级记忆随年龄变化较小。初级记忆是指对于刚听过或看过的事物的记忆。次级记忆是指对已听过或看过一段时间的事物的记忆。老年人初级记忆随年龄增长基本上没变化，或者变化很小，而次级记忆的衰退程度大于初级记忆，这跟大多数老年人对信息进行加工、编码、储存的能力较差有关。

（2）从再认活动来看：老年人的再认活动保持良好，而回忆活动则明显减退。回忆是指记忆对象不在眼前，而要求将其再现出来的记忆。再认是指记忆对象再次出现时能够认出来的记忆。由于再认记忆对象在眼前，是有线索的提取，难度较小，故老年人再认的能力的保持比回忆好。

（3）从记忆内容来看：老年人的意义记忆保持良好，而机械记忆衰退较快。意义记忆是指在理解基础上的记忆。机械记忆是指靠死记硬背的记忆。机械记忆一般在 40 岁就开始减退，60 岁以后减退明显。而意义记忆减退出现较晚，一般 60 岁才开始减退。

（4）从记忆发生时间来看：老年人的远事记忆保持良好，近事记忆衰退明显。远事记忆是指对数年前或数十年前的事物的记忆。近事记忆是指对最近几年、几个月发生的事物的记忆。我们经常听到老人"话当年"，喜欢回忆以前的个人经历，然而老年人却"好忘事"，经常想买什么东西到了超市就忘了。这就说明老人远事记忆保持较近事记忆要好。

（5）从记忆目的来看：老年人有意记忆处于主导地位，无意记忆衰退明显。有意记忆是指有明确记忆目的并运用一定方法的记忆，而无意记忆则相反。故在记忆时老年人应运用一些方法有意识地进行记忆，以减少遗忘。老年人记忆减退个体差异很大，出现有早有晚，程度有轻有重，速度有快有慢，说明老年人的记忆能力存在很大潜能。老年人可注意自我保健，坚持适当的脑力训练和记忆训练，保持情绪稳定，并主动利用记忆方法以提高记忆能力。

3. 思维能力的变化

思维是人类认识过程的最高形式，是最为复杂的心理过程。由于老年人记忆能力的衰退，思维的敏捷性、流畅性、灵活性和创造性下降。

思维的衰退一般出现较晚，与自己熟悉的专业有关的思维能力在年老时仍能保持。但是，因为老年人神经纤维传导速度减慢以及中枢神经功能的改变，老年人对信息的接收、加工、储存及提取功能受到影响，导致他们对事物的综合、分析、判断、推理、概括等方面的能力明显减退。

思维改变对老年人的表达能力影响较大，如对语言的理解减慢，讲话逐渐变慢、表达不流畅，常常词不达意。老年人的思维转换困难，由于长期以来积累的知识、经验约束着老年人，造成老年人固有的思维定式，制约着老年人从新的角度看问题。给人的感觉，老人比较固执，脑筋比较死板。

4. 智力的变化

智力是一种综合能力。人类智力的维持、发展与遗传、文化水平、健康状况、职业、营养状况，以及是否经常多方面科学用脑密切相关，而与年龄无密切关系。老年人智力功能的改变主要表现为反应速度的减慢、解决问题的能力下降、易健忘。

（1）晶态智力：晶态智力又称"晶体智力"，是与"液态智力"相对应的概念，指后天学会的技能、语言文字能力、判断力、联想力、抽象逻辑思维及知识经验等认知能力。晶态智力取决于后天的学习，与社会文化有密切联系。由于老年人阅历丰富、经验多，这种智力并不随年龄增长而衰退，甚至还会提高，直至 70 岁或 80 岁以后才有明显减退。

（2）液态智力：指在处理问题的过程中表现出来的，主要取决于人的先天禀赋的能力，是一个人与生俱来的能力。液态智力以神经生理为基础，随神经系统的成熟而成熟，这种智力发展与年龄有关，20 岁以后发展达到高峰，30 岁之后随年龄增长而逐渐减退的。所以，老年人学习新颖而又陌生的任务远不如年轻人。

5. 人格的变化

随着年龄的增长，由于老化和衰老，老年人的人格特质也会在诸多方面发生变化。老年人会出现不安全感、孤独感、适应性差、过于刻板保守、喜欢回忆往事等特点。

（二）老年人情绪、情感的特点

情绪，是对一系列主观认知经验的通称，是人对客观事物的态度体验以及相应的行为反应。一般认为，情绪是以个体愿望和需要为中介的一种心理活动。进入老年阶段，人在健康、容貌、社会地位等各方面会发生极大的变化，那么在情绪、情感方面，老年人表现出以下特点。

1. 老年人比较容易产生负性的情绪

老年人常见的负面情绪包括焦虑、抑郁、恐惧、易怒。一项调查显示，在描述自己情感的用词中，同中青年人相比较，老年人描述喜悦情绪的词较少。这与老年人生理上发生老化、社会角色发生改变、社会交往逐渐减少有很大关系。

2. 老年人的情绪体验深刻而持久

虽然由于经验的影响，提高了老年人对熟悉事物的适应能力，但是老年人碰到激动的事件，仍然会像年轻人一样爆发出强烈的情绪，而且一旦被激发，就需要很长时间才能恢复平静。因为老年期中枢神经有过度活动的倾向和较低的唤起水平，所以老年人的情绪体验比一般人来得强烈。

3. 老年人情绪具有内倾性

老年人情绪表达方式较为内敛含蓄，情绪体验不易外露。随着年龄增长，老年人在性格方面常常有一个由外向到内向移动的倾向。因此，老人在情绪表达方式上较为含蓄。老年人遇事，往往会考虑到事情的前因后果，照顾到方方面面，这在一定程度上影响了老年人活动的倾向性和表达方式，久而久之，老人逐渐形成了内向的性格，情绪表达日渐含蓄。

（三）老年人性格的特点

性格是一个人对现实稳定的态度，以及与这种态度相应的、习惯了的行为方式中表现出来的人格特征。性格一经形成便比较稳定，但是并非一成不变，而是可塑性的。性格不同于气质，更多体现了人格的社会属性。个体之间人格差异的核心是性格的差异。

人到了老年，由于身体各器官的老化、退休后新的社会角色以及其他因素的影响，老年人的性格发生了不同程度的变化。老年人性格具有以下特点。

1. 顽固守旧、自我中心、不愿改变

可能与老人的识别能力和思考能力的下降以及老人与他人的交往减少和兴趣范围缩小有关。由于学习能力和活动能力的降低，因而不愿接受新鲜事物，坚持自己的守旧的方法和思想，听不进别人的想法和意见，变得顽固执拗、固执己见，以自我为中心。

2. 敏感、好猜疑

由于视力和听力感觉器官的老化，老人对外界事物的认识模糊和反应迟钝，往往容易陷入胡乱猜测之中。再加上自己身体功能退化，对自己的健康特别注意，往往草木皆兵，怀疑自己病入膏肓。性格变得极易敏感和神经质。

3. 怀旧

每天沉溺于对往事的回忆之中，对自己过去的功绩，"当年之勇"，不厌其烦地整日挂在嘴上，或对自己无法挽回的美好情景悔恨不已，整日唠叨不已，喋喋不休。

（四）老年人常见的心理需求

根据马斯洛需要层次论的内容，老年人常见的心理需求如下。

1. 生理的需要

良好的睡眠和休息对缓解疲劳和保持精神是很重要的，也是必不可少的。另外，老年人由于机体功能的老化，会有牙齿松动或缺失的情况，加之肠胃功能下降，老年人需要注意饮食的科学、合理、卫生。老年人的身体状况直接影响老年人的心理健康。

2. 安全的需要

对于老年人来说，安全感主要来自子女、社会的关心和照护，以及家人是否和睦、社会是否稳定等。人到老年对家庭有一种强烈的依存心理，这种心理既表现在生活上，也表现在心理上。在生活上，希望自己一旦丧失劳动能力或无经济来源时，子女能够给予照顾和扶助，从而保证自己衣食无忧、有舒适居所，老有所依；在精神上希望有子女陪伴和关心。

3. 爱与归属的需要

老年人由于身体的衰老，活动范围变小，加上离退休，从而使他们的社会交往减少，但是老人又怕孤单，所以他们需要交往。故而老年人为排除生活中的寂寞感，喜欢晚辈经常来陪自己，丧偶老人希望重新找另一半，挖掘自己的兴趣爱好与志同道合的人交流。

4. 尊重的需要

老人认为自己阅历丰富、处事有方，故而希望家人在做任何决定的时候能够询问或听从自己的意见，肯定自己的过去，把自己当成他们的榜样。如老年人在从事养花、练书法、打太极、钓鱼等活动并取得进步后，特别希望得到晚辈的肯定、鼓励和恭敬。

5. 自我实现的需要

许多老年人退休后，积极地去创造自己的第2职业，或者从事公益事业，或者专注于自己的业余爱好，充分调动自己的潜能，发挥自己的特长和优势，说明老年人有着较强的实现自身价值的需求。

三、心理健康评估常用量表

（一）老年人认知状态的评估

1. 认知评估的范围和内容

对老年人进行认知评估时需考虑到老年人的视力或听力，若视力障碍或听力缺损则会影响评估的结果。认知评估的范围和内容见表5-1。

表 5-1　认知评估的范围和内容

评估范围	评估内容
外观与行为	意识状态、姿势、穿着、打扮等
语言	音量、速度、流畅性、理解力、复述能力等
思考知觉	判断力、思考内容、知觉等
记忆力和注意力	短期记忆、长期记忆、学习新事物的能力、定向力等
高等认知功能	知识、计算能力，抽象思考能力，结构能力等

2. 老年人认知功能智力状态简易评价量表（MMSE）

（1）量表内容：认知功能智力状态简易评价量表由 Folsten 在 1975 年编制的，是最具影响的认知缺损筛选工具之一。MMSE 共 19 项评价内容，项目 1~5 为"时间定向力"，6~10 为"地点定向力"，项目 11 为"语言即刻记忆力"，项目 12 为"注意力和计算能力"，项目 13 为"回忆能力"，项目 14 为"命名能力"，项目 15 为"语言复述能力"，项目 16 为"阅读理解能力"，项目 17 为"语言理解力"，项目 18 为"书写能力"，项目 19 为"描图能力/结构能力"。共 30 个小项，具体内容见表 5-2。

表 5-2　老年人认知功能智力状态简易评价量表（MMSE）

姓名　　　　性别　　　　年龄　　　　文化程度　　　　档案编号
　　　　评定时间　　　　既往史医生

	项目	正确	错误	
时间定向力	1. 今年是哪一年?	1	5	
	2. 现在是什么季节?	1	5	
	3. 现在是几月份?	1	5	
	4. 今天是几号?	1	5	
	5. 今天是星期几?	1	5	
地点定向力	6. 您住在哪个省?	1	5	
	7. 您住在哪个县（区）?	1	5	
	8. 您住在哪个村/组（街道）?	1	5	
	9. 我们现在在什么地方?（这是哪里?）	1	5	
	10. 我们现在在第几层楼?	1	5	
语言即刻记忆力	11. 现在我告诉您 3 种东西（任意与他生活工作相关的物品），我说完后，请您重复一遍并记住，待会还会问您（请仔细说清楚，每一件东西 1 秒钟）			
	"电视""桌子""鱼缸"	对	错	拒绝回答
	"电视"	1	5	9
	"桌子"	1	5	9
	"鱼缸"	1	5	9

	12. 现在请您从100-7，然后将听到的数目再减去7，如此一直计算，把每个答案告诉我，直到我说"停"为止（若错了，但下一个答案正确，只记一次错误）				
注意力和计算力		对	错	说不会做	其他原因不做
	93	1	5	7	9
	86	1	5	7	9
	79	1	5	7	9
	72	1	5	7	9
	65	1	5	7	9
	停止				
	13. 现在请您说出我刚才告诉您让您记住的那3样东西是什么？				
回忆能力		对	错	说不会做	拒绝回答
	"电视"	1	5	7	9
	"桌子"	1	5	7	9
	"鱼缸"	1	5	7	9
	14. 出示手表，问这个是什么东西？				
命名能力		对	错		拒绝回答
	手表	1	5		9
	15. 我现在说一句话，请跟我清楚的重复一遍（四十四只石狮子）！（只说一次，咬字清楚的记1分）				
语言复述能力		正确	不清楚		拒绝回答
	四十四只石狮子	1	5		9
	16. 请按照卡片上的要求去做（卡片上写着：闭上你的眼睛）				
阅读理解能力		有	没有	说不会做	拒绝	文盲
	闭眼睛	1	5	7	9	8
	17. 我给您一张纸请您按我说的去做，现在开始："用右手拿着这张纸，用两只手将它对折起来，放在您的左腿上。"（右手拿纸、把纸对折、放在腿上，每个动作1分，共3分）				
语言理解力		对	错	说不会做	拒绝
	右手拿纸	1	5	7	9
	把纸对折	1	5	7	9
	放在大腿上	1	5	7	9
	18. 请您自己写一句完整的句子/口述一句完整的、有意义的句子（句子必须有主语，动词）记录所述句子的全文。				
书写能力		句子合乎标准	句子不合乎标准	说不会做	拒绝
	记录所述文字内容	1	5	7	9
	19.（出示图案）请你照上面图案画下来！				
描图能力/结构能力		对	不对	说不会做	拒绝
		1	5	7	9

（2）评定方法：评定时，要向老年人直接询问。如在社区中进行调查时，注意避免其他人的干扰。老年人在评估过程中易放弃和灰心，需注意鼓励。

（3）判定标准：回答正确或操作正确得"1"分，回答或操作错误得"5"分，拒绝或不会得"9"分和"7"分。

①认知功能障碍：最高得分为30分，分数在27~30分为正常，分数<27为认知功能障碍。

②划分标准：文盲≤17分，小学程度≤20分，中学程度（包括中专）≤22分，大学程度（包括大专）≤23分。

③痴呆严重程度分级：轻度MMSE≥21分，中度MMSE在10~20分之间，重度MMSE≤9分。

3. 简易心智状态问卷调查表（SPMSQ）

（1）评估内容：简易心智状态问卷调查表是Pfeiffer在1975年编制的，包含的内容有定向、短期记忆、长期记忆、注意力等方面。其中定向力测验较多，适合于老年人认知状态改变的前后比较。具体内容见表5-3。

表5-3 简易心智状态问卷调查表（SPMSQ）

姓名　　　　　　　　日期

基本资料：　　　　　性别　□男　□女

教育程度　□小学及以下　□初中　□高中　□本科及以上

进行方式：依照下表所列的问题，将结果记录下来。

问题	注意事项
1. 今天是哪年、哪月、哪日？	年、月、日都对才算正确
2. 今天是星期几？	星期几答对才算正确
3. 这里是什么地方？	对所在地有任何描述都算正确；说"我的家"或说出正确的城镇、医院、机构的名称都可接受
4. 您的电话号码是多少（无电话，门牌号码也可以）？	经确认号码后，证实无误就算正确；或在两次间隔较长时间内重复相同的号码即算正确
5. 您今年多大？	年龄与出生年月日符合才算正确
6. 您的出生日期？	年、月、日都对才算正确
7. 现任国家主席是谁？	姓氏正确即可
8. 前任国家主席是谁？	姓氏正确即可
9. 您的母亲叫什么名字？	不需要特别证实，只需要长辈说出一个与他不同的女性姓名即可
10. 从20开始减3，再减3，以此类推，减到不能减为止	期间如有出现任何错误或无法继续进行即算错误

（2）评估标准：0~2个问题错误，说明"认知正常"；3~4个问题错误说明"轻度认知障碍"；5~7个问题错误，说明"中度认知障碍"；≥8个错误，说明"重度认知障碍"。如受试者为小学及以下文化程度，允许错误数量再多一个；如受试者为高中及以上文化程度，允许的错误数要少一个。

4. 痴呆简易筛查量表

（1）评估内容：痴呆简易筛查量表（Brief Screening Scale for Dementia，BSSD），是张明园在1987年编制的，本量表易于掌握，操作简便，可接受程度高，是一个有效的、适合我国国情、应用较广泛的痴呆筛查量表。BSSD 有 30 个项目，范围为 0~30 分，包括常识/图片理解（4 项）、短时记忆（3 项）、语言/命令理解（3 项）、计算/注意（3 项）、地点定向（5 项）、即刻记忆（3 项）、物体命名（3 项）等认知功能评估项目。具体内容见表 5-4。

表 5-4　痴呆简易筛查量表

	正确	错误
指导语：老年人常有记忆和注意等方面问题，下面有一些问题可检查您的记忆和注意能力，都很简单，请听清楚再回答		
1. 请问现在是哪一年？		
2. 几月份？		
3. 几日？		
4. 星期几？		
5. 这里是什么市（省）？		
6. 这里是什么区（县）？		
7. 这里是什么街道（乡、镇）？		
8. 这里是什么路（村）？		
9. 取出 5 分硬币，请说出其名称		
10. 取出钢笔套，请说出其名称		
11. 取出钥匙圈，请说出其名称		
12. 移去物品，问"刚才您看过哪些东西？"（五分硬币）		
13. 移去物品，问"刚才您看过哪些东西？"（钢笔套）		
14. 移去物品，问"刚才您看过哪些东西？"（钥匙圈）		
15. 1 元钱用去 7 分，还剩多少？		
16. 再加 7 分，等于多少？		
17. 再加 7 分，等于多少？		
18. 请您用右手拿纸（取）		
19. 请将纸对折（折）		
20. 请把纸放在桌子上（放）		
21. 请再想一下，让您看过什么东西？（五分硬币）		
22. 请再想一下，让您看过什么东西？（钢笔套）		
23. 请再想一下，让您看过什么东西？（钥匙圈）		
24. 取出图片（孙中山或其他名人），问"请看这是谁的相片？"		
25. 取出图片（毛泽东或其他名人），问"请看这是谁的相片？"		
26. 取出图片，让被试者说出图的主题（送伞）		
27. 取出图片，让被试者说出图的主题（买油）		
28. 我国的总理是谁？		
29. 一年有多少天？		
30. 新中国哪一年成立的？		

（2）结果分析：每题答对得1分，答错为0分。BSSD总分范围为0~30分，文盲组≤16分，小学组≤19分，中学及以上组≥22分。

（3）评估注意事项：1~3题的年、月、日需要按照阳历纪年或阴历纪年回答为正确；12~14题和21~23题中的五分硬币、钢笔套、钥匙圈在回忆时无须按照顺序回答；15~17题的连续减数，如上一个计算错误得0分，而下一个计算正确得1分；18~20题的命令理解，需要按照指导语将3个命令说完后，再让受试者执行。

5. 生活满意度指数

（1）评估内容：生活满意度是研究老年认知的一个重要指标，用于测量老年人的心情、兴趣、心理、生理等主观指标。生活满意度指数量表（the Life Satisfaction index，LSI）是较常用的量表（表5-5）。

表5-5　生活满意度指数量表

	同意	不同意
指导语：下面的陈述涉及人们对生活的不同感受。请阅读下列每一个问题的陈述，如果您同意该观点，请在"同意"下面画"√"；如果您不同意该观点，请在"不同意"下面画"×"，如果无法肯定是否同意，请在"?"下面画"√"。请务必回答所有问题		
1. 当我老了以后发现事情似乎要比原来想象的好		
2. 与我所认识的多数人相比，我更好地把握了生活的机遇		
*3. 现在是我一生中最沉闷的时期		
4. 我现在和年轻时一样幸福		
*5. 生活原本应该更好些		
6. 现在是我一生中最美好的时光		
*7. 我所做的事情多半是令人厌烦和单调乏味的		
8. 我估计最近能遇到一些有趣的和令人愉快的事		
9. 我现在做的事情和以前做的事一样有趣		
*10. 我感到老了，有些累了		
*11. 我感到自己上了年纪，但我并不为此而烦恼		
12. 回首往事，我相当满足		
13. 即使能改变自己的过去，我也不愿有所改变		
*14. 与其他同龄人相比，我曾经做过较多的愚蠢决定		
15. 与其他同龄人相比，我的外表比较年轻		
16. 我已经为一个月甚至一年后该做的事制订了计划		
*17. 回首往事，我有许多想得到的东西未得到		
*18. 与其他人相比，我惨遭失败的次数太多了		
19. 我在生活中得到了相当多我所期望的东西		
*20. 我不管人们怎么说，许多普通人是越过越糟		

（2）评分方法：如选择同意，得2分；如选择不同意，得0分；不能确定得1分。有"*"的题目反序计分。分数越高，满意度越高。

（二）老年人情绪、情感的评估

1. 焦虑的评估

（1）汉密顿焦虑量表。

①评估内容：汉密顿焦虑量表（Hamilton Anxiety Scale，HAMA）是由 Hamilton 于 1959 年编制的，是国内常用的量表之一。量表包括 14 个项目，量表的所有项目采取 5 级评分法，各级的标准为：1—无症状；2—轻；3—中；4—重；5—极重（表 5-6）。

表 5-6 汉密顿焦虑量表（Hamilton Anxiety Scale，HAMA）

项目	主要症状
1. 焦虑心境	担心、担忧，感到有最坏的事情将要发生，容易激怒
2. 紧张	紧张感，易疲劳、不能放松，易哭、颤抖、感到不安
3. 害怕	害怕黑暗、陌生人、一人独处、动物、乘车或旅行、公共场合
4. 失眠	难以入睡、易醒、睡眠浅、多梦、夜惊、醒后感疲倦
5. 认知功能	注意力不集中、注意障碍、记忆力差
6. 抑郁心境	丧失兴趣、抑郁、对以往爱好缺乏快感
7. 躯体性焦虑（肌系统）	肌酸痛、活动不灵活、肌肉和肢体抽动、牙齿打颤、声音发抖
8. 躯体性焦虑（感觉系统）	视物模糊、发冷发热、软弱无力、浑身刺痛
9. 心血管系统	心动过速、早搏、胸痛、血管跳动感、晕厥感、心搏脱漏
10. 呼吸系统	胸闷、窒息感、叹息、呼吸困难
11. 消化系统	吞咽困难、嗳气、消化不良（进食后腹痛、腹胀、恶心、胃部饱胀）、肠蠕动增强、肠鸣音、腹泻、体重减轻、便秘
12. 泌尿生殖系统	尿频、尿急、停经、性冷淡、早泄、阳痿
13. 自主神经系统	口干、潮红、苍白、易出汗、紧张性头痛、毛发竖起
14. 会谈时行为表现	①一般表现：紧张、不能松弛、忐忑不安、咬手指、紧握拳、面肌抽动、手发抖、皱眉、表情僵硬、肌张力高、叹息样呼吸、面色苍白。②生理表现：吞咽、呃逆、安静时心率快、呼吸快、腱反射亢进、震颤、瞳孔放大、眼睑跳动、易出汗、眼球突出

②评估结果：总分超过 29 分，可能为严重焦虑。总分超过 21 分，肯定为明显焦虑。总分超过 14 分，肯定有焦虑。总分超过 7 分，可能有焦虑。总分小于 6 分，说明老年人没有焦虑症状。

（2）状态—特质焦虑问卷（表 5-7）。

①评估内容：状态—特质焦虑问卷（State-Trait Anxiety Inventory，STAI）由 Charles Spoelberger 于 1977 年编制，并于 1983 年修订。该量表为自评量表，由 40 项描述题组成两个分量表。状态特质量表（简称 S-AI），包括 1~20 题。状态焦虑描述一种通常为短暂性的不愉快的情绪体验，如紧张、焦虑、恐惧、忧虑、神经质，伴有植物神经系统的功能亢进。特质焦虑量表（简称 T-AI），包括 21~40 题。特质焦虑描述相对稳定的、作为一种人格特质具有个体差异的焦虑倾向。该量表用于个人或集体测试，受试者一般需要初中文化水平。

表 5-7　状态—特质焦虑问卷

项目	程度计分			
	几乎没有	有些	中等程度	非常明显
指导语：下面列出的是人们常常用来描述自己的陈述，请阅读每一个陈述，然后在右边适当的圈上打钩，来表示你现在最恰当的感觉。没有对或错的回答，不要对任何一个陈述花太多的时间去考虑，但所给的回答应该是你现在最恰当的感觉				
*1. 我感到心情平静	①	②	③	④
*2. 我感到安全	①	②	③	④
3. 我是紧张的	①	②	③	④
4. 我感到被限制	①	②	③	④
*5. 我感到安逸	①	②	③	④
6. 我感到烦乱	①	②	③	④
7. 我现在正在为可能发生的不幸而烦恼	①	②	③	④
*8. 我感到满意	①	②	③	④
9. 我感到害怕	①	②	③	④
*10. 我感到舒适	①	②	③	④
*11. 我有自信心	①	②	③	④
12. 我觉得神经过敏	①	②	③	④
13. 我极度紧张不安	①	②	③	④
14. 我优柔寡断	①	②	③	④
*15. 我是轻松的	①	②	③	④
*16. 我感到心满意足	①	②	③	④
17. 我是烦恼的	①	②	③	④
18. 我感到慌乱	①	②	③	④
*19. 我感到镇定	①	②	③	④
*20. 我感到愉快	①	②	③	④
*21. 我感到愉快	①	②	③	④
22. 我感到神经过敏和不安	①	②	③	④
*23. 我感到自我满足	①	②	③	④
*24. 我希望像别人那样高兴	①	②	③	④
25. 我感到像个失败者	①	②	③	④
*26. 我感到宁静	①	②	③	④
*27. 我是平静、冷静和镇静自若的	①	②	③	④
28. 我感到困难成堆，无法克服	①	②	③	④
29. 我过分忧虑那些无关紧要的事情	①	②	③	④
*30. 我是高兴的	①	②	③	④
31. 我的思想处于混乱状态	①	②	③	④
32. 我缺乏自信	①	②	③	④
*33. 我感到安全	①	②	③	④
*34. 我容易做出决定	①	②	③	④
35. 我感到不太好	①	②	③	④
*36. 我是满足的	①	②	③	④
37. 一些不重要的想法缠绕着我，并打扰我	①	②	③	④
38. 我如此沮丧，无法摆脱	①	②	③	④
*39. 我是个稳定的人	①	②	③	④
40. 一想到当前的事情和利益，我就陷入紧张状态	①	②	③	④
注：标"＊"表示反序计分。				

②评分方法：全量表是 1~4 级评分法。S-AI 量表中，1—完全没有；2—有些；3—中等程度；4—非常明显。T-AI 量表中，1—几乎没有；2—有些；3—经常；4—几乎总是如此。受试者根据自己的实际情况选择最合适的数字，标记"＊"的为反向积分。最小值 20 分，最大值 80 分。两个量表中，得分越高反映受试者的焦虑水平越高。

2. 抑郁的评估

（1）老年抑郁量表（表 5-8）。

①评定内容：老年抑郁量表（the Geriatric Depression Scale，GDS）由 Brink 等人在 1982 年时编制，是专用于老年人的抑郁筛查表。GDS 以 30 个条目代表了老年抑郁的核心，包含以下症状：情绪低落、活动减少、易激惹、退缩、痛苦的想法，对过去、现在与将来的消极评价。

表 5-8　老年抑郁量表

姓名＿＿＿＿　性别＿＿＿＿　年龄＿＿＿＿

指导语：选择最切合您最近一周来的感受和答案。		
题目：		
1. 你对生活基本上满意吗？	①是	②否
2. 你是否已放弃了许多活动与兴趣？	①是	②否
3. 你是否觉得生活空虚？	①是	②否
4. 你是否常感到厌倦？	①是	②否
5. 你觉得未来有希望吗？	①是	②否
6. 你是否因为脑子里一些想法摆脱不掉而烦恼？	①是	②否
7. 你是否大部分时间精力充沛？	①是	②否
8. 你是否害怕会有不幸的事落到你头上？	①是	②否
9. 你是否大部分时间感到幸福？	①是	②否
10. 你是否常感到孤立无援？	①是	②否
11. 你是否经常坐立不安，心烦意乱？	①是	②否
12. 你是否希望待在家里而不愿去做些新鲜事？	①是	②否
13. 你是否常常担心将来？	①是	②否
14. 你是否觉得记忆力比以前差？	①是	②否
15. 你觉得现在活着很惬意吗？	①是	②否
16. 你是否常感到心情沉重？	①是	②否
17. 你是否觉得像现在这样活着毫无意义？	①是	②否
18. 你是否总为过去的事忧愁？	①是	②否
19. 你觉得生活很令人兴奋吗？	①是	②否
20. 你开始一件新的工作很困难吗？	①是	②否
21. 你觉得生活充满活力吗？	①是	②否
22. 你是否觉得你的处境已毫无希望？	①是	②否
23. 你是否觉得大多数人比你强得多？	①是	②否
24. 你是否常为一些小事伤心？	①是	②否
25. 你是否常觉得想哭？	①是	②否
26. 你集中精力有困难吗？	①是	②否
27. 你早晨起来很快活吗？	①是	②否
28. 你希望避开聚会吗？	①是	②否
29. 你做决定很容易吗？	①是	②否
30. 你的头脑像往常一样清晰吗？	①是	②否

②评估方法：因为每个条目都是一句问话，所以要求受试者以"是"或"否"作答。30个条目中的 10 条（1，5，7，9，15，19，21，27，29，30）用反序计分（回答"否"表示抑郁存在），20 条用正序计（回答"是"表示抑郁存在）。每项表示抑郁的回答得 1 分。

③结果分析：Brink 建议按不同的研究目的（要求灵敏度还是特异性）用 9~14 分作为存在抑郁的界限分。一般地讲，在最高分 30 分中得 0~10 分可视为正常范围，即无抑郁症，11~20 分显示轻度抑郁，而 21~30 分为中重度抑郁。该表用于筛查老年抑郁症，但其临界值仍有疑问。

（2）汉密顿抑郁量表（表5-9）。

①评估内容：汉密顿抑郁量表（Hamilton Depression Scale，HAMD）由 Hamilton 于 1960 年编制，是临床上评定抑郁状态时应用最为普遍的量表。

表 5-9　汉密顿抑郁量表（HAMD）

姓名：＿＿＿＿　性别：＿＿＿＿　年龄：＿＿＿＿　婚姻状况：＿＿＿＿　职业：＿＿＿＿

地址：＿＿＿＿　　　　　　　　电话：＿＿＿＿

	项目	评分标准	分值
1	抑郁情绪	1. 只在问到时才诉述 2. 在访谈中自发地描述 3. 仅从表情、姿势、声音或欲哭中就能流露出这种情绪 4. 自发言语和非语言表达（表情，动作）几乎完全表现为这种情绪	
2	有罪感	1. 责备自己，感到自己已连累他人 2. 认为自己犯了罪，或反复思考以往的过失和错误 3. 认为疾病是对自己错误的惩罚，或有罪恶妄想 4. 罪恶妄想伴有指责或威胁性幻想	
3	自杀	1. 觉得活着没有意义 2. 希望自己已经死去，或常想与死亡有关的事 3. 消极观念（自杀念头） 4. 有严重自杀行为	
4	入睡困难	1. 主诉入睡困难，上床半小时后仍不能入睡（注意平时患者入睡时间） 2. 主诉每晚均有入睡困难	
5	睡眠不深	1. 睡眠浅，多噩梦 2. 半夜（晚 12 点钟以前）曾醒来（不包括上厕所）	
6	早醒	1. 有早醒，比平时早醒 1 小时，但能重新入睡 2. 早醒后无法重新入睡	
7	工作和兴趣	1. 提问时才诉说 2. 自发地直接或间接表达对活动、工作或学习失去兴趣，如没精打采，犹豫不决，不能坚持或需强迫自己去工作或劳动 3. 病室劳动或娱乐不满 3 小时 4. 因疾病而停止工作，住院患者不参加任何活动或者没有他人帮助，便不能完成病室日常事务	
8	迟缓	1. 精神检查中发现轻度迟缓 2. 精神检查中发现明显迟缓 3. 精神检查进行困难 4. 完全不能回答问题（木僵）	

	项目	评分标准	分值
9	激越	1. 检查时有些心神不定 2. 明显心神不定或小动作多 3. 不能静坐，检查中曾起立 4. 搓手，咬手指、头发，咬嘴唇	
10	精神焦虑	1. 问及时诉说 2. 自发地表达 3. 表情和言谈流露出明显忧虑 4. 明显惊恐	
11	躯体性焦虑：指焦虑的生理症状，包括口干、腹胀、腹泻、打呃、腹绞痛、心悸、头痛、过度换气和叹息、尿频和出汗	1. 轻度 2. 中度，有肯定的上述症状 3. 重度，上述症状严重，影响生活或需要处理 4. 严重影响生活和活动	
12	胃肠道症状	1. 食欲减退，但不需他人鼓励便自行进食 2. 进食需他人催促或请求，和需要应用泻药或助消化药	
13	全身症状	1. 四肢、背部或颈部沉重感，背痛、头痛、肌肉疼痛、全身乏力或疲倦 2. 症状明显	
14	性症状：性欲减退、月经紊乱	1. 轻度 2. 重度 （不能肯定，或该项对被评者不适合 0 分）	
15	疑病	1. 对身体过分关注 2. 反复考虑健康问题 3. 有疑病妄想，并常因疑病而去就诊 4. 伴幻觉的疑病妄想	
16	体重减轻	0. 一周内体重减轻 0.5 kg 以内 1. 一周内体重减轻超过 0.5 kg 2. 一周内体重减轻超过 1 kg	
17	自知力	0. 知道自己有病，表现为忧郁 1. 知道自己有病，但归咎伙食太差、环境问题、工作过忙、病毒感染或需要休息 2. 完全否认有病	
18	日夜变化	如症状在早晨或傍晚加重，按其变化程度评分 1. 轻度变化 2. 重度变化	

	项目	评分标准	分值
19	人格解体或现实解体：指非真实感或虚无妄想	1. 问及时诉说 2. 自发地表达 3. 有虚无幻想 4. 伴有幻觉的虚无妄想	
20	偏执症状	1. 有猜忌 2. 有关系观念 3. 有关系妄想或被害妄想 4. 伴有幻觉的虚无妄想	
21	强迫症状：强迫思维、行为	1. 问及时诉说 2. 自发地表达	
22	能力减退感	1. 仅于提问时方引出主观体验 2. 患者主动表示能力减退感 3. 需鼓励、指导和安慰才能完成病室日常事务或个人卫生 4. 穿衣、梳洗、进食、铺床或个人卫生均需他人协助	
23	绝望感	1. 有时怀疑"情况是否会好转"，但解释后能接受 2. 持续感到"没有希望"，但解释后能接受 3. 对未来感到灰心、悲观和绝望，解释后不能排除 4. 自动反复诉述"我的病不会好了"或诸如此类的情况	
24	自卑感	1. 仅在询问时诉述有自卑感（我不如他人） 2. 自动诉述有自卑感（我不如他人） 3. 患者主动诉述："我一无是处"或"低人一等"，与评2分者只是程度差别 4. 自卑感达妄想的程度，例如"我是废物"类似情况	
	总分		

评估人：_____

总分范围	结果分析
0~8 分	可能有抑郁症
20~35 分	肯定有抑郁症
35 分以上	严重抑郁症

②评估结果：分数能较好地反映病情严重程度的指标，即病情越轻，总分越低；病情越重，总分越高。按照 Davis JM 的界划分，总分超过 35 分，可能为严重抑郁；超过 20 分，可能是轻度或中等度的抑郁；如小于 8 分，患者就没有抑郁症状。

（3）抑郁自评量表（表 5-10）。

①评估内容：抑郁自评量表（Self-Rating Depression Scale，SDS）是由美国杜克大学医学院的 William W. K. Zung 于 1965 年编制的，是目前应用最广泛的抑郁自评量表之一，用于衡量抑郁状态的轻重程度及其在治疗中的变化。

抑郁自评量表（SDS）由 20 个陈述句组成。每一条目相当于一个有关症状，按 1~4 级评分。评定时间跨度为最近一周。20 个条目反映抑郁状态四组特异性症状：精神性-情感症状，包括抑郁心境和哭泣；躯体性障碍，包含情绪的日间差异、睡眠障碍、食欲减退、性欲减退、体重减轻、便秘、心动过速和易疲劳；精神运动性障碍，包含精神运动性迟滞和激越；抑郁的心理障碍，包含思维混乱、无望感、易激惹、犹豫不决、自我贬值、空虚感、反复思考自杀和不满足。

表5-10　抑郁自评量表（Self-Rating Depression Scale，SDS）

指导语：下面有20条文字，请仔细阅读每一条，把意思弄明白。然后根据您最近1周的实际情况选择适当的选项，每一条文字后面有四个选项，表示：A. 从无或偶尔；B. 有时；C. 经常；D. 总是如此。

	A	B	C	D
1. 我感到情绪沮丧，郁闷	□	□	□	□
*2. 我感到早晨心情最好	□	□	□	□
3. 我要哭或想哭	□	□	□	□
4. 我夜间睡眠不好	□	□	□	□
*5. 我吃饭像平常一样多	□	□	□	□
*6. 我的性功能正常	□	□	□	□
7. 我感到体重减轻	□	□	□	□
8. 我为便秘烦恼	□	□	□	□
9. 我的心跳比平时快	□	□	□	□
10. 我无故感到疲乏	□	□	□	□
*11. 我的头脑像平常一样清楚	□	□	□	□
*12. 我做事情像平常一样不感到困难	□	□	□	□
13. 我坐卧难安，难以保持平静	□	□	□	□
*14. 我对未来感到有希望	□	□	□	□
15. 我比平时更容易激怒	□	□	□	□
*16. 我觉得决定什么事很容易	□	□	□	□
*17. 我感到自己是有用的和不可缺少的人	□	□	□	□
*18. 我的生活很有意思	□	□	□	□
19. 假若我死了，别人会过得更好	□	□	□	□
*20. 我仍旧喜欢自己平时喜欢的东西	□	□	□	□

注："*"为反向评分项。

②评分说明：SDS按症状出现频度评定，分4个等级：从无或偶尔、有时、经常、总是如此。若为正向评分题，依次评分1、2、3、4。反向评分题（有*号者），则评分4、3、2、1。总分在20~80分。SDS评定的抑郁严重度指数按下列公式计算：抑郁严重度指数=各条目累计分/80（最高总分）。指数范围为0.25~1.0，指数越高，抑郁程度越重。Zung氏等提出抑郁严重度指数在0.5以下者为无抑郁；0.50~0.59为轻微至轻度抑郁；0.60~0.69为中至重度抑郁；0.70以上为重度抑郁。

（三）老年人人格的评估

人格指个人稳定的、影响整个行为的、并使之与他人有所区别的心理特征的总和。由于老年期不良生活事件频发，心理逐渐出现不适应，所以对老年人进行人格评估十分有必要。人格评估不仅可以评估老年人的精神状态，还可以判断老年人有无精神障碍的倾向。人格评估的方法主要有两种：投射法和问卷法。

1. 投射法

投射法就是让受试者通过一定的媒介，建立起自己的想象世界，在无拘束的情境中，显露出其个性特征的一种个性测试方法。

测试的媒介可以是一些有意义的图片；可以是一些无规则的线条；也可以是一个故事的开头，让受试者来编故事的结尾。最常用的投射法是罗夏克墨迹测验。

罗夏克墨迹测验是由 10 张经过精心制作的墨迹图构成的。这些测验图片以一定顺序排列，其中 5 张为黑白照片（1，4，5，6，7），墨迹深浅不一，2 张（2，3）主要为黑白照片里加了红色斑点，3 张（8，9，10）为彩色图片。这 10 张图片都是对称图片，且毫无意义（具体见图 5-1~图 5-10）。

这些图片在被试者面前出现的次序是有规定的。主试者的说明很简单，例如："这看上去像什么？""这可能是什么？""这使你想到什么？"主试者要记录：

（1）反应的语句。

（2）每张图片出现到开始第一个反应所需的时间。

（3）各反应之间较长的停顿时间。

（4）对每张图片反应总共所需的时间。

（5）被试者的附带动作和其他重要行为等。

目的都是为了诱导出被试者的生活经验、情感、个性倾向等心声。被试者在不知不觉中便会暴露自己的真实心理，因为他在讲述图片上的故事时，已经把自己的心态投射入情境之中了。

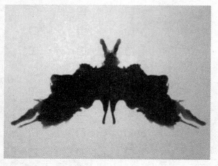

图 5-1　罗夏克墨迹测试 1

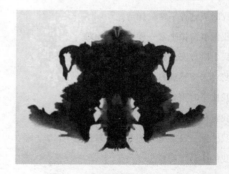

图 5-2　罗夏克墨迹测试 2

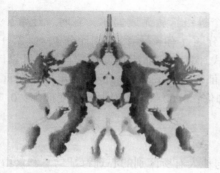

图 5-3　罗夏克墨迹测试 3

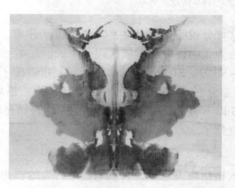

图 5-4　罗夏克墨迹测试 4

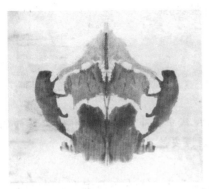

图 5-5　罗夏克墨迹测试 5

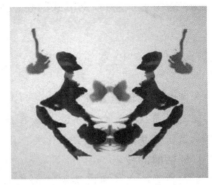

图 5-6　罗夏克墨迹测试 6

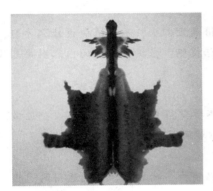

图 5-7　罗夏克墨迹测试 7

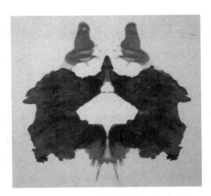

图 5-8　罗夏克墨迹测试 8

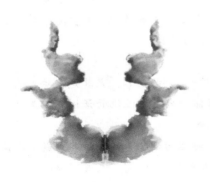

图 5-9　罗夏克墨迹测试 9

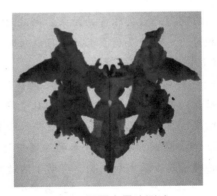

图 5-10　罗夏克墨迹测试 10

2. 问卷法

问卷法通常使用问卷的形式评估老年人的人格，这些问卷由许多涉及个人心理特征的问题组成，进一步分出多个维度或分量表，反映不同人格特质。常用的人格问卷有艾森克人格问卷（EPQ）、明尼苏达多项人格测试（MMPI）、卡特尔 16 因素人格测试（16PF）等。

（四）老年人压力评估

压力是指人对内外环境的刺激做出认知评价之后，出现的一系列生理与心理的紧张性反应的过程。老年期会出现各种各样的压力源，这些压力源会对老年人产生或大或小的影响。老年人应对压力的方式也跟老年人自身的个性特征、社会角色、应对压力的大小等有很大的关系。评估老年人的压力常用的问卷有应对方式问卷、生活事件量表等。

任务实施

一、评估时的环境要求

选址要求易找到，但又不要暴露在很多人的视线中；布局合理，有比较好的隔音设备，可以保护老年人隐私；要求优美、温馨、舒适、安静。

二、评估时的技巧

老年人接受心理健康服务时，由于各种原因羞于开口或者不愿配合，为了使心理健康服务者达到预期效果，可以注意如下技巧。

（一）拟订谈话提纲

有些老年人见到心理健康服务者，千言万语涌上心头，不知道该说什么才好，浪费了很多宝贵的时间。服务者可以先拟定一个谈话提纲，根据提纲上的内容引导老年人谈话和聊天，使双方更快进入正题。

（二）求助者应直面问题

告诉老年人，当面对心理健康服务者时，不要觉得自己面子上过不去，应该正视存在的问题，勇于跟心理健康服务者商讨自己的心理问题，这才是明智的选择。

（三）开门见山的直奔主题

告诉老年人不要羞于开口或含糊其词，不必有太多的顾虑，并且运用沟通技巧力求赢得老年人的好感。

（四）速战速决不可取

心理问题是长久积蓄的结果，解决这个问题需要时间和过程，更需要老年人的个人耐心和努力。这不是急于求成就可以短时间内解决的问题。

（五）学会使用沟通技巧

1. 学会倾听　倾听是人与人之间交谈技巧中最重要的内容，尤其是老年人的倾诉欲望更强烈，更需要使用倾听技巧，让老年人知道你一直在关注他的话语，但是也要学会适当地把话题引入正轨，不要让老年人一直说不停。

2. 学会提问　在与老年人的沟通中适当、适时地向老年人提出一些问题，以便核实听到的内容是否属实和准确，有助于沟通的进一步开展。

3. 要善解人意　老年人通过各种方式表达出来的意见、建议、要求，心理健康服务者应该给予关注，尽可能地帮助老年人解决实际问题。

4. 要耐心，善于等待　如果沟通的结果，双方不满意或谈不拢，心理健康服务者一定要耐心跟老人沟通。

5. 要诚实　向老人传达信息时，要适时、适量、适度、准确，严禁采用欺骗、夸大事实、缩小危害等方式提供虚假信息。

任务评价

见表 5-11。

表 5-11　任务评价表

项目	评价标准
知识掌握 （24分）	说出心理健康评估时的环境要求（12分） 说出老年人的心理健康特点（6分） 老年人心理健康的标准（6分） 回答熟练、全面、正确
操作能力 （50分）	学会倾听和正确沟通（10分） 能够正确使用量表评估老年人的认知能力（10分） 能够正确使用量表评估老年人的焦虑水平（10分） 能够正确使用量表评估老年人的抑郁水平（10分） 能够正确使用罗夏克墨迹测试图片评估老年人人格（10分） 操作要娴熟、正确、到位
人文素养 （26分）	尊重老年人的隐私（10分） 老年人通过各种方式表达出来的意见、建议、要求，心理健康服务者应该给予关注（6分） 耐心跟老年人沟通（5分） 有爱伤观念（5分）
总分（100分）	

同步测试

1. 老年人最常出现的认知改变是（　　）。

A. 感知觉改变　　　　　　　　　B. 记忆力改变

C. 智力改变　　　　　　　　　　D. 思维改变

E. 人格改变

2. 老年人对下列哪种情况记忆力较好：（　　）。

A. 理解记忆　　　　　　　　　　B. 生疏事物的内容

C. 与过去有关的记忆　　　　　　D. 需要死记硬背的内容

E. 最近发生过一个星期的内容的记忆

3. 人类认知过程的最高形式且更为复杂的心理过程是（　　）。

A. 感觉　　　　　B. 知觉　　　　　C. 记忆力　　　　　D. 思维

E. 人格

4. 老年人情绪、情感特点描述错误的是（　　）。

A. 老年人较易出现负性情绪　　　B. 老年人的情绪稳定，不易受事件影响

C. 老年人情绪体验深刻　　　　　D. 老年人情绪比较内敛

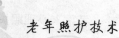

E. 老年人情绪具有内倾性

5. ADL 量表主要用于评定（　　　）。

A. 老年人生理问题　　　　　　　　　　B. 老年人的日常生活能力

C. 老年人现存的健康问题　　　　　　　D. 老年人的危险因素

E. 老年人的生命质量

项目二　老年人常见心理问题照护

【项目介绍】

　　老年期是人生中的一个特殊时期，在这个特殊时期受自身及外部环境变化的影响，老年人心理上产生了很大的变化，因此老年人的心理健康问题近年来已成为很多领域共同关注的焦点。随着全球老龄化趋势不断加重，老年人心理健康问题受到越来越广泛的关注，抑郁、焦虑等心理疾病的发病率不断升高，严重威胁老年人身心健康。一个老年人具有不健康的心理将不仅威胁到自身，还将威胁其家人与周围人群，甚至使整个社会安定受到破坏。如何加强社区老年人的心理护理，解决老年人的心理问题已成为当今社会护理研究的热点。开展老年人常见心理问题的照护，分析老年人常见心理健康问题的影响因素，以制定针对性的措施，形成系统规范、科学实用的老年人心理健康服务模式，从而有效预防老年人心理问题的发生。

【知识目标】

　　掌握空巢老人常见的心理问题、特征及其心理照护方案。掌握老年人常见的离退休心理变化。掌握离退休老人的常见心理问题及照护方法。掌握老年抑郁症的概念以及老年抑郁症的心理照护。熟悉老年抑郁症的相关基础知识。

【技能目标】

　　能判断空巢老人常见的心理问题。能够分析离退休老人常见的心理问题。能够及时发现老年抑郁症的早期征兆。能够准确地对老年抑郁症的症状进行判断。能够举一反三，灵活运用所学知识，对抑郁症的老年人实施切实可行的心理照护。

【素质目标】

　　树立为老年人服务光荣的服务理念和爱心、细心、耐心的服务态度。能积极关注空巢老人的心理健康。能灵活处理空巢老人的心理问题，做好心理预防工作。能自觉地尊重离退休老人，关注他们的心理世界。能真正地理解、体谅老年人。培养学生自觉地关爱、尊重抑郁症老年人，关注他们的内心世界，具有良好的移情能力和同理心。

空巢老人照护

任务一

空巢老人照护

任务描述

马爷爷，男，75岁，丧偶，儿女都在外地工作。起初儿女每年节假日还会回来看望老人4~5次，后因儿子在外地组建家庭不常回家探望。马爷爷退休后每天就是看看电视，种种花草，儿女又不在身边，时间长了，渐渐感到时间过得很慢。早上起床后感到没什么大事可做，十分无聊。心里有一种说不出的失落感，常坐在那里叹气，闷闷不乐。总觉得自己是一块朽木，最近饭量也小了，身体也没以前好了。

工作任务：根据所学内容判断马爷爷出现了什么心理健康问题，并且对马爷爷目前的问题提供健康照护。

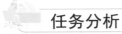

任务分析

完成该任务需要家政服务员热爱本职工作，具有严谨认真的工作态度，能够通过细致入微的观察发现老年人心理问题；

知悉空巢综合征的概念和表现，学会分析不同老年人空巢综合征的原因，使用照护方法解决老年人的空巢综合征，能灵活处理空巢老人的心理问题，做好心理预防工作，积极关注空巢老人的心理健康。

任务重点：空巢综合征的照护措施。

任务难点：判断老年人空巢综合征的原因。

相关知识

一、空巢老人的概述

空巢老人是指没有子女照顾、单居或夫妻双居的老年人，分为3种情况：一是无儿无女无老伴的孤寡老人，另一种是有子女但与其分开单住的老年人，还有一种就是儿女远在外地、不得已寂守空巢的老人。

第七次人口普查报告显示，我国60岁以上人口数量为2.64亿，占总人口比例为18.7%，其中65岁以上的人口为1.91亿，占总人口的13.5%。而这个数据相对于上次普查数据，老龄人口同比上涨了5.44%，说明中国的人口老龄化开始加剧。由于社会生活压力过大，"适育"夫妇的文化水平偏高和思想意识有所改变，最终导致新生儿人口新增数据下跌，虽然国家放开了二胎和三胎权限，但是真正想生二胎、三胎的夫妻还是不多。

而随着20世纪六七十年代"婴儿潮"那波出生的人逐渐的迈入到60岁以上的年龄段，我国的老年人口数量将会直线上升，将来一对年轻夫妇供养四位老人的现象比比皆是，而能够陪伴在父母身边的子女，却是凤毛麟角。据预测，未来65岁以上老年人口空巢比例将会达到90%，有些地区由于人口外流现象显著，空巢比例的数据将会更高。

二、空巢综合征

老年空巢综合征是老年人常见的心理疾病，这是精神疾病的一种分类，是一种适应障碍。对于独自生活，离开家人的老年人来说更加容易患病。根据第七次人口普查，中国 60 岁以上人口达到 2.64 亿，是世界上老年人口最多的国家，并且以每年增长 3% 的速度增加，中国空巢老人超过 1 亿人。

（一）空巢综合征的表现

一般而言，空巢综合征的症状主要表现在情绪、认知、行为三个方面。

1. 情绪方面

空巢老人常会感到心情郁闷、孤寂、凄凉、沮丧和悲哀，有时还会出现失落感与成就感交织在一起的复杂情绪和情感，表现为心神不宁、烦躁不安、无所适从等。有的空巢老人会说："心情不好的时候，两三天不出一趟门，做什么都没有兴趣，整天觉得烦躁、没意思。"可见，空巢使得他们的情绪受到了很大的影响。

2. 认知方面

多数空巢老人在子女离家后会出现自责倾向，认为自己过去有许多做得不够的地方，对子女的关心、照顾和疼爱不够，没有完全尽到做父母的责任和义务等。

有时也会产生埋怨子女的倾向，觉得子女对父母的关心、回报不够，只顾个人生活和工作，而居然狠心让父母独守"空巢"等。还有一些空巢老人不想给子女添麻烦，坚持自食其力。如本应轮流在 3 个孩子家颐养天年的老两口却不愿给儿女添麻烦，来到一家砖厂看大门。

3. 行为方面

主要表现为闷闷不乐、愁容不展、经常唉声叹气，甚至哭泣流泪，常伴有食欲不振、失眠等躯体症状。就像有些空巢老人说的"自从孩子工作后，我就常常失眠，已经很久没有睡过一个好觉了"。在子女离开家庭之后，短期内父母的生活规律发生紊乱，因此需要他们能够及时做出调适。

（二）空巢综合征的原因

一般来说，空巢综合征的产生主要包括心理衰老和角色丧失两个方面。

1. 心理衰老

心理衰老是父母出现空巢综合征的重要原因。一般而言，人过了四五十岁之后就会进入心理上的衰老期。随着自我生存能力和自我价值感的不断降低，他们自我感觉世界变化太快，赶不上时代潮流，有一种被超越、优势丧失的恐慌感，担心被抛弃、被淘汰，逐渐沦落为社会的弱者。这种自我衰老感使得他们很容易产生对人际关系疏远的恐惧。而在所有的人际关系中，亲子关系是建立在最直接的血缘关系基础上的亲情关系，也是最为特殊的关系。一旦子女因工作、学习的需要而远离父母，或者结婚买房搬出去住，父母自然就会产生一种被疏远、舍弃的感觉。即便是子女结婚后能够经常回来看望父母，父母也会觉得自己的孩子不再只属于自己了，变成别人的丈夫、妻子，变成了别人家的女婿、儿媳，于是内心不免忧伤、痛苦。

2. 角色丧失

角色丧失是造成空巢综合征的另一原因。许多已婚者把教养子女当作他们人生的重要内容，甚至是唯一内容，因此父亲角色或母亲角色对他们而言是至关重要的，是他们自我认同感、自我价值感的重要来源。一旦子女长大了离家求学、就业或是结婚，父母亲的角色便开始出现丧失，给他们造成严重的心理压力，生活变得混乱无序。除非他们可以从工作、亲友交往等活动中找到新的角色，以代替原来的父亲角色或母亲角色，否则极易产生空巢综合征。

（三）空巢老人常见的问题

1. 空巢老人常见的心理问题

（1）失落感：失落感是指原来属于自己的某种重要的东西，被一种有形或无形的力量剥夺后产生的一种情感体验，或是某件事情失败或无法办成的感觉，是一种由多种消极情绪组成的情绪体验。空巢老人的失落感主要是由失去生活目标引起的，因为很多老年人将精力放在了子女身上。一旦子女离开，由于失去了服务对象和生活目标，空巢老人原本忙碌而充实的生活规律被打破了。

（2）孤独感：孤独感是一种与世隔绝、无依无靠、孤单寂寞的情绪体验。人类是群居动物，很少有人喜欢孤独。当子女离家之后，面对"出门一把锁，进门一盏灯"的单调生活，每天除了吃饭、睡觉、看电视几乎无事可做，自然会产生孤独感。特别是独居的丧偶空巢老人，孤独感尤为明显。严重的孤独感还会产生挫折感、寂寞感和狂躁感，若再加上身体疾病的长期折磨，甚至会产生轻生厌世的心理及行为。

（3）无用感：无用感是指认为自己未来的人生没有前途、没有希望，感觉自己没有社会价值。研究指出，觉得自己没用会严重伤害身心健康。无用感常见于离退休后的老年人和内源性抑郁症老年人。空巢老人的无用感主要是伴随其年龄增长、身体机能衰退、社会角色变化而产生的。很多老年人年轻时身强力壮，想做什么就能做什么，但现在"心有余而力不足"，因此老年人在受到挫折之后极易产生无用感。

（4）衰老感：衰老感是指自我感觉体力和精力迅速衰退，做事力不从心的心理感受。人生进入老年期之后身体各个器官及机能都会随着年龄的增长而逐渐衰退，如腿脚不灵便、视力听力下降、记忆力减退、牙齿脱落、头发花白、皱纹增多等。衰老是一种进行性的、不可逆转的变化，但与身体上的衰老相比，心理上的衰老对空巢老人的影响更为深远。衰老感是一种主观感受，它以老年人在主观上判断自己老了为标准。很多空巢老人会由于子女成家立业、第三代出生、离退休、被人称为老爷爷、老奶奶等而感慨自己变老了，并由此而产生一些消极的情绪和行为。

（5）抑郁情绪：抑郁情绪是一种过度忧愁和伤感的情绪体验，一般表现为情绪低落、心境悲观、郁郁寡欢、思维迟钝、意志减退、行动迟钝等，严重的还会发展为抑郁症。老年抑郁症在老年群体中是一种较为常见的心理疾病之一。空巢老人的抑郁症患病率明显升高，而且抑郁症也是引起老年人自杀的最主要原因。

（6）焦虑情绪：焦虑是指当一个人预测将会有某种不良后果产生或模糊的威胁出现时产生的一种不愉快的情感体验，通常由紧张、忧虑、不安、担心等情绪交织在一起。焦虑总是与精神打击以及即将到来、可能会造成危害的刺激相关，严重的会发展为焦虑症。焦虑症是老年人常见的心理疾病之一。

2. 空巢老人常见的生活问题

（1）日常照护服务：很多空巢老人都面临着一个同样的问题——不缺吃穿，但是每天的洗衣、做饭、打扫卫生等日常行为对他们而言颇为困难。有的老年人腿脚不方便，下楼买菜是一大难题，他们往往要么一次多买点，减少下楼次数；要么等着子女买回来，或是麻烦邻居与社工。然而，我国目前从事养老服务的工作人员远远达不到实际需求，例如，当下需要养老护理人员近千万，但实际上从事这一行业的却只有十几万人，而持证上岗的则仅有三四万人。客观地讲，除了从业人员严重不足之外，我国养老服务业的总体服务水平也不高，尚不能满足老年人日新月异的养老需求。

（2）经济生活保障：虽然近九成的空巢老人有离退休金，但是很多老年人的退休金非常少，难以维持正常的生活。因此，有不少老年人继续参加劳动，自力更生。然而在农村偏远地区，空巢老人的生活更为艰苦，解决农村地区老年人的养老问题将是今后很长一段时期的任务。目前我国新农保水平很低，一个月只有几十块钱，远不够生活所用。而且偏远地区交通不方便，有的空巢老人到银行代发点去领取养老金，所领资金还不够往来车费。因此，从经济生活保障角度，我们应更多关注广大农村的空巢老人，切实提高他们的经济生活水平。

（3）心理慰藉：除了物质需求外，精神上的空虚更为可怕。在我国养老问题中受到冲击最大、最严重的正是作为养老最基础的家庭层面。很多子女只关心父母的吃穿问题，认为只要让父母吃饱穿暖就是孝顺，而忽略了老年人的心理需求；有的子女即使想关心一下父母的情绪，但怎奈离家太远，或是有心无力，不知如何劝慰。此外，从事养老服务工作的人员，包括家政服务人员在内，了解老年人心理且具备老年人心理护理能力的人员非常少，很多养老机构根本就没有心理咨询员岗位或是形同虚设，未能充分发挥他们应有的作用。

（4）安全问题：老年人在独居状态下，缺乏子女、亲人时常上门走访，会给不法分子带来可乘之机，造成很多危险。因此很多空巢老人会担心自身的生命安全和财产安全问题。老年人普遍存在肢体运动机能下降，在空巢状态下，老年人因跌倒、撞伤、烧伤、烫伤等原因导致躯体损害几乎成了空巢老年群体中的常见现象。空巢老人最为担心的是自己独自在家时突然发病或离世却无人知晓，而类似事件经常见诸报端，这更加剧了空巢老人对生命安全的担心。在面对地震、暴雨、火灾等突发灾难时，空巢老人所受的伤害要远远大于有子女或亲友照顾的其他老年人。此外，空巢老人还会担心自己的财产安全。近年来，针对空巢老人的盗窃、诈骗、入室抢劫等侵害行为时有发生。这些现象的存在，无一不在警示着我们空巢老人的安全问题非常重要，应引起有关部门和社会人士的积极关注，并加以妥善解决。

任务实施

一、照护前的评估

（一）健康史

了解老年人的家庭与居住情况，注意是否存在老年人独守空屋的状况及持续时间。评估老年人的各器官系统疾病史，注意有无老年人易患的高血压、冠心病、糖尿病等基础疾病。一般而言，老年人既往身体健康，无明显生理、心理方面的不适表现。

（二）表现

1. 情绪方面　常感心情郁闷、沮丧、孤独、寂寞、伤感、精神萎靡、情绪低落。有时失落感与成就感交织在一起，表现为心神不宁、无所适从、烦躁不安、茫然无助等。

2. 认识方面　多数人存在自责，认为过去没有完全尽父母的责任和义务，有许多对不起子女的地方，对子女关心、照顾、疼爱不够等。也有部分老年人埋怨子女，认为子女成人后对父母的回报、孝敬、关心和照顾不够，只顾追求个人的生活方式和享乐，忍心让老年人独守空巢。

3. 行为方面　表现为闷闷不乐、愁容不展，说话有气无力，时常叹息，甚至偷偷哭泣，可伴有食欲下降、睡眠紊乱等。对于体弱多病的老年人尤其存在活动受限时，以上负性情绪可能加重，导致行为退缩，缺乏自信，兴趣减退，无心参加以前感兴趣的活动，不愿主动与人交往，懒于做事，严重时个人生活不能自理。

（三）实验室及其他检查

对于疑怀有抑郁、焦虑等心理问题时，可采用相应测评量表评估。

（四）心理社会状况

1. 了解老年人家庭有无子女工作调动、住房紧张、子女不愿与老年人共同生活等导致"空巢"的原因。

2. 评估独居的老年人有无郁闷、沮丧、孤独、寂寞、伤感、烦躁不安等负性情绪。

3. 了解老年人家庭照顾能力和社会支持能力，是否存在老年人力不从心、顾影自怜，以致缺乏照顾的情况。

二、主要照护措施

（一）建立新型的家庭关系

我国目前的家庭结构以父母及未婚子女组成的核心家庭为主要形式，独生子女是家庭唯一的支点。父子和母子关系集中在孩子一个人身上，父母对子女的精神心理依恋尤为突出，从而形成以子女为中心的家庭情感和生活格局。然而一旦子女成人后因工作或婚姻不得不"离巢"时，父母就会出现不适应。因此，对于进入中老年的家庭应该及时将家庭关系的重心，由纵向的亲子关系转向横向的夫妻关系，夫妇之间给予更多的关心、体贴和安慰，建立新的生活规律和情感支持系统，适当减少对子女的感情投入和情感依恋，作好子女离"巢"准备。

（二）正确评价健康状况

调查发现，相对于其他年龄组人群，老年人普遍自我健康评价欠佳，这种对自我健康状况的消极评价，会加重老年人的衰老与无用感，对老年人心理健康十分不利。因此，应指导老年人实事求是，正确地评价自身健康状况，对健康保持积极乐观的态度。

（三）发挥社会支持系统的作用

改善和加强社会支持，充分发挥社会支持系统的作用，各界都应对老年人给予关心、关爱，提供支持，为老年人建立起广泛的社会支持网络（如老年大学、老年人活动中心等），树立和发扬尊老敬老的社会风气。

（四）发展业余爱好

老年人的重心由工作回归家庭，生活中的点滴都有可能成为他们应对挫折与困境的力量。鼓励老年人努力适应生活的改变，尽可能学习和参加有益的文娱活动，如阅读、写作、绘画、书法、音乐、舞蹈、园艺、棋类等，开阔视野、陶冶情操，丰富精神与社会生活。

更重要的是，要让空巢老人意识到子女虽然离家了，但亲情是割舍不断的。帮助老年人继续加强和子女间的联系，增强两代人之间的相互理解，彼此给予对方适当的帮助。若是条件许可还可以鼓励空巢老人在子女家小住，以融洽、加深亲子交往，避免独守空房。即使不在一起，也可通过其他方式沟通情感，快乐生活。

（五）健康教育

1. 给处于独居状况的老年人讲解空巢综合征预防知识，正确认识和面对老年人空巢问题。

2. 鼓励和指导老年人积极参加单位与社区组织的各种活动，扩大社会交往，多交朋友。坚持做一些力所能及的体育活动，如慢跑、散步、太极拳等，提高对活动的耐受力及机体的免疫能力。

3. 激励老年人乐观向上的生活态度，指导其修饰外表、改善形象，增强自信心。

4. 鼓励和指导子女经常回家看望和照顾父母，与之交流，多了解和满足老年人的生活和情感需求。如相隔太远，应经常电话问候，传递对老年人关爱，避免老年人的孤寂、冷漠和空虚感。

三、照护后期希望达到的目标

1. 老年人能正确面对子女离"巢"现象。

2. 老年人睡眠充足。

3. 老年人生活能大部分或完全自理。

4. 老年人家庭作用恢复，子女常回家照顾、关心老年人。

 任务评价

见表 5-12。

表 5-12 任务评价表

项目	评价标准
知识掌握 （24 分）	说出空巢老人的定义（12 分） 说出空巢综合征的表现和原因（6 分） 说出空巢老人的照护措施（6 分） 回答熟练、全面、正确
操作能力 （50 分）	学会倾听和正确沟通（10 分） 能够正确识别空巢老人的心理问题（10 分） 能够正确识别空巢老人的空巢综合征的原因（10 分） 能够正确帮助空巢老人摆脱负面情绪（10 分） 对空巢综合征的老年人进行健康教育（10 分） 操作要娴熟、正确、到位
人文素养 （26 分）	尊重老年人的隐私（10 分） 老年人通过各种方式表达出来的意见、建议、要求，心理健康服务者应该给予关注（6 分） 耐心跟老年人沟通（5 分） 有爱伤观念（5 分）
总分（100 分）	

 同步测试

1. 空巢老人的心理问题常见的有（   ）。

A. 失落感　　　　　B. 孤独感　　　　　C. 无用感　　　　　D. 衰老感

E. 抑郁、焦虑

2. 空巢老人常见的生活问题有（   ）。

A. 日常照护问题　　B. 经济生活保障　　C. 心理慰藉　　　　D. 安全问题

E. 其他

3. 支持性心理疗法基本技术包括（   ）。

A. 倾听　　　　　　B. 解释与建议　　　C. 鼓励与保证　　　D. 情感释放

E. 善用资源

4. 空巢老人心理护理常用方法有（　　　）。

A. 支持性心理疗法　　B. 认知疗法　　　　C. 生活疗法　　　　D. 行为疗法

E. 婚姻疗法

任务二 退休综合征照护

退休综合征照护

任务描述

刘爷爷，退休前身体健康，耳聪目明，精神矍铄，工作能力极强。但是，退休后一年多的光景，刘老就完全变了个人，目光呆滞，脸色灰暗，腰也不直了，背也驼了，过去的精神头一点也没有了，天天在家里是足不出户，特别是最近，刘爷爷的举止越来越奇怪，情绪低落到了极点，动不动就大发脾气，后来干脆一个人跑到阁楼上住了。一天夜里，老伴半夜醒来发现阁楼上的灯还亮着，好像还听见老头子在和谁说话，老伴觉得很奇怪，于是上去一看，发现老头子把孙女的几个布娃娃摆弄在一起，嘴里还在念念有词，好像在给下属布置任务。这样闹了大半夜，白天自然就萎靡不振。

工作任务：根据所学内容判断刘爷爷现在出现了哪些问题，并且对刘爷爷目前的问题提供健康照护。

 ### 任务分析

完成该任务需要家政服务员热爱本职工作，具有严谨认真的工作态度，能够通过细致入微的观察发现老年人心理问题。知悉退休综合征的概念，学会分析不同退休老年人在不同阶段的特点和表现，使用照护方法解决老年人的退休综合征，能灵活处理退休综合征的心理问题，做好心理预防工作，积极关注退休老年人的心理健康。

任务重点：退休综合征的照护措施。

任务难点：判断老年人退休综合征的原因。

 ### 相关知识

一、退休综合征概述

退休是人生道路上的一个重大转折点，是人生的一个崭新阶段。青年阶段和中年阶段是相互衔接的，生活环境、社会条件、事业上的延续都是互相联系的，被视为"第一人生"，老年阶段则称之为"第二人生"。老年人经过数十年的生活磨炼，已经形成了比较固定的心理状态，退休之后由于各种原因容易引起情绪低沉、精神苦闷。这种因退休而产生多种心理不适的现象称为退休综合征。退休综合征是老年人在退休之后对环境适应不良引起的多种心理障碍和身心功能失调的一组综合征，它是一种心理社会适应不良的心理病症。具体指退休老人在告别工作岗位，离开原先的工作环境，回到家庭小环境后的一段时间内，由于工作习惯、生活规律、周围环境、人际交往、社会地位、工资福利、权力范围等发生变化，产生较为强烈的不适应感和去势焦虑，从而出现的身体及心理，特别是情绪上的变化。这种心理变化和自身躯体环境变化两方面的不适应交织在一起，直接损害退休老人的身心健康，加速其衰老过程。

大多数老年人经过一段时间的自我调适，能安然度过这个短暂的不适期，在新的生活环境中重新建立起和谐健康的生活方式与社会关系，但也有少数老年人对这种新变化感到突然和苦闷，出现心理不适应和失态行为，甚至由此引起其他疾病的发生或发作，严重影响老年人的身心健康。据统计，约有 1/4 的退休人员会出现不同程度的退休综合征。该问题应引起老年照护者的足够重视。

二、退休综合征的原因

1. 退休前缺乏足够的心理准备
在退休前未做好充分准备，使得退休后出现生活改变、角色改变而无法适应。

2. 退休后缺乏生活重心
在退休前工作忙碌，没有什么个人兴趣爱好的老年人在退休之后更容易出现退休综合征。

3. 退休前后生活境遇反差过大
对于在退休前有较高社会地位或较大权力的人，在退休后更容易出现适应障碍。

4. 缺乏社会支持
社会支持是指当个体出现心理问题时，一切有利于解决个体心理问题的社会因素，如单位领导及同事的关怀，亲朋好友的关心等。当退休职工缺乏这些社会支持时，则可能会出现心理失调，发生退休综合征。

5. 适应能力差或个性缺陷
有些退休人员由于个性上的原因而难以顺应退休带来的生活变化。一般情况下，性格固执、刚愎自用、怪僻、急躁、过度内向及具有黏液质和抑郁质等气质类型的人适应能力较差，故在环境发生剧烈变化时容易出现心理失调。

6. 失去价值感
许多退休人员在离开了原来的工作岗位，会突然感到失去了个人的社会价值，从而产生无能无用、无望无助的负性情绪，如不能及时调整则会导致退休综合征。

有研究发现，事业心强、好胜而善辩、拘谨而偏激、固执的人退休综合征发病率较高；无心理准备突然退休的人发病率高且症状偏重；平时活动范围小，爱好局限的人容易发病。男性比女性适应慢，故发病率较女性高。

退休综合征经过心理疏导或自我心理调适，大部分在一年内可以恢复常态，个别性格急躁、固执的老年人较长时间才能适应，少数老年人可能转化为严重的抑郁症，也有的并发其他身心疾病，极大地危害了老年人健康。然而老年人受躯体功能退化的影响，其心理问题常不被人注意。退休综合征的普遍性、隐蔽性和危害性应受到社会与老年照护人员的充分关注。

三、退休综合征老年人的心理变化

退休是人生中的一次重大转折，有些老年人面对退休，一时难以适应，会产生一些阶段性的变化。

1. 退休前的准备阶段
退休给老年人的心理带来的影响在一个人退休之前就已经开始了。即将退休的人常常会认为，未来的退休是人生中不可避免的，人人都要面对，并在退休前就开始规划退休后的生活。但此时，个体对真正退休后自己将要面临的新的社会环境、将要担当的新的社会角色，以及自己的心理活动的变化和调适，却往往考虑得不够周到，只是偶尔想到这些问题。因此，作为即将退休的个体，对自己将离开工作岗位的状况应有充分的思想准备，在感情上、行动上尽量坦然接受，以积极乐观的态度对待将要到来的退休生活。

2. 欣然接受阶段

刚刚退休后的一段时期，老年人从平时紧张繁忙的工作中解脱了出来，所有时间都可以由自己来自由支配。此时，老年人往往会以一种异常欣慰的心情去从事自己感兴趣的活动，学习新知识、走亲访友、养花种草、游山玩水等。一般处于这一阶段的退休老年人是兴奋、满足的，生活中充满了乐趣。

3. 清醒低谷阶段

老年人在按自己的意愿、计划行事时，突然发现退休前的许多幻想并不能顺利实现。由于年老体弱，精力下降，有的计划甚至不得不永远搁浅，而且几十年形成的生活习惯又有着强大的惯性，使老年人一下子难以适应突然放慢的生活节奏。兴奋过后的老年人开始对自己的年老感到失望、痛苦、沮丧。在这一阶段，退休老年人最重要的是要增进人际交往，通过和他人的交流、互动，尽快从失望、痛苦中走出来。

4. 定向阶段

在这个阶段，他们开始调整自己的计划和目标，小心翼翼地进行人生的第二次选择。他们的内心世界又开始感到充实、情绪逐步稳定，心理活动也趋向协调。在这个阶段，亲朋好友固然可以充当参谋，但最后的选择还应由退休老年人本人来决定。

5. 稳定阶段

这时候老年人的稳定不是没有变化或缺少变化，而是老年人已经建立起与自己的文化背景、经济条件、个性特点以及知识水平相适应的一套养老生活模式，老年人清楚自己在现实条件下能期望什么、能做什么、又该如何做，接受了老年生活的力所能及和力所不及的现实，扬长避短，轻松愉快地应对老年生活，此时可以说，老年人已经成功地适应了退休生活。

四、退休综合征的表现

退休综合征是一种复杂的心理异常反应。一般而言，退休综合征主要表现在心理和身体两方面变化。

（一）在心理方面主要表现为抑郁症状和焦虑症状

1. 抑郁症状

退休综合征老年人的心情忧伤、郁闷、沮丧，精神消沉、萎靡不振，有强烈的失落感、孤独感、衰老无用感，对未来生活感到悲观失望，自信心下降，茫然不知所措、不愿主动与人交往，害怕见陌生人，有时连亲朋好友也疏于联系。行为退缩，兴趣减退，对过去很感兴趣的业余活动也感到索然无味。懒于做事，严重时连力所能及的家务事也不愿意做。

2. 焦虑症状

老年人感到惶惶不安、心烦意乱，做事缺乏耐心、急躁冲动，容易发怒，有时自己也感到莫名其妙，自己想控制但控制不住。老年人难以长时间静坐，总忍不住要做些小动作，来回走动，坐立不安等。严重者还会产生紧张、恐惧感，并伴有出汗、心慌等躯体症状，但最主要表现为无力感、无助感、无用感和无望感。

（二）在身体方面主要表现为躯体不适

老年人常常出现头痛、头晕、失眠、多梦、胸闷、气短、腹部不适、周身疲乏、阵发性燥热、四肢无力等症状，但去医院做相应检查又无明显的躯体疾病，或者即使存在某种躯体疾病也不能解释上述症状。此外，一些老年人还可能会出现其他的不适症状。

五、退休综合征的适应方式

退休老年人能否很好地适应退休生活，与多种因素有关，但也会受到老年人性格的影响。心理学家提出了5种老年人的性格类型。

1. 成熟型

这种类型的老年人退休后，仍然觉得心情愉悦、心理平衡，对过去的成就毫不留恋，对未来生活也不盲目悲观。他们对于自己的退休生活很满意，经常参加一些积极有益的活动，生活很充实，人际关系也很融洽，认为退休是人生的又一个崭新的阶段，并能以积极的心态去面对现实生活。

2. 安乐型

这种类型的老年人在退休后安于现状，对退休以后的生活没有过高的期望，随遇而安。他们远离工作环境，退休之后便彻底放下工作的烦恼，只求生活安逸、悠然自得。

3. 掩饰型

这种类型的老年人退休后，表面看似乎能够很好地适应退休后的生活，而实际上，他们常常通过不断的活动，逃避自己年老的事实，以掩饰自己因机体功能下降而产生的不安。因此，他们生怕自己闲下来，试图通过忙碌的工作来证明自己的价值。这种人往往容易对别人产生嫉妒心理，对自己的要求又过高，希望自己有和年轻时一样的精力、体力，因此他们特别容易体验到挫折感和失落感。

4. 易怒型

这种类型的老年人退休后不能适应离退休后的生活。他们不认为是自己年老，总觉得别人和自己作对，因而对别人的言行充满了偏见。常常不满周围的人，觉得他们低估了自己，不能理解自己，因而时常与别人争吵，人际关系不佳。

5. 自我厌恶型

这种类型的老年人在退休后，对于人生的看法比较消极、被动，总觉得自己的一生是失败的，常常把失败的原因归咎于自己，时常责备、抱怨自己，经常唉声叹气，沉浸在对过去失败的回忆和自责之中不能自拔。这类老年人从不关心他人，对外面的世界也是漠然视之，他们把自己封闭在一个极其狭小的自我世界里，觉得死亡并不是一种威胁，而是一种解脱。

上述5种性格特征，"成熟型""安乐型""掩饰型"都能适应退休后的老年生活，只是适应的方式有所不同。这表明，不应对所有的老年人强求某种唯一的适应模式。至于"易怒型"和"自我厌恶型"，则属于退休后适应不良，他们需要适时地对自己进行调整。

六、退休综合征常见的心理问题

人在一生中不断地产生各种心理问题，老年人常见的心理问题是指具有明显老年人特点的心理问题，而且不同职业、不同地位的老年人对于角色变化的心理反应也有差异。下面主要介绍的是具有普遍意义的一些问题。

1. 去势焦虑

焦虑是一种心理上的紧张状态。去势焦虑指的是随着老年人即将或已经从工作岗位上退下来，之前的优势不复存在，由此而产生的各种不能适应的心理紧张状态。去势焦虑会使人产生无力、无用、无助的感觉，甚至会产生绝望感。原本意气风发、大权在握的人退休之后容易产生去势焦虑，认为"人走茶凉""人情似纸"，受不了退休后"门前冷落车马稀"的落寞。

2. 不健康的补偿

人到老年，常常喜欢追忆过去，总爱提"想当年如何如何"，但如果这种回忆的结果只是对他人有埋怨、对自己有悔恨，那就会起到困扰未来生活的消极作用，使人无法积极地适应老年生活。有的老年人没有改变观念，没有调整好看问题的角度，而一味地企盼通过某种形式的补偿来使自己恢复心理平衡，往往会导致各种不良后果。因此，退休老人要慎用"补偿"原则。

3. 消极的人格变化

老年人的人格发展往往呈两极性变化。许多老年人随着年龄的增长、阅历的丰富，人格日益走向成熟。而有的老年人则因为不能很好地适应老年期的一系列变化，导致人格发生消极的变化，体现为以自我为中心、脱离现实生活等不健康倾向，影响了其老年生活的质量。

任务实施

退休是生命发展的自然规律，到了一定年龄理应休息，享受晚年生活。但有部分老年人不能适应这种改变，因此，对于这种老年人，我们应该做好其心理照护。

一、调整心态，顺应规律，提前做好心理准备

衰老是不以人的意志为转移的客观规律，退休也是不可避免的。这既是老年人应有的权利，是国家赋予老年人安度晚年的一项社会保障制度，同时也是老年人应尽的义务，是促进职工队伍新陈代谢的必要手段。老年人必须在心理上认识和接受这个事实，提前做好退休的心理准备。

二、发挥余热，重归社会，丰富退休后的生活

退休老人如果体格壮健、精力旺盛，又有一技之长的，可以积极寻找机会，做一些力所能及的工作。一方面可以发挥余热，为社会继续做贡献，实现自我价值；另一方面也可以使自己精神上有所寄托，使生活充实起来，增进身体健康。

三、善于学习，科学用脑，与社会保持同步

退休老人也应不断学习，切不可因退休就放弃学习，与社会脱轨。一方面，学习可以促进大脑的使用，使大脑越用越灵活，延缓智力的衰退；另一方面，学习可以帮助老年人适应当前风云变幻的社会，跟上时代的步伐。

四、培养爱好，扩大社交，排解寂寞

退休后老年人应该有意识地培养一些爱好，以丰富和充实自己的生活。另外，良好的人际关系可以开拓生活领域，排解孤独寂寞，增添生活情趣。因此，退休老年人不仅要努力保持与旧友的关系，还应积极主动地建立新的人际网络。在家庭中，与家庭成员间要建立和谐的人际关系，营造和谐的家庭气氛。

五、生活自律、注意休息

老年人的生活要有规律，退休后可以根据自己的生活特点制定作息表，按时休息，适当活动。

六、必要的药物和心理治疗

退休老人若出现身体不适、心情不佳、情绪低落时，应该主动寻求帮助，切忌讳疾忌医。对于患有严重的焦躁不安和失眠的老年人，必要时可在医生的指导下适当服用药物，以及接受心理治疗。

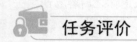 任务评价

见表 5-13。

表 5-13 任务评价表

项目	评价标准
知识掌握 （30 分）	说出退休综合征的定义（5 分） 说出退休综合征的表现和原因（10 分） 说出退休综合征的不同阶段的特点（10 分） 说出退休综合征的照护措施（5 分） 回答熟练、全面、正确
操作能力 （40 分）	能够正确识别退休综合征的心理问题（10 分） 能够正确识别退休综合征的原因（10 分） 能够正确帮助退休综合征老人摆脱负面情绪（10 分） 对退休的老年人提前进行预防，防止退休综合征的发生（10 分） 操作要娴熟、正确、到位
人文素养 （30 分）	尊重老年人的隐私（10 分） 学会倾听和正确沟通（10 分） 有爱伤观念（10 分）
总分（100 分）	

 同步测试

一、单选题

1. 老年退休综合征属于（   ）。

A. 适应障碍　　　　　B. 病理改变　　　　　C. 自理缺陷　　　　　D. 压力源

E. 文化休克

2. 何大爷退休后，与人交往逐渐发生改变，他总觉得别人和自己作对，因而对别人的言行充满了偏见。请问何大爷属于哪种适应模式：（   ）。

A. 成熟型　　　　　　B. 安乐型　　　　　　C. 掩饰型　　　　　　D. 易怒型

E. 自我厌恶型

二、多选题

1. 下列哪种适应模式属于良性适应：（   ）。

A. 成熟型　　　　　　B. 安乐型　　　　　　C. 掩饰型　　　　　　D. 易怒型

E. 自我厌恶型

2. 下列哪种适应模式属于不良适应：（   ）。

A. 成熟型　　　　　　B. 安乐型　　　　　　C. 掩饰型　　　　　　D. 易怒型

E. 自我厌恶型

任务三
老年期抑郁症照护

老年期抑郁症照护

　　李奶奶，76 岁，以往性格开朗，为人热情，半年前因与邻居产生小矛盾，从此不再爱说话。提起此事老人常以泪洗面，时常自责，经常感到委屈，出现失眠、多梦、时常早醒等症状，情绪越来越消沉、无精打采，以往很感兴趣的事如打牌、跳舞等也都推说自己没兴趣不想去了，食欲逐渐下降，日渐消瘦，每天躺在床上抱怨说活着没意义。李奶奶的老伴性格内向，平时话不多，加上身体不好，长期患有高血压、糖尿病，没有精力照顾李奶奶。李奶奶有一女儿非常孝顺，但自从结婚有了孩子，很少有时间回家看望母亲。自从王奶奶出现以上情绪变化以来，女儿自感心有余而力不足，因此特意从家政公司请来一名保姆，帮助父母做饭，照顾老人。但保姆毕竟不是自己的亲人，李奶奶的病情日益加重。

　　工作任务：根据所学内容判断李奶奶现在面临哪些困境，目前存在哪些心理问题，并且对李奶奶目前的问题提供健康照护。

任务分析

　　完成该任务需要家政服务员热爱本职工作，具有严谨认真的工作态度，能够通过细致入微的观察发现老年人心理问题。知悉退休综合征的概念，学会分析不同退休老人在不同阶段的特点和表现，使用照护方法解决老年人的退休综合征，能灵活处理退休综合征的心理问题，做好心理预防工作，积极关注退休老年人的心理健康。

　　任务重点：退休综合征的照护措施。

　　任务难点：判断老年人退休综合征的原因。

相关知识

一、老年期抑郁症的概述

　　抑郁是人类最主要、产生频率最高的情绪之一，是个体失去某种其重视或追求的东西时产生的情绪状态。每个个体在其生命历程中都会或多或少地感受到这样一种情绪。抑郁症是以显著心境障碍为主要特征的一种疾病，抑郁症人群常有兴趣丧失、自罪感、注意困难、食欲丧失和有死亡或自杀观念，其他症状包括认知功能、语言、行为、睡眠等异常表现。如反复发作，可丧失劳动能力和日常生活功能，导致精神残疾。

　　老年期抑郁症泛指存在于老年期（>60 岁）这一特定人群的抑郁症，包括原发性抑郁（含青年或成年期发病，老年期复发）和见于老年期的各种继发性抑郁。严格而狭义的老年期抑郁症是特指首次发病于 60 岁以后、以持久的抑郁心境为主要临床特征的一种精神障碍。老年期抑郁症的临床症状多样化且不典型，主要表现为情绪低落、焦虑、反应迟钝和躯体不适等，常以躯体不适的症状就诊，且不能归于躯体疾病和脑器质性病变。

抑郁症是老年期最常见的功能性精神障碍之一，其高发年龄在 50~65 岁，一般女性高于男性。国外 65 岁以上老年人抑郁症患病率在社区为 8%~15%，在老年护理机构为 30%~50%。我国老年人抑郁症患病率可达 7%~10%，在患有高血压、冠心病、糖尿病甚至癌症等疾病的老年人中，抑郁症发病率高达 50%。多数人发病前有社会心理诱因，比如退休后与同事间的交往中断、子女婚后分家单过等，分居或丧偶者危险性相对较大。相关研究发现，老年人的自杀和自杀企图有 50%~70%继发于抑郁症。所以老年期抑郁症已成为全球性的重要精神卫生保健问题，被世界卫生组织列为各国的防治目标之一。

二、老年期抑郁症的原因

老年抑郁症的确切病因目前尚不清楚，病因涉及生物、心理和社会因素多方面。

1. 老化

老年人多数患有慢性疾病等躯体疾病，长期疾病在身和疾病所带来的心理压力都有可能诱发抑郁。老年人在生理"老化"的同时，心理功能也随之"老化"，心理防御和心理适应的能力减退，一旦遭遇生活事件便不易重建内环境的稳定，如果又缺乏家庭和社会的支持，心理活动的平衡更难维持。

2. 遗传因素

早年发病的抑郁症人群，具有明显的遗传倾向。研究发现本病有家族史者高达 30%~41.8%，血缘关系越近患病率越高。因此，抑郁症老年人的亲属，特别是一级亲属发生抑郁症的危险性明显高于一般人群。

3. 应激事件的影响

老年期更易发生重大生活事件，如躯体疾病、外伤、活动受限、失明、失聪、离退休、经济困窘、生活环境恶化、社交隔绝、丧亲和被遭弃等，遭受各种心理应激的机会也越来越多。这些严重负性生活事件往往构成抑郁障碍的致病因素。

4. 社会角色和家庭地位的转换

老年人退休后，离开了原有的工作岗位和社会生活，即从职业角色转入闲暇角色，这种角色的转换对老年人的生活和心理是一次很大的冲击。在家庭中原有的主体角色和权威感也随之丧失，失落感、自卑感也由此产生。

5. 生物学异常

增龄引起中枢神经递质改变，如 5-羟色胺（5-HT）和去甲肾上腺素（NE）功能不足以及单胺氧化酶（MAO）活性升高，影响情绪的调节。下丘脑-垂体-肾上腺皮质轴功能失调导致昼夜周期波动规律紊乱。

三、老年期抑郁症的表现

老年期抑郁症的临床症状群与中青年相比有较大的变异，症状多样化，趋于不典型。老年抑郁症人群更易以躯体不适的症状就诊，而不是抑郁心境。具体表现如下：

1. 隐匿性

老年期抑郁症人群大多数以早期有躯体症状作为主要表现形式，常见的躯体症状有睡眠障碍、头痛、疲乏无力、胃肠道不适、食欲下降、体重减轻、便秘、颈背部疼痛、心血管症状等，情绪低落不太明显，因此极易造成误诊。隐匿性抑郁症常见于老年人，以上症状通常查不出相应的阳性体征，服用抗抑郁药可缓解、消失。

2. 疑病性

老年期抑郁症人群常从轻微的躯体不适开始，继而出现焦虑、不安、抑郁等情绪，由此反复去医院就诊，要求医师给予保证，如要求得不到满足则抑郁症状更加严重。疑病性抑郁症人群的疑病内容常涉及消化系统症状，便秘、胃肠不适是此类人群最常见也是较早出现的症状之一。

3. 迟滞性

表现为行为阻滞，通常以随意运动缺乏和缓慢为特点，肢体活动减少，面部表情减少，思维迟缓、内容贫乏、言语阻滞。老年人大部分时间处于缄默状态，行为迟缓，重则双目凝视，情感淡漠，对外界动向无动于衷。

4. 激越性

激越性抑郁症最常见于老年人，表现为焦虑、恐惧，终日担心自己和家庭将遭遇不幸，大祸临头，搓手顿足，坐卧不安，惶惶不可终日；夜晚失眠；或反复追念着以往不愉快的事，责备自己做错了事导致家人和其他人的不幸，对不起亲人，对环境中的一切事物均无兴趣，可出现冲动性自杀行为。

5. 妄想性

大约有 15% 的老年抑郁症人群的抑郁比较严重，可以出现妄想或幻觉，看见或听见不存在的东西；认为自己犯下了不可饶恕的罪恶，听见有声音控诉自己的不良行为或谴责自己，让自己去死。由于缺乏安全感和无价值感，老年人认为自己已被监视和迫害。这类妄想一般以老年人的心理状态为前提，与他们的生活环境和对生活的态度有关。

6. 自杀倾向

自杀是抑郁症最危险的症状。抑郁症人群由于情绪低落、悲观厌世，严重时很容易产生自杀念头，且由于老年人思维逻辑基本正常，实施自杀的成功率也较高。据统计，抑郁症人群的自杀率比一般人群高 20 倍。自杀行为在老年抑郁症人群中很常见，一旦决心自杀就很坚决，而且行动隐蔽。部分老年人可以在下定决心自杀之后，表现出镇定自若，不再有痛苦的表情，进行各种安排，如会见亲人、寻求自杀的方法及时间等。因此，常由于老年人所表现出的这种假象，使亲人疏于防范，很容易使自杀成为无可挽回的事实。由于自杀是在疾病发展到一定的严重程度时才发生的，所以及早发现疾病，及早治疗，对抑郁症人群非常重要。

四、老年期抑郁症的诊断及筛查

1. 老年期抑郁症的诊断依据

抑郁症状主要包括情绪低落、思维迟缓和行为活动减少 3 个主要方面，要识别老年抑郁症并不困难。目前，诊断老年期抑郁症主要依据病史、精神检查和躯体检查的资料，以及现象学描述的办法，尚无特异性的诊疗措施。根据中国精神疾病分类和诊断标准，老年期抑郁症应满足以下条件。

（1）以情绪低落为主要特征，并且持续至少两周。

（2）在情绪低落的基础上，应具有以下至少 4 项以上：

①对日常活动丧失兴趣、无愉快感。

②精力明显减退、无原因的持续疲乏感。

③精神运动迟滞或激越。

④自我评价过低，或自责，或有内疚感，可达妄想程度。

⑤联想困难或自觉思考能力显著下降。

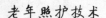

⑥反复出现想死的念头或有自杀行为。

⑦失眠，或早醒或睡眠过多。

⑧食欲不振或体重明显减轻。

⑨性欲明显减退。

仅仅凭以上依据是不能确定老年人是否患有抑郁症的，还必须结合测量表。

2. 老年期抑郁症常用量表

（具体内容见模块五 任务一）

任务实施

一、老年期抑郁症的早期预防

（一）早发现、早诊断、早治疗

如果能及早地识别抑郁症的早期表现，对老年人自身的病情特点、发病原因、促发因素、发病特征等加以综合考虑，就可制订出预防复发的有效方案，做到"防患于未然"。

（二）加强心理护理与社会支持

对于病情趋于恢复者，应针对性地进行心理护理，要求老年人正确对待自己，正确认识抑郁，锻炼自己的性格，树立正确的人生观，面对现实生活，正确对待和处理各种不利因素，争取社会支持，避免不必要的精神刺激。

（三）预防危险因素及干预措施

老年期抑郁症与心理社会因素息息相关，因此，预防危险因素并采取干预措施是十分必要的。预防的原则在于减少老年人的孤独及与社会隔绝感，增强其自我价值观念。具体措施包括：鼓励子女与老年人同住，安排老年人互相之间的交往与集体活动，改善和协调好包括家庭成员在内的人际关系，争取社会、亲友、邻里对他们的支持和关怀，鼓励老年人参加有限度的一些力所能及的劳动，培养多种爱好等。

（四）社区干预及家庭干预

争取在社区康复服务中心进行社会技能训练和人际交流技能训练，提高独立的生活能力，发展社会支持网络，帮助老年人重新获得人际交往的能力。家庭干预包括以心理教育与亲属相互支持为主的干预及生存技能、行为技能训练为主的措施。

二、老年期抑郁症的照护措施

（一）日常生活照护

1. 保持合理的休息和睡眠　生活要有规律，鼓励老年人白天参加各种娱乐活动和适当的体育锻炼；晚上入睡前喝热饮、热水泡脚或洗热水澡，避免看过于兴奋、激动的电视节目或会客、谈病情。为老年人创造舒适安静的入睡环境，确保老年人充足睡眠。

2. 加强营养　饮食上既要注意营养成分的摄取，又要保持食物的清淡。多吃高蛋白、富含维生素的食品，如牛奶、鸡蛋、瘦肉、豆制品、水果、蔬菜，少吃糖类、淀粉类食物。

3. 注意季节影响　有些老年人具有季节性情感障碍的特点。抑郁常于秋、冬季发作，春季或夏季缓解。

（二）用药照护

1. 密切观察药物疗效和可能出现的不良反应，及时向医师报告。

目前临床上应用的抗抑郁药主要有三类。

（1）三环类和四环类抗抑郁药：以多塞平、阿米替林、氯丙嗪、马普替林、米安色林等为常用，这些药物的应用比较成熟安全，疗效肯定，但可出现口干、便秘、视线模糊、直立性低血压、嗜睡、心动过速、无力、头晕、心脏传导阻滞、皮疹、诱发癫痫等副作用，对老年人不作首选药物。

（2）选择性5-羟色胺再摄取抑制剂（SSRI）：主要应用的有氟西汀、帕罗西汀、氟伏沙明、舍曲林、西酞普兰及艾司西酞普兰6种。常见副作用有头痛、影响睡眠、食欲减退、恶心等，症状轻微，多发生在服药初期，之后可消失，不影响治疗的进行。其中，艾司西酞普兰禁与非选择性、不可逆性单胺氧化酶抑制剂（MAOI包括异烟肼）合用，以免引起如激动、震颤、肌阵挛和高热等5-羟色胺综合征。如果老年人用药要由单胺氧化酶抑制剂改换成艾司西酞普兰，则必须经14天的清洗期。

（3）单胺氧化酶抑制剂（MAOI）和其他新药物：因前者毒副作用大，后者临床应用时间不长，可供选用，但不作为一线药物。

2. 坚持服药　因抑郁症治疗用药时间长，有些药物有不良反应，老年人往往对治疗信心不足或不愿治疗，可表现为拒绝服药、藏药或随意增减药物。要耐心说服老年人严格遵医嘱服药，不可随意增减药物，更不可因药物不良反应而中途停服。另外，由于老年抑郁症容易复发，因此强调长期服药，对于大多数老年人应持续服药2年，而对于有数次复发的老年人，服药时间应该更长。

（三）安全照护

自杀观念与行为是抑郁人群最严重而危险的症状。老年人往往事先计划周密，行动隐蔽，甚至伪装病情好转以逃避医务人员与家属的注意，并不惜采取各种手段与途径，以达到自杀的目的。

1. 识别自杀动向　首先应与老年人建立良好的治疗性人际关系，在与老年人的接触中，应能识别自杀动向，如在近期内曾经有过自我伤害或自杀未遂的行为，或焦虑不安、失眠、沉默少语，或抑郁的情绪突然"好转"，在危险处徘徊、拒餐、卧床不起等，给予心理上的支持，使他们振作起来，避免意外发生。

2. 环境布置　老年人住处应光线明亮，空气流通、整洁舒适，墙壁以明快色彩为主，并挂上壁画，摆放适量的鲜花，以利于调动老年人积极良好的情绪，焕发对生活的热爱。

3. 专人守护　对于有强烈自杀企图的老年人要专人24小时看护，不离视线，必要时经解释后予以约束，以防意外。尤其夜间、凌晨、午间、节假日等人少的情况下，要特别注意防范。

4. 安全管理　自杀多发生于一刹那间，凡能成为老年人自伤的工具都应管理起来；妥善保管好药物，以免老年人一次性大量吞服，造成急性药物中毒。

（四）心理照护

1. 阻断负向的思考　抑郁人群常会不自觉地对自己或事情保持负向的看法，护理人员应该协助老年人确认这些负向的想法并加以取代和减少。其次，耐心地培养信心和激发生活的动机，可以帮助老年人回顾自己的优点、长处、成就来增加正向的看法。此外，要协助老年人检查其认知、逻辑与结论的正确性，修正不合实际的目标，协助老年人完成某些建设性的工作和参与社交活动，减少老年人的负向评价，并提供正向增强自尊的机会。

2. 鼓励老年人抒发自己的想法　严重抑郁的老年人思维过程缓慢，思维量减少，甚至有虚无罪恶妄想。对语言反应很少的老年人，应以耐心、缓慢以及非语言的方式表达对老年人的关心与支持，通过这些活动逐渐引导老年人注意外界，同时利用治疗性的沟通技巧，协助老年人表述其看法。对有自杀倾向者，可采用疏泄法、支持治疗等心理干预方法，耐心倾听，努力找到绝望的原因，在理解其孤独无助、愤怒的情感基础上，创造一个安全、接纳的环境，帮助其度过危机。

3. 怀旧治疗　怀旧治疗作为一种心理—社会治疗手段在国外已经被普遍应用，价值已经得到肯定，在我国部分地区也得到初步运用。它是通过引导老年人回顾以往的生活，重新体验过去的生活片段，并给予新的诠释，协助老年人了解自我，减轻失落感，增加自尊及增进社会化的治疗过程。也有研究显示，怀旧的功能存在个体差异，某些个体不适应怀旧治疗。

4. 学习新的应对技巧　为老年人创造和利用各种个人或团体人际接触的机会，以协助老年人改善处理问题、人际互动的方式，增强社交的技巧。并教会老年人亲友识别和鼓励老年人的适应性行为，忽视不适应行为，从而改变老年人的应对方式。

（五）健康教育

1. 不脱离社会，培养兴趣　老年人要面对现实，合理安排生活，多与社会保持密切联系，常动脑，不间断学习；并参加一定限度的力所能及的劳作；按照自己的兴趣培养爱好，如唱歌、书法、摄影、下棋、集邮、钓鱼、种花等。

2. 家人多给予照护　家人对于老年抑郁症的老年人，应该给予更多的关心和照顾，多陪伴他们，主动慰藉老年人；鼓励子女与老年人同住。和睦、温暖的家庭和社交圈，有助于预防和度过灰色的抑郁期；避免或减少住所的搬迁，以免老年人不易适应陌生环境而感到孤独。要定期带他们上专科医院，以免病情恶化或发生意外。

3. 社会支持　社区和老年护理机构等应创造条件让老年人进行相互交往和参加一些集体活动，针对老年期抑郁症的预防和心理健康促进等开展讲座，有条件的地区可设立网络和电话热线进行心理健康教育和心理指导。

 任务评价

见表5-14。

表5-14　任务评价表

项目	评价标准
知识掌握 （30分）	说出老年抑郁症的定义（5分） 说出老年抑郁症的表现（10分） 说出老年抑郁症的原因（10分） 说出老年抑郁症的照护措施（5分） 回答熟练、全面、正确
操作能力 （40分）	能够正确识别老年抑郁症的心理问题（10分） 能够正确识别老年抑郁症的原因（10分） 能够帮助老年抑郁症的老年人摆脱负面情绪（10分） 对可能有抑郁倾向的老年人提前进行预防，防止老年抑郁症的发生（10分） 操作要娴熟、正确、到位

续表

项目	评价标准
人文素养 （30分）	尊重老年人的隐私（10分） 学会倾听和正确沟通（10分） 有爱伤观念（10分）
总分（100分）	

 同步测试

1. 王爷爷，65岁，自老伴去世以后，一直沉默寡言，闷闷不乐，有时偷偷流眼泪，情绪极度低落，则这位老人的主要心理问题是（　　　）。

A. 焦虑　　　　　　B. 抑郁　　　　　　C. 恐惧　　　　　　D. 孤独

E. 自卑

2. 李奶奶，70岁，丧偶2年，独居，不爱出门，不愿与人交往，沉默寡言，对外界动向无动于衷，有时偷偷流泪，睡眠质量差，靠催眠药维持。李奶奶出现的心理问题是（　　　）。

A. 焦虑　　　　　B. 恐惧　　　　　C. 抑郁　　　　　　D. 自卑

E. 悲观

3. 下列不属于抑郁的表现是（　　　）。

A. 情绪低落　　　　B. 思维迟缓　　　C. 行为活动减少　　D. 言语减少

E. 生闷气

4. 老年抑郁症的老年人大多数以早期哪个症状为主要表现形式：（　　　）。

A. 焦虑　　　　　B. 躯体不适　　　C. 精神病性症状　　D. 自杀行为

E. 认知功能损害

模块六 失智老年人照护

老年人随着年龄增长、机体的老化，很多疾病很容易发生。据统计，目前全球每3秒就有一例失智症患者发生，通常多见于老年人群。失智症是由多种原因引起的，以认知功能缺损为主要临床表现的一组综合征。除表现有定向、记忆、学习、语言理解、思维等多种认知功能损害外，多数老年人还表现有行为异常。由于认知功能缺损和行为异常，将导致老年人的生活功能下降或丧失。这些症状严重影响老年人的正常社交和生活能力。因此，失智症的防治和护理已引起全社会的广泛重视，加强失智症问题的研究及解决失智症的照护问题，对提高失智症老年人的生活质量、促进家庭和谐有非常重要的意义。

【知识目标】

了解失智症的种类。熟悉失智的主要症状。掌握失智老年人照护要点。

【技能目标】

能运用失智症照护理念评估失智症症状。能实施照护措施。能正确全面的制定照护方案。

失智老人

【素质目标】

能尊重老年人，关心老年人。能遵循安全第一的原则。能以细心、爱心、责任心辅助做好老年人的照护。

任务描述

入住某养老机构的王奶奶，85岁，退休干部，两年前出现记忆力减退，近期更加严重，做事丢三落四，认不出以前的老同事，一个月前走失一次。目前王奶奶认知障碍严重，和家人一起出门时走失，迷路。找不到卫生间，已经不能认出自己的女儿，自己穿衣服困难，不能独立自行进食，一直由女儿照顾起居。经医院诊断老年人为失智症。为能给予王奶奶更专业的照护，其女儿将王奶奶送入某机构照护。作为王奶奶的责任照护员，请你对其进行日常生活照护。

工作任务：照护员为王奶奶进行日常生活照护。

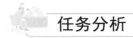 **任务分析**

完成该任务需要照护员具备人文关怀和高尚的伦理道德等职业素养；知悉失智症的概念、失智症的种类、主要症状、失智老年人照护要点等基本知识；实施评估失智症的症状、实施照护措施、正确全面的制定照护方案；达到照护的目的。

任务重点：失智症的概念、失智症的种类、主要症状、失智老年人照护要点。

任务难点：实施照护措施、正确全面的制定照护方案。

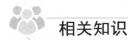 **相关知识**

一、失智症的概念

失智症是一种进行性发展的中枢神经系统退行性疾病，是由掌管记忆的海马回及掌管人格特质的大脑皮质的神经细胞发生退化病变引起，临床表现是记忆力减退、认知功能障碍，同时可能出现行为异常、个性改变等综合征。认知和记忆功能不断恶化，是失智症的重要原因。

二、失智症的病因学分型

1. 退化性失智症

退化性失智症，学名阿尔茨海默病（AD），又称老年痴呆，是最常见的失智症，属于进行性、不可逆性退化。

早期表现发生记忆力衰退，对地点、时间、人物的辨认出现障碍，如迷路、忘记常使用的词汇、不认识家人。

2. 血管性痴呆症

血管性痴呆症是因脑中风或慢性脑血管病变，造成脑部血液循环不良，脑细胞死亡造成智力减退，是造成失智症的第2大原因。血管性痴呆是由于脑血管破裂或堵塞，使脑细胞受损所导致。主要症状取决于受损的脑部位和受损程度而定，症状与其他失智症略有不同。血管性痴呆的退化速度，取决于中风次数与发生的位置，有3大合并症，分别是感染、跌倒和再度中风。根据研究，血管性痴呆的死亡率高，多见于60岁及以上的老年人。主要症状：思考能力时好时坏，不分白天和黑夜，精神症状，抑郁，小步行走，记忆衰退。

3. 其他类型失智症

这种类型由帕金森病、酗酒、尿毒症、脑瘤、贫血、维生素 B_{12} 缺乏、甲状腺功能低下等内科疾病造成，约占10%。一般情况下，帕金森病晚期才会出现失智的症状。

4. 混合型失智症

混合型失智症是阿尔茨海默病和血管性痴呆的混合体，早期症状可出现阿尔茨海默病，后期出现血管性痴呆，如反应迟钝或侧肢无力，脑部检查发现血管堵塞。可能会出现两种病情前后发生或交替发生。

三、失智症的主要症状

1. 记忆力下降

记忆力下降是早期失智症最常见的症状之一，特点是近期记忆减弱，远期记忆增强。记忆减弱表现在多个方面，如近事遗忘严重、常常丢三落四、手里拿着钥匙到处找钥匙、洗完手忘记关水龙头、刚说过的话或做过的事转眼即忘、吃饭不久又要吃饭、不能记住新近接触的人名或地名、反复说同样的话、问同样的问题等。

2. 定向力障碍

定向力指一个人对时间、地点、人物以及自身状态的认识能力。失智老年人在早期表现没有时间观念，分不清目前的年、月和日，随着病情加重，逐渐分不清白天和黑夜，到陌生地方有迷失感，外出迷路，甚至走失。对日常事物认识出现困难，逐渐不认识家人、朋友，熟悉的路也会迷路，找不到自己的家，甚至在自己的家中走错房门或找不到卫生间；到了晚期，认不出镜子中的自己。

3. 判断力障碍

失智症老年人早期就会出现判断力下降，表现为缺乏推理和处理复杂任务的能力，不知道四季穿什么衣服，如夏天穿厚衣，冬天穿夏季的短袖，不知道根据天气冷暖增减衣服；有些老年人变得容易上当受骗，缺乏危机意识；以前能根据情况做出准确的判断，现在不能，遇事犹豫不决。

4. 语言能力受损

语言能力是指掌握语言的能力，掌握听、说、读、写、译等语言技能的运用能力。失语是语言表达困难，不能准确地表达自己的观点，不理解他人说话含义，认识物品却说不出物品名称，或者认识的字就是念不出来，晚期很难用语言进行交流，必须借助肢体语言与他人进行沟通；失用是无法完成某些动作或行为的状态。

5. 性格改变

失智症患者早期性格会发生明显变化，主要表现为活动减少、缺乏主动性、对人冷漠、不热情、顽固、孤独、自私、爱抱怨、多疑等。如抱怨子女对自己照顾不周、过度关注自己身体，稍有不适，也要向周围人诉述、反复多次求医就诊；有些失智老年人对周围的人不信任感增强。

6. 异常精神与行为

失智症异常精神与行为的许多症状是以认知症状为基础的，如被害妄想症多出现于记忆力障碍时，表现为退缩、古怪、纠缠他人、破坏等症状，进而发生人格改变。还会出现幻听、幻视、幻觉、妄想、错认、抑郁、躁狂、激越、无目的漫游、徘徊、进行躯体和言语性攻击、喊叫、随地大小便等行为。有些坚信自己东西被人偷走，坚信配偶对自己不忠，坚信有人要迫害自己及家人，坚信家人要遗弃自己。伴有睡眠障碍，表现为睡眠倒错，白天萎靡不振、小睡增多、夜间不睡、做些无目的动作与活动等。

7. 人格改变

失智症患者随着神经元不断死亡，大脑萎缩不断加重，逐渐不能控制自己的行为，开始出现性格改变，变得对亲人漠不关心、不负责任、由安静转为焦虑、易激惹、易暴怒、言语粗俗、打人骂人、不讲卫生等。

四、失智症的分期

根据认知能力和身体机能的恶化程度大致分为 3 个阶段。

1. 第一阶段（1~3年）：轻度失智症期

第一阶段是疾病发生的早期，主要表现记忆减退，最早出现的对新事物认识困难，近事容易遗忘，地点定向障碍，判断能力下降，如记不住日期、取东西时忘记要拿什么、出门时迷路，言语减少、情感淡漠，易激惹、常有多疑。

2. 第二阶段（2~10年）：中度失智症期

第二阶段病程较长，此阶段记忆力下降更为明显，不仅近期记忆下降，远期记忆也明显下降，认识、判断能力发生严重障碍，出现不能正确计算及其他认知缺陷症状。如：不知道年、月、日，不区分季节，不会随冷暖而更换衣服，不会穿衣及鞋袜，不认识家人及邻居，分不出男女性别，思维混乱，说话答非所问，别人不理解他要表达的内容。有些老年人常走动不停，收集废物。有些老年人则活动减少，对周围事物漠不关心，无原因地傻笑。有的老年人焦虑不安，不分昼夜地吵闹。此阶段的老年人会有尿失禁，大小便不知如厕，无法料理自己的生活。

3. 第三阶段（8~12年）：重度失智症期

主要表现：此阶段老年人生活已经完全不能自理。明显的智能障碍，智力严重衰退，记忆力严重丧失，仅存片段的记忆，不认识镜子中自己，少语少动，大小便失禁。

五、失智老年人照护要点

失智老年人维持良好的沟通，通过语言、非语言沟通方式，提供以人为本的专业照护，满足老年人生理、心理和社会需求。

1. 早期失智老年人的照护要点

早期帮助老年人维持记忆，激活残存的记忆和身体功能，鼓励老年人做力所能及的事，积极参加活动，多做自己喜欢的事情，参加认知功能训练，维持老年人独立生活的能力，尽可能地延缓老年人认知功能的衰退。

2. 中期失智老年人的照护要点

中期主要注重生活障碍、行为及精神异常的照护，帮助老年人应对生活上出现的各种障碍，日常生活上有规律的安排简单的事情，有助于培养老年人的熟悉感，让老年人有安全感；异常行为和精神症状的照护，如捡垃圾行为、异食行为等，需要给予对症照护，避免和老年人发生不必要的冲突。

3. 晚期失智老年人的照护要点

晚期的失智老年人几乎全失能，完全依赖于照护人员的照顾。照护人员需要关注老年人的营养、排便等各方面生理需求；晚期失智症老年人已不能理解话语、应以非语言交流为主，如轻轻地握手、抚摸，提供音乐、松软的食物等，耐心地陪伴，尽量让老年人有舒适、安全感。

任务实施

一、沟通

与失智老年人或家属进行沟通，了解王奶奶的日常生活行为，并取得知情同意。

二、评估

评估老年人的认知能力和生活能力，仔细观察老年人生活习惯，与老年人建立好信任关系。

三、制定措施

照护人员通过培训向其他照护专业人员请教学习，还可以通过网络和书籍等各类专业资料学习。根据评估失智老年人信息及照护专业学习工作经历，与照护团队共同讨论制订失智老年人个性化照护方案，提升照护失智老年人的能力。

四、早、中、晚期失智老年人问题的应对措施

见表6-1。

表6-1　早、中、晚期失智老年人的问题及应对措施

出现健康问题	应对措施
思考速度变慢	给予充足时间思考
无法同时处理或理解两件以上的信息	交流时简单明了，每次只一件事
不记得卫生间在哪里	设置标志易于辨认，利用灯光显示位置
一起和家人出门时走失迷路	需安排照顾者支持，兜里放卡片注明家人电话、家庭住址
穿衣困难	穿着易穿脱的衣物
不能独立自行进食	制订营养计划，协助进食
不能认识自己，有自伤行为	避免接触危险物品
大小便失禁	观察大小便规律，调整饮食及生活方式，必要时使用成人纸尿裤

五、失智症老年人照护的注意事项

1. 注重与老年人沟通　沟通原则是保持同情心、尊重老年人的感受、鼓励表达、接受而不是改变老年人，交流中注意语音、语速、语调、吐字清楚，语言简练，一次一个问题。

2. 不能替代照护　尽量保持老年人独立生活的能力，经常替代照护会使老年人快速丧失其日常生活能力。

知识拓展

失智症的治疗

药物治疗：是用改善认知缺损的促认知药治疗，包括针对精神行为症状的药物治疗，目的是改善失智症的认知及功能缺损和精神行为症状。

心理、社会行为治疗：目的是最大限度地保留失智症老人的功能水平，让失智症老年人和家人有足够的理解，具备承担照料负担的意识。

保健方案：药物治疗—定期随访—晚期关怀照护。

见表6-2。

表6-2　任务评价表

项目	评价标准
知识掌握 （35分）	说出失智症的概念（10分） 说出失智症的种类（5分） 说出失智症主要症状（10分） 说出失智老年人照护要点（10分） 回答熟练、全面、正确
操作能力 （40分）	能正确沟通评估（10分） 能正确评估失智症的症状（10分） 能正确实施照护措施（10分） 能正确全面地制订照护方案（10分） 操作要娴熟、正确、到位
人文素养 （25分）	具有尊老、敬老、孝老的理念（10分） 态度和蔼可亲，要有耐心、细心、责任心（10分） 操作细致、轻柔（5分）
总分（100分）	

同步测试

1. 阿尔茨海默病主要的病理变化是大脑皮质广泛的弥漫性萎缩变性，病程长，病情（　　）。

A. 逐年缓解　　　　　　B. 逐年减轻　　　　　　C. 逐年好转　　　　　　D. 逐年加重

E. 以上都不对

2. 失智症老年人生活照护中正确的是（　　）。

A. 穿着连体的衣物　　　　　　　　　　B. 穿着易穿脱的衣物

C. 厕所没有明显标志　　　　　　　　　D. 不用观察老年人生活习惯

E. 中期失智老年人不用注重交流

3. 失智症老年人走失预防中，下列做法中错误的是（　　）。

A. 不用预防，防不胜防　　　　　　　　B. 戴定位手环

C. 社区联防　　　　　　　　　　　　　D. 安排照护者

E. 改造老年人外出门禁

4. 阿尔茨海默病是失智症的（　　）。

A. 一般原因　　　　　B. 重要原因　　　　　C. 次要原因　　　　　D. 全部原因

E. 以上都不对

5. 与失智老年人沟通，正确的交流技巧是（　　）。

A. 语言要简练　　　　　　　　　　　　B. 语速要快

C. 同时交代几件事　　　　　　　　　　D. 喧闹的环境中进行

E. 看到老年人不打招呼

模块七　老年人的安宁疗护

【项目介绍】

　　随着人口老龄化的加剧、家庭规模小型化的趋势，及疾病谱、死亡谱的变化，老年人安宁疗护需求日益旺盛。发展安宁疗护既是满足群众多样化、多层次健康需求的客观需要，也有利于节约医疗支出，提高医疗资源效率。

【知识目标】

　　了解死亡的概念及判断标准。熟悉临终照护的概念，临终老人家属的健康维护。掌握临终老人的健康需求。

【技能目标】

　　能对去世老人快速正确地实施遗体照料。能够全面无误地整理去世老人的遗物。

【素质目标】

　　具有尊重生命和严谨求实的工作作风。具有吃苦耐劳，勇于承担责任的精神。

任务一　临终老年人及家属的照护

老年人的安宁照护

任务描述

　　某社区养老院临终关怀病房 3 床躺着 72 岁的李爷爷，他是位肝癌晚期临终老人，体内各脏器功能严重受损。在他昏迷后第 3 天，被转移到了安宁病房的"关怀室"，在这间专为进入弥留之际的老人留出的房间，他将在家人陪伴下，走完人生最后的旅程。

> **工作任务**：家政服务员在李爷爷去世前，可为其本人及其家属提供帮助。

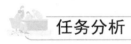

任务分析

完成该任务需要家政服务员具备尊老爱老观念和严谨求实的职业素养；知悉临终老人及家属的健康需求等基本知识；达到提高临终老人生命质量和缓解家属心理应激的目的。

任务重点：临终老人的健康需求。

任务难点：采取相应措施来解决临终老人的需求。

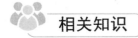

相关知识

一、基本概念

临终：又称濒死，一般是指由于各种疾病或损伤而造成人体主要器官功能趋于衰竭，生命活动走向终结的过程。

安宁疗护，又称临终关怀、善终服务，是一种为临终老人及家属提供的全面照护，包括医疗、护理、心理支持和社会服务等方面。安宁疗护的本质是无望救治老人的临终照护，它不以延长临终老人生存时间为目的，而是以提高老人临终生命质量为宗旨，对临终老人生活照顾、心理疏导等，着重于控制老人的疼痛，缓解老人痛苦，消除老人及家属对死亡的焦虑和恐惧，使临终老人活的有尊严，死于安详。还应为家属提供包括居丧期在内的心理、生理关怀、咨询及其他项目服务等。

二、满足临终老人的健康需求

（一）满足老人生理需要的照护需求

1. 减轻痛苦与增加舒适的需求

相关调查发现临终老人家属均明确表示临终老人最重要的照护需求是尽可能减轻其痛苦，增加舒适感。如家属①："我觉得要解决的关键问题就是我爸的呼吸问题，解决了才能减轻他的痛苦。"家属②："当你看到亲人到了这个地步，你就会想着怎么让她舒服就怎么做，重点就是她能感觉舒服点、痛苦减轻点。"家属不再盲目追求延长临终老人的生命，而是希望在临终老人生命的最后阶段，临终老人能够有尊严地离开人世。

家政服务员在老人临终期首要责任是帮助其解除疼痛造成的痛苦。控制疼痛是症状控制的重要措施，其目的是最大程度地镇痛和提高生活质量。

（1）疼痛评价：准确评价疼痛的原因和性质是有效地解除临终老人疼痛的前提。同时，疼痛也是一种主观感觉，不同的人对疼痛的反应也不同。因此，家政服务员应认真观察疼痛的部位、性质、程度、时间，了解老人对疼痛的认识以及止痛剂应用情况及效果等，填写疼痛评估表，给予相应的处理。

（2）药物控制：主动预防用药就是对疼痛的控制应做到及时、有效、防患未然，而不是被动排解，疼痛时才给药。镇痛剂应有规律按时给予，下一次用药应在前一次药效消失之前给予，以持续镇痛。

（3）非药物控制：方法可有音乐疗法、松弛术、催眠意象疗法、针灸、理疗、热敷或冷敷等。

2. 营养支持的需求

由于病痛的折磨，临终老人食欲下降，身体日渐消瘦，家属在饮食方面都会尽量地满足临终老人。家属①："我妈知道爷爷活的时间不长了，就想尽量做点什么好吃的满足爷爷，但是现实并不如我妈所愿，虽然我们想让爷爷吃点好的，但那时候老人家已经没法去享受了。"家属②："因为到后期，奶奶营养不好，我们什么方法都想过，重点就是想让她吃下去。然后有段时间就她有点强迫自己吃，我们也在强迫她，希望她能吃一点下去。"

老人临终期缺乏食欲，为保证其营养，应根据老年人的饮食习惯调整饮食，注意事物的色、香、味，创造条件增强老人的食欲。少食多餐，给予高蛋白、高热量、易消化、符合卫生条件的饮食。如果老人感觉恶心，进餐前遵医嘱可给予镇吐或助消化药，并主动向老人及家属解释恶心、呕吐的原因，以减轻焦虑。吞咽困难者，给予流质或半流质饮食，必要时采用鼻饲或胃肠外营养等方法，以尽量保证其最低营养需要。

3. 日常生活照护的需求

（1）改善呼吸功能：保持室内空气新鲜，定时开窗换气；清醒的老人身体状况允许时可采用半坐卧位或抬高头与肩，以改善呼吸困难；昏迷老人可采用仰卧位头偏向一侧或侧卧位，防止痰液误吸入气管引起窒息或肺部并发症；及时清理呼吸道分泌物，给予叩背协助排痰。

（2）口腔护理：每天晨起、餐后和睡前协助老人漱口，保持口腔清洁卫生；协助口腔清洁时仔细检查口腔情况。口唇干燥时，可适量喂水，也可用湿棉签湿润口唇或用湿纱布覆盖口唇；口唇干裂时，可涂液体石蜡或唇膏；有溃疡或真菌感染时，可酌情涂药；对于口腔卫生状况较差并且感觉有明显疼痛者，可用稀释的氯己定含漱剂清洗口腔。

（3）排便护理：便秘老人，可给予灌肠或其他通便措施；尿潴留老人，可给予留置导尿管；大小便失禁老人，妥善使用保护器具，做好皮肤护理。

（4）皮肤护理：加强皮肤护理，防止压疮的发生。建立翻身卡，定时翻身，协助老人维持舒适体位。经常按摩受压部位，保持皮肤清洁干燥，并保持床单位清洁干燥、平整无渣屑。及时更换潮湿的衣服及被褥。

（5）感官护理：为临终老人营造舒适、安静、整洁的居室环境，定时通风，保持空气新鲜，有一定的保暖设施，有温湿度调节装置，有适当的照明，光线柔和，避免老人因视觉模糊而产生恐惧心理。必要时播放老人喜爱的音乐。注意眼部的护理，及时用清洁的温湿毛巾将眼睛的分泌物拭去。对于眼睑不能闭合者，可涂红霉素、金霉素眼膏或覆盖凡士林纱布，以保护老人角膜，防止角膜干燥发生溃疡或结膜炎。

（二）满足老人情感需要的照护需求

1. 极度虚弱状态下沟通技术的需求

临终老人在生命垂危之际，身体极度虚弱，沟通成了老人和家属、家政服务员之间的棘手问题。临终老人面对日益迫切的死亡常常悲观绝望、孤独恐惧，心理压力大，迫切需要得到心理、情感的支持。

（1）倾听和交谈：认真、耐心、仔细地倾听老年人诉说，使其感到支持和理解。倾听中要保持与老年人目光接触，并恰当运用手势和表情，以增进理解。通过交谈，及时了解老年人的真实想法和临终前的心愿，尽量满足他们的各种需求，减轻因病情发展对未尽事宜而产生的焦虑和不安等。

（2）触摸：对临终老人实施触摸式护理即皮肤接触能传达一种情感支持，拉近与老人情感距离，满足老人心理需要。触摸式照护是大部分临终老人十分愿意接受的一种护理方法。家政服务员在照护过程中，针对不同情况可以轻轻抚摸临终老人的手、胳膊、额头及胸、腹、背部，抚摸时动作要轻柔，手部温度要适宜。通过对老年人的触摸能获得他们的信赖，减轻其孤独和恐惧感。

2. 减轻恐惧与痛苦的灵性需求

相关研究显示，有临终老人借助宗教成功地减轻痛苦，战胜对死亡的恐惧，提示临终关怀应重视灵性支持。

3. 满足临终老人弥留之际的善终需求

老人临终前会顾及自己的家庭和亲友，会在适当的时候向亲人或接班人移交自己的权利和责任，交代自己的后事。家政服务员应尽可能帮助老人完成未了的心愿，安排老人想见的亲人与之相见。对与老人有矛盾的同事、亲人，应积极设法在老人死前与其达成谅解，让临终老人得到心理上的宽慰。临终老人在生前看到或听到人们对他成绩的肯定及他对家庭、社会的贡献，会充分体现其人生价值。

知识拓展

马斯洛于 1943 年在《人类动机的理论》一书中提出了需求层次理论（图 7-1）。马斯洛认为人的基本需求有不同的层次。按其重要性和发生的先后顺序，由低到高分为 5 个层次：生理需求、安全需求、社交需求（亦称为爱与归属需求）、尊重需求、自我实现需求。

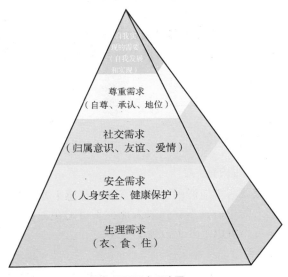

马斯洛需要层次理论图

图 7-1　马斯洛需要层次理论图

1. 生理需求　生理需求是人类维持自身生存的最基本要求，是级别最低的需求（如空气、水、食物、健康、性欲等），其他需求的满足是以此为基础的。基于上述假设，只有生理需求得到满足时，其他需求才具备激励作用。

2. 安全需求　安全需求同属于低级别的需求（如生活稳定，人身安全，以及免遭痛苦或疾病等），这一需求在生理需求获得满足后而产生。当然，一旦该需求得到满足，便也失去激励作用。

3. 社交需求　情感需求属于较高层次的需求（如友情、爱情、隶属关系等），它同前两层次需求一样，通过外部条件即可得至满足。个体都希望能与外界保持融洽的关系，渴求能融入一个团体中，并能与团体成员相互关心，互相提供支持。渴望自身既具备爱人的能力，也有被他人爱的能力。

4. 尊重需求　尊重需求属于高层次需求（如名声、成就、晋升机会、社会地位等），一般将其分为内部尊重和外部尊重。内部尊重一般属于人的自我尊重，它指的是无论处于何种情境，个体都希望自身充满实力与信心。外部尊重是指个体希望自身的能力能够得到社会认可，自身成就可以获得外部的高度评价，同时希望自己在社会中有地位，能受到他人的尊重。

5. 自我实现需求　自我实现需求是该理论中最高层次的需求，它是基于前四项需求获得一定程度上的满足而产生的需求。它是指个体的能力得到最大程度的发挥，理想与抱负得到实现，个体能够高效地完成与自身能力相匹配的任务。

马斯洛在其晚年又加了第六需求即最高需求，用超越个人、超越灵性、以宇宙为中心的天人合一的文字进行描述，解释了为什么有一些没有超越性经验的人依然在自我实现后能够坦然面对死亡，获得完美感。这个理论对安宁疗护的发展具有重要意义。安宁疗护关注临终老人的灵性照顾，帮助老人探寻生命本来的价值与意义，实现自我超越，安宁地度过生命最后阶段。

马斯洛需要层次理论在安宁疗护实践中具有重要应用。按照该理论，首先要满足最低层次的需要，即生理需求。对于癌症晚期的老人来说，缓解癌痛等身体疼痛是最首要的需求；当生理疼痛有所缓解之后，老人会考虑精神、心理和社交等方面的需求。因此，通过接受安宁疗护服务解除痛苦而不是因为各种放射性治疗加重病痛。马斯洛后期提出的自我超越需求，某种程度上类似于灵性需求，对满足一些宗教信仰者临终阶段的灵性需求具有重要意义。

三、临终老人家属的健康维护

（一）临终老人的家属面临的压力

老人的临终过程也是其家属心理应激的过程，家属在情感上难以接受即将失去亲人的事实，在行动上四处求医，延长老人的生命。当看到亲人死亡不可避免时，情绪显得十分沉重、苦恼、烦躁不安。临终老人的家属可出现以下几个改变。

1. 个人需求的推迟或放弃

一人生病，牵动全家，会给家庭带来经济负担、生活的失衡、精神支柱的倒塌等。家庭成员在衡量整个家庭状况后，对自我角色与承担职责进行调整与延迟考虑。

2. 家庭中角色、职务的调整与再适应

家庭重新调整有关成员角色，如慈母兼严父、长姐如母、长兄如父等。

3. 压力增加，社会交往少

家属在照顾临终老人期间，因精神的悲伤，体力、财力的消耗，而感到心力交瘁，可能对老人产生欲其生，又欲其死，以免连累全家的矛盾心理。这也常引起家属的内疚和负罪感。长期照料临终老人，减少了亲朋好友的社会交往。

（二）临终老人家属的照护

（1）满足家属照顾临终老人的需要。

（2）鼓励家属表达感情　家政服务人员要注意与家属沟通，建立良好的关系，取得家属信任。与家属交流时尽量提供安静、隐私的环境，耐心倾听，鼓励家属说出内心的感受及遇到的困难，积极解释临终老人生理、心理变化的原因和治疗护理情况，减少家属疑虑。对家属过激的言行给予理解和包容，避免纠纷的发生。

（3）指导家属对老人进行生活照顾。

（4）协助完成家庭的完整性。

（5）满足家属生理、心理和社会方面的需求　多关心、体贴家属，帮助安排陪伴期间的生活，尽量解决实际困难。

（6）对丧偶老年人的哀伤辅导。

①心理调适：开始可在亲人挚友帮助下让丧偶老人尽情宣泄，然后安慰劝导"开心是老伴的希望"，给予心理支持。

②建议子女把老人接去同住一段时间，鼓励老人振奋起来。

③建立新的生活模式：找老朋友、老同事或同样经历的老人交流，建立或发展个人兴趣爱好，淡忘悲伤的情绪。

④再婚：丰富内心生活。

⑤跟踪随访：了解老人身体心理情况，尽力提供护理服务、生活指导与建议，顺利度过悲伤。

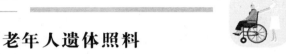

老年人的安宁照护

任务描述

　　某社区养老院临终关怀科安宁病房躺着 92 岁的薛奶奶，现在薛奶奶已经因病去世，家属悲痛欲绝。

　　工作任务：家政服务员协助家属对老人进行遗体护理。

任务分析

　　完成该任务需要家政服务员具备一丝不苟、尊重生命的职业素养；知悉死亡、遗体照料等基本知识；实施遗体照料、遗物整理等操作；达到尊重去世老人的人格尊重和减缓家属悲痛心情的目的。

　　任务重点：遗体照料注意事项。

　　任务难点：实施遗体照料的操作。

相关知识

一、死亡

1. 概念

死亡是指个体生命活动和新陈代谢的永久性停止。

2. 脑死亡的诊断标准

①不可逆的深度昏迷；②自发呼吸停止；③脑干反射消失；④脑电波消失（平坦）。

二、遗体照料

1. 目的

（1）使遗体整洁，外观良好，易于辨认。

（2）做好遗体照料不仅是对老人本身人格的尊重，也是对老年人家属心灵的安慰，更是对老年人实施护理的最后步骤。

2. 遗体照料的注意事项

（1）老人经抢救无效，由医生证明确已死亡才能进行遗体料理，并且及时正式通知家属。

（2）严肃认真、一丝不苟。在遗体料理的时候，家政服务员应始终保持尊重死者的态度，不随便摆弄、不随意暴露遗体，严肃认真地按操作规程进行料理。

（3）动作敏捷果断，抓紧时间，以防遗体僵硬造成料理困难。在具体环节上，尊重家属的意见，并注意到死者的宗教信仰和民族习惯。

（4）为避免惊扰其他老人，用屏风隔离遮挡。

（5）妥善料理遗嘱和遗物。

（6）如为传染病去世老人，应按传染病终末消毒法处理。用消毒液清洁遗体，用浸有1%氯胺溶液的棉球填塞遗体各孔道，用一次性尸单包裹遗体，并装入不透水的袋子中，外面做传染标志。

三、整理遗物

1. 整理遗物的原则

（1）物品要两人清点后交给家属。

（2）贵重物品由家属直接保管。

（3）传染病者，应将物品单独放置，按规定处理。

（4）遗物清单至少留存一年。

2. 整理遗物的方法

（1）整理遗物的时机：最好在家属在场的情况下进行。若家属不在场，应由两人同时清点并登记。

（2）清点遗物：应先将遗物整理归类，再清点记录。

①衣物类：清洁衣物叠放整齐，污染衣物打包。

②书籍类：书籍要码放整齐，放入纸箱中。

③用品类：清洗干净，叠放整齐。

④贵重物品类：遗嘱、钱财或首饰等贵重物品，直接由家属整理。若家属不在场，由两人清点后登记，暂时交予主管领导保管。

（3）登记：两人清点、记录老年人遗物的名称、数量，并签全名；交予家属时，核对无误，家属签全名后领取遗物。

3. 整理遗物的要求

（1）整理遗物要认真，易损物品轻拿轻放。

（2）登记要准确、全面，并签全名。

任务实施

一、老人遗体评估

1. 接到医生开出的死亡通知后，进行再次核实，并填写遗体识别卡。

2. 通知死者家属并向丧亲者解释遗体护理的目的、方法、注意事项及配合要点。

二、用物准备

治疗盘内备衣裤，包尸单或尸袍，遗体识别卡 3 张，血管钳，梳子，不脱脂棉花适量，绷带，松节油；擦洗用具；有伤口及引流管者备换药敷料；必要时备隔离衣及手套等。必要时备汽油，棉签，棉球，纱布，胶布，剪刀，隔离衣和手套。

三、家政服务员准备

衣帽整洁，修剪指甲，洗手，戴口罩，戴手套。

四、环境准备

安静、肃穆、屏风遮挡。

五、实施

见表 7-1。

表 7-1　遗体照料的操作过程

操作步骤与操作过程		要点说明与注意事项
1. 备物填卡	◆ 核对死者姓名，填写遗体识别卡，用屏风遮挡，劝慰家属暂时离开病房	• 维护死者隐私
2. 撤离仪器	◆ 撤离治疗、抢救的各种仪器、物品	• 便于遗体护理，防止受压，皮肤受损
3. 撤去治疗	◆ 拔除各种管道，缝合处理开放伤口，去除胶布痕迹	• 便于遗体护理，防止受压，皮肤受损
4. 安置体位 图 7-2　安置遗体	◆ 将床放平，遗体仰卧，头下垫一枕头，脱去衣裤，留一层大单或被套遮盖遗体（图 7-2）	• 防止面部淤血变色

操作步骤与操作过程	要点说明与注意事项
5. 填塞孔道 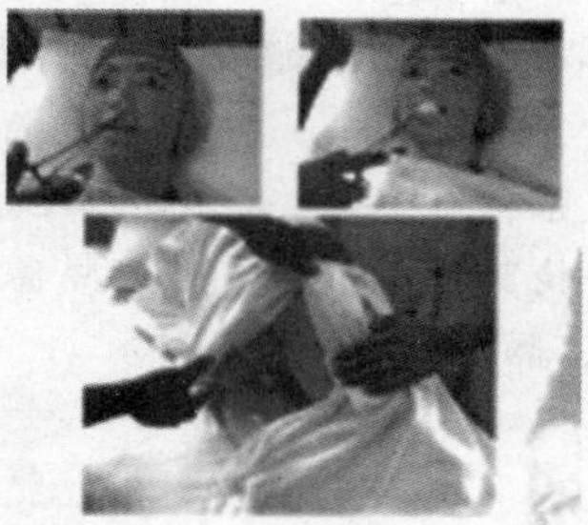 图 7-3　填塞孔道	◆ 用止血钳夹棉球填塞耳、鼻、口、阴道及肛门等孔道（图 7-3）	● 防止体液外渗，注意棉花勿外漏
6. 清洁全身 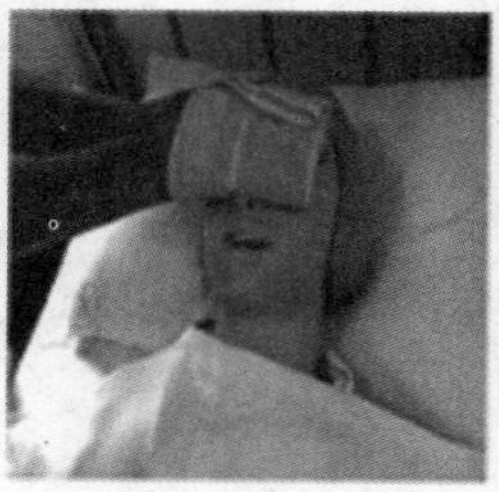 A 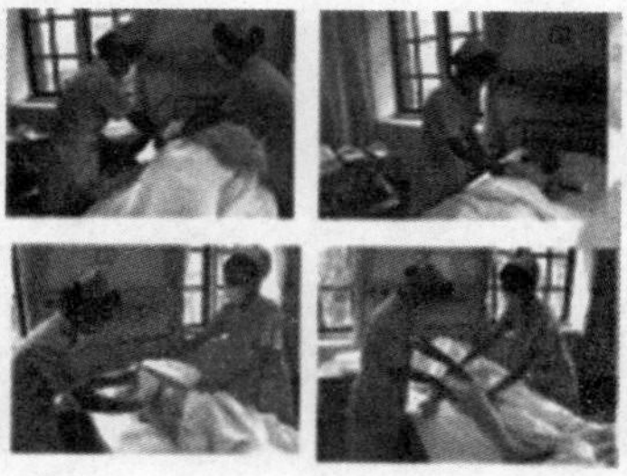 B 图 7-4　清洁全身	◆ 清洁面部，按摩眼睑使之闭合，有义齿者代为装上。依次擦洗上肢、胸、腹、背、臀及下肢（图 7-4）	● 维持良好的遗体外观
7. 包裹遗体 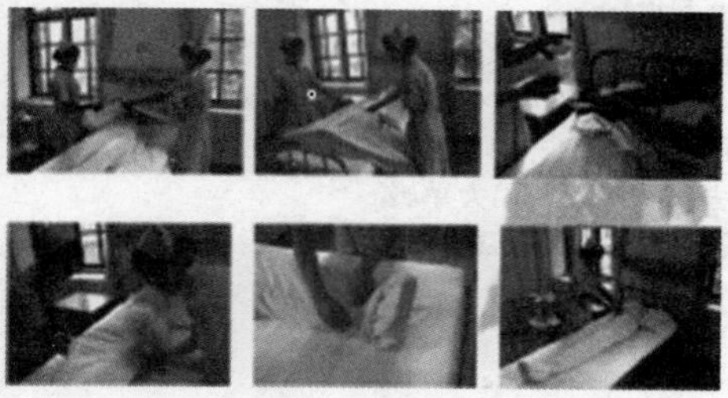 图 7-5　包裹遗体	◆ 穿上衣裤，梳理头发，系第一张遗体识别卡于死者手腕部；大单包裹遗体，用绷带固定胸、腰、踝部。再次核对死者姓名，第 2 张遗体识别卡系在腰部的尸单上（图 7-5）	● 便于遗体运送与识别

续表

操作步骤与操作过程		要点说明与注意事项
8. 运送遗体	◆ 运送遗体：盖上大单，送往太平间将第3张遗体识别卡系在停尸屉外	• 避免认错遗体

六、评价

1. 遗体整洁、无渗液，表情安详，姿势良好，易于辨认。

2. 家属哀痛减轻，对遗体照料表示满意。

注意事项

1. 遗体料理应在医生开具死亡诊断书后尽快进行，以防收入时尸僵。

2. 遗体识别卡应正确放置，以便识别遗体。

3. 如为传染病患者，应按传染病患者终末消毒处理。用消毒液清洁遗体，用浸有1%氯胺溶液的棉球填塞遗体各孔道，用一次性尸单或尸袍包裹尸体，并装入不透水的袋子中，外面做传染标志。

任务评价

见表7-2。

表7-2　任务评价表

项目	评价标准
知识掌握（44分）	临终的基本概念（5分） 安宁疗护的概念（7分） 满足临终老人的健康需求（15分） 临终老人家属的健康维护（12分） 死亡相关知识（5分）
操作能力（42分）	对临终老人需求积极给予满足（12分） 遗体照护（18分） 整理遗物（12分）
人文素养（14分）	具有尊重生命、严肃认真的态度（7分） 勇于承担责任素养（7分）
总分（100分）	

同步测试

1. 配合临终老年人心理护理技巧不包括（　　　）。

A. 触摸

B. 早日告知老年人真相使其配合治疗

C. 引导正确对待死亡

D. 允许家属陪护老年人

E. 不要揭穿临终老年人的防卫

2. 护理临终老人哪项不妥：（　　）。

A. 要有坦率诚实的态度　　　　　　　　B. 要认真听取老人的主诉

C. 要充分体谅老人的痛苦　　　　　　　D. 要截止老人的愤怒表现

E. 要尊重老人的选择

3. 临终老年人最常见、最严重的症状是（　　）。

A. 疼痛　　　　　　B. 意识障碍　　　　C. 呼吸困难　　　　D. 出血

E. 大小便失禁

4. 临终关怀的根本目的是（　　）。

A. 提高临终老人的生存质量　　　　　　B. 减轻家庭的经济负担

C. 减缓老人死亡　　　　　　　　　　　D. 防止老人自杀

E. 减轻家属的焦虑

5. 不属于临终关怀的内容的是（　　）。

A. 提高老人的生存质量　　　　　　　　B. 维护老人的生命尊严

C. 让濒死老人减少生存时间　　　　　　D. 得到关怀与照顾

E. 使他们有尊严、宁静、坦然的辞别人生

6. 居丧照护的内容不包括（　　）。

A. 陪伴与聆听老人家属　　　　　　　　B. 协助办理后事

C. 协助家属表达内心的悲痛情绪　　　　D. 协助家属适应新生活

E. 负责遗产的分配

7. 临终老人使用镇痛药哪项是错误的：（　　）。

A. 切勿使用安慰剂来替代镇痛药，以免加重老人的挫折感和不信任感

B. 镇痛药剂量越大越好

C. 对慢性剧烈疼痛者尽可能定时、昼夜使用镇痛药，可有效止痛和防止疼痛复发

D. 必要时应使用麻醉性止痛剂

E. 尽量口服给药减轻对老人的刺激

8. 遗体料理时头部垫枕的主要目的是（　　）。

A. 保持舒适　　　　B. 安慰家属　　　　C. 易于辨认　　　　D. 防止面部淤血

E. 保持正确的姿势

9. 进行遗体护理，下列错误的做法是（　　）。

A. 撤去治疗用物，放低头部　　　　　　B. 洗脸，闭合眼睑

C. 装上义齿　　　　　　　　　　　　　D. 依次擦净躯体，必要时填塞孔道

E. 穿上尸衣裤，用尸袋或尸单包裹

二、简答题

1. 遗体料理的目的是什么？

2. 试述遗体料理的注意事项。

同步测试参考答案

参 考 文 献

［1］李春玉，姜丽萍. 社区护理学 ［M］. 4 版. 北京：人民卫生出版社，2019.

［2］冯晓丽，李勇. 老年照护 ［M］. 北京：人民卫生出版社，2019.

［3］卢桂珍. 老年健康照护 ［M］. 天津：天津大学出版社，2018.

［4］王文焕. 老年生活照料 ［M］. 北京：中国人民大学出版社，2019.

［5］彭波. 老年护理技术 ［M］. 北京：人民卫生出版社，2017.

［6］袁慧玲. 老年人基础护理技术 ［M］. 济南：山东教育出版社，2018.

［7］袁慧玲. 老年健康照顾 ［M］. 济南：山东教育出版社，2018.

［8］皮红英，张立力. 中国老年医疗照护 ［M］. 技能篇（日常生活和活动）. 北京：人民卫生出版社，2017.

［9］范利，王陇德，冷晓. 中国老年医疗照护 ［M］. 基础篇. 北京：人民卫生出版社，2017.

［10］臧少敏. 老年照护技能训练 ［M］. 北京：中国人民大学出版社，2015.

参 考 文 献